56個生命的省思

攜手走過COVID-19

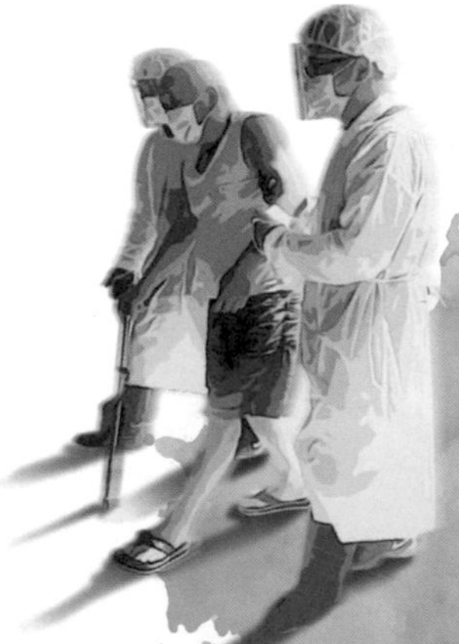

二〇二〇年初，病毒改變了全世界
生老病死、悲歡離合
造成人心極大的恐慌
但黑暗中
一雙雙為他人擎起亮光的手
讓我們在絕望的最深處
照見人性最美的光輝
明白COVID-19**教會我們的事**

感恩 尊重 生命 愛

最近總是希望，希望看見的新聞是昨天都平安，疫情不增而且能減，這就是最近的心情，但願明天會比今天更好。

在每天的醫療早會，聽臺北慈濟醫院，我們的趙（有誠）院長很詳細地一一的報告，真正地很令人心靈捨不得，不捨得醫護菩薩站在第一線，真的是很辛苦，也很令人同情，我們要很尊敬，敬愛這一群醫護菩薩，他們在這樣疫情緊張當下，勇於承擔在線上。

每一位病患來了，醫護同仁總是要嚴格把自己防護好，接著要保病患都平安，不要受到感染，假如沒做好，醫院有所感染，也是一樁嚴重事。所以醫療系統這個時候都要提升預防管理，很辛苦，面對病人又是那樣溫馨地膚慰，給予他們的身心能穩定，這都是我們的醫療管理這麼細心。全院都在動，全院都在盡心力，看到了這樣，我就很感動，也很安心。

白金飯店也在準備著，要使隔離的病患可以去安住隔離，所以我們臺北慈濟醫院的系統就要負責關懷，真的是很辛苦，不只是院內要提高品質照顧，還要顧到外面，還要動員施打這疫苗，多了這麼多的工作承擔，真的是不簡單，大家都是很甘願，這就是菩薩。

菩薩的弘誓願，發大心、立大願，他們盡心力付出，沒有埋怨還做得滿心歡喜，當初志願醫護就是這個願，在這個時候學以致用，發揮他們「守護生命、守護健康、守護愛」的志願，讓病患脫離心靈的恐懼，身體得到平安，這個時刻真正是醫病溫馨情，醫護付出的那分愛，病患接受到，得到了心靈的膚慰，也得到了身體的放心，解除掉緊張的氣氛，每一個醫院我聽到、看到，我都感受到，所以我都安心，也充滿難以言喻的感動。

我們的板橋靜思堂、萬華靜思堂……我們慈濟有的空間，我們都願意提供出來作為社區施打疫苗。看到我們的志工，很細心地準備，為了方便人人進來，我們的慈誠跟委員趕快動員，用薄薄地板鋪地，椅子距離排得很好，又是很細心地照顧引導，接受打針的不用動，就是醫護人員動，醫生護士來身邊打針，我們志工菩薩在旁邊照護著。

長輩來，他也是很感動，來到這裡受到這樣疼惜照顧，很安全。這就是社會的祥和，這種社會祥和的風氣帶來了平安氣氛。所以說愛的能量會去除掉疫情的籠罩。所以我們在這個時候，要能了解什麼叫做「大哉教育」，都是在教育我們要用什麼態度，人與人之間來疼惜照顧，這需要合和互協的社會，全民合心。

看著臺灣志工體系也可以穩定社會，想到慈濟人五十多年來志工的精神落實在社會，這都是很感動，現在全民志工讓人很歡喜，這就是教育，見證臺灣人的修養、涵養，很安心。我們的生活健康要感恩，一旦有病痛，周圍人的關心也要感恩，病情重了，急救需要開刀，一步步地緊張，可知道那是多少人要付出的心與力。所以我們在人間啊！在一個平安的空間，我們真的分秒都要說感恩，這種「感恩、尊重、生命、愛」，就是平時我們的修養。

感恩慈濟人，感恩我們的顏博文執行長，慈善（志業）這一波的力量；也感恩醫療（志業）林俊龍執行長，他也要掌控每一天的醫療系統。教育也有教育（志業）執行長，他們也知道現在孩子停課不停學，我們要如何讓孩子繼續在家裡沒有停學呢？就要去普查了解，幾萬個家庭孩子沒有工具，我們就要趕快會合，有人有二手平板電腦等等，趕快集合收一收再整理好，讓孩子們可以繼續遠距離的教育。

他們家貧困的，我們還要讓他的家長免煩惱，過去有（營養）午餐，我們把生活物資送到位，很細、很多人發揮智慧，造福人間，這叫做「福慧雙修」。

要說的事很多，慈善、醫療、教育、人文，人文（志業）也是一樣，我們要如何讓社會穩定？安社會人心？但要讓社會人人知道現在的生態，所以需要人文。很感動，這都是四大（志業）要合一，合和互協。

要說的很多，說不盡，總而言之，這一波是大災難，但是也給我們一個很好的教育，轉懼怕心為感恩心，因為這是「大哉教育」。如何將心念、方向正確，大家的心要靜下來，如何造福人間，如何好好學習，學習如何將生命轉換成有價值的人生，這是要「大哉教育」，而最重要的「大哉教育」是茹素，還是把愛心堅固、健全起來，身體要健康就不要殺生。

因為地球上不是只有人類的生命，所有的動物也都是生命。養雞、養鴨、養豬、養牛，牠們要吃，要排泄，占多大的空間，就有多少的汙垢和汙染；牠們呼出去的，與我們一樣也是濁氣。肉食需求降低，動物飼養量減少，可以減少溫室氣體排放，改善全球暖化、調和氣候變遷。更重要的是減輕殺業，讓萬物依其自然生態繁衍、成長與消亡，不要為了口欲與眾生結惡緣；怨與恨的惡業愈輕，愛與善的福氣愈大，才能平伏災難。

天下多災難，如何能平安下來？讓溫度不要再升高，氣候平穩下來？沒有其他方法，只有環保與素食。

總之，我們要疼惜大地，也要疼惜物命，這就是愛；我們可以愛物，當然就可以愛人。希望人人將愛心啟發出來，疼惜天、地、人，讓我們的愛涵蓋一切，與天地萬物共生息。

祝福大家愛的能量真正地要多發揮，去除心靈的煩惱、無明，不要計較，多付出，這就是造福人間，也是增長智慧，祝福大家在這個時刻戒慎虔誠、祈禱平安，但願這一波的疫情能快速地過去，感恩！

恭錄自　證嚴上人二〇二一年三月三十一日、七月五日、七月二十日志工早會開示；《人間菩提》二〇〇三年十二月三十一日、二〇一九年一月八日、二〇二〇年四月十七日；《證嚴上人衲履足跡·二〇一六年夏之卷》，頁六八二

疫情下 慈悲的腳印

靜思精舍每天早晨七點的「志工早會」，至今已邁入第三十五年，由花蓮慈濟醫院醫療志工與證嚴上人之間的見聞分享與應機開示，逐步演變為全球慈濟人連線齊聚，上人與精舍師父開示關注人間天地萬象、四大志業分享志業脈動的一朝一會，即時反應著當時的社會需要與慈濟援助。

二〇二〇年，隨著新型冠狀病毒 COVID-19 襲捲全球，原本平靜的臺灣也在二〇二一年五、六月間疫情嚴峻、三級警戒，志工早會中，我們聽到慈濟志工面對疫情的跌宕定靜，以及四大志業在疫情中的沈著付出。尤其新店、花蓮及各地慈濟醫院醫護團隊的分享，讓人感受到抗疫如戰役，他們擎起捍衛生命的艱鉅大任，而對病患細緻的照護，又暖心得令人動容。

每一則分享，是大災疫情的縮影、是大哉教育的力行，慈濟人文真善美團隊與本會文史處擇五十七篇深刻而精要的分享集結成冊，讓銘刻心版的經歷化成永恆文字，為時代做見證，為慈濟寫歷史。

回顧過去兩年，慈濟基金會投入很不平凡的全球防疫救援。一開始，二〇二〇年新冠肺炎疫情（COVID-19）襲捲海外，各國各地為防堵疫情，封城鎖國，救援物資調度、即時運送極度困難，慈濟基金會跨界合作NGO、基督教、天主教等宗教組織，集全球慈濟人的資源與力量，截至二〇二一年七月為止，在全球九十三個國家地區提供超過三千八百四十八萬件防疫援助物資；並在四十一國家地區進行紓困發放，合計二百一十四萬戶次、八百九十六萬人次受益。

二〇二一年五月上旬，臺灣的社區感染迅速升溫。慈濟立即擴大推動原本自二〇二〇年二月即開始實施的「防疫物資支援」與「經濟弱勢紓困」。包括由海內外採購調度防疫物資，不到兩個月即捐贈二百六十二萬件各式防疫物資、專業醫材給臺灣各個防疫前線、警消人員及醫療院所；提供二十五處靜思堂給民眾施打新冠疫苗。與十八縣市政府合作的「紓困行動」則嘉惠近十四萬戶次低收入戶及弱勢學童家庭，希望為臺灣寶島守護平安、守護愛。

因為教育不能等，慈濟與「PaGamO線上學習平臺」葉丙成教授及教育部合作「安學計劃」，提供全臺四千多戶弱勢家庭線上課必備的無線網路分享器，以及數千臺全新及二手筆記型電腦；啟動「青年線上伴學趣」，招募大學生線上陪讀，從學科到人文，輔導二千多位弱勢家庭小學生線上學習。

而慈濟決定採購五百萬劑BNT疫苗，全數捐給主管機關提供民眾施打，是為搶救生命的人道精神。如何幫助臺灣的新冠疫情盡早獲得控制，讓民眾盡速恢復健康生活與正常經濟活動，並讓莘莘學子平安的回學校上課？疫苗是關鍵，提升疫苗施打率刻不容緩。感恩政府鼎力支持，所有工作與流程，分秒必爭推進，讓採購的第一批BNT疫苗終於在二〇二一年九月二日抵達臺灣。

還記得臺北慈濟醫院趙有誠院長在七月間，特別給全院寫一封信，感恩、敬佩醫護同仁不畏疫情的大仁與大勇，信的尾聲，趙院長寫著「期盼在不久的未來，我們就能在靜思堂親自為鄉親接種，慈濟基金會捐贈買進來的疫苗。」這正是我們共同的盼望。

在新冠防疫馳援全球過程中，我時常想起證嚴上人的話「不是看到希望才堅持，而是堅持才看得到希望」。感恩上人及全球慈濟人的支持，還有各相關合作夥伴的力挺，讓慈濟基金會善盡慈善組織的職責。謹以此書，向所有在疫情中搶救生命、支援防疫、自愛愛人的人間菩薩們致敬，並虔誠祝福新冠疫情早日消弭。

◎編者序

無常過後 留下的是感恩

一個病毒改變了世界，也揭開了人生的樣貌百態。

在其中，

我們看到了生老病死，

我們看到了貪嗔癡，

體悟到生命的無常，

以及原本隱藏在人性中，不同的面向：

在最黑暗的深處，依然有人為我們照亮前程，

在最危險的地方，依然有人冒險搶救生命，

在最無助的處境裡，依然存在著人間溫暖，

凡此種種，

讓我們看到世間的眾生相，
感受到人生無盡的修煉，
卻也覺知，
這些都是你我的生命課題。

當我們看見苦難，就要想到，苦難背後有著生命的寓意。
當我們走過疫情人間，也不要忘了，這世界依然燦爛美好！

這是一場學習！
這是一場洗禮！

感恩頓悟
一花一世界
一念一重生
然後我們就會知道，這一切都是生命的禮物。

本書共收錄五十六個與 COVID-19 有關的生命省思，其中六位走過染疫歷程的康復者，願意現身說法，分享他們重生的歷程，那種因禍得福、心靈成長的感恩體悟。還有在慈濟靜思精舍，每日清晨舉辦的全球視訊連線的志工早會、慈善志業分享中，摘選五十位慈濟醫院的醫護人員、慈濟志工、志業體同仁等，從二〇二〇年一月疫情爆發初期，一直到二〇二一年五至七月疫情升溫期間，所分享的心得，隨著 COVID-19 疫情發展，對應著他們所面對的心情故事。

◎目次

第二章 初疫人間

◎目次

一第五章一 疫難忘 見真情

◎目次

第一章

康復者的見證

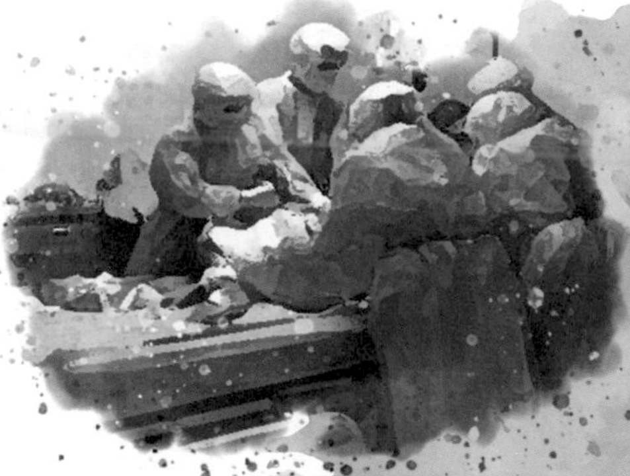

二〇二一年五月中旬，
英國變種病毒悄悄地在臺北市和新北市等地迅速擴散開來，
在一切都還不明朗的情況下，
幾位慈濟志工不慎接觸到染疫親友，因而確診。
有人從生死關頭走一遭，
有人大病一場，也有人幸運地沒有太多症狀就痊癒。
然而，相同的是，他們都感恩曾經有過的這段經歷，
讓他們認識無常，更珍惜人生，
體悟到應該更積極、樂意為社會大眾付出，
善用自己的生命價值。

COVID-19／紀事一／

●受訪者：曾秀霞

走過生死的染疫親身經歷

二〇二一年五月，家住板橋的慈濟志工曾秀霞，在臺灣新冠肺炎疫情大爆發初期，無意間接觸到染疫的朋友，差點走到生死邊緣。

那回，得知朋友染疫，基於保護自己也保護他人的原則，秀霞當時是自己去接受篩檢的，因為她有接觸到染疫者。結果出爐，她竟然也染疫了。秀霞當時沒有感到惶恐，相反地，她很平靜，該來的就來吧！她坦然接受結果，後續也就一切配合政府政策，依規定第二天就進入防護隔離狀態。

當她被送往嘉義做隔離時，雖然必須離開溫暖的家，但她沒有感到孤單害怕，一路上持續接到臺北慈濟醫院人文室同仁、院長室執秘、靜思精舍德懷師父、還有許多師兄姊的關懷，秀霞內心充滿感恩，也經常靜靜坐著思考著證嚴上人教導的智慧話語。

看見笑咪咪的醫護人員

初始一切都還好，體溫正常，身體也沒有甚麼不適，秀霞覺得隔離時間就像換個環境靜修般，也沒有不好。但大約四、五天後，不幸地，一些新冠肺炎的症狀——頭痛、發燒、咳嗽……一個個出現。

有一天醫護人員就跟她說：「阿嬤，妳的包包整理一下，要給妳換地方，到嘉義的基督教醫院」。當時秀霞還能自己爬上病床，但身體已經非常不適，在救護車上，她聽到醫護人員說「血氧八十多，不行喔！如果阿嬤要插管……」，再接下來，她已昏迷不省人事了。

後來，當她醒來，已經在隔離的加護病房，處於插管的狀態。

一大早，就看到一個笑咪咪的年輕醫生和兩、三位護理師。醫師看到問：「阿嬤，妳有好嘸？妳有哪裡怎樣？」秀霞因插管且人很虛弱，就只是搖搖頭，接著醫師大力壓她的胸部，「會不會痛？」秀霞也搖搖頭，醫師說：「這很好，妳沒事了。妳就留在這裡，好好靜養。妳要記得喔！妳要記得打電話給妳先生。妳先生很緊張。」

就這樣，秀霞抓住了關鍵字眼「妳沒事了」，大約知曉自己已經從鬼門關前回來了，儘管過往幾天她都處在昏迷中。

後續護理師繼續照顧她。

「阿嬤，我跟妳說，現在給妳綁腳綁手，是妳身上有兩根管子，我給妳綁著，怕妳拉到。妳要小心，不要動。妳現在要練習自己尿尿，我給妳包尿布。拉尿，妳拉沒關係，我會替妳換，給妳擦。」

秀霞真的很感動，這三位護理人員都那麼親切，人間真好！

感恩如同親人般的照顧

渡過了最危險的階段，沒幾天，秀霞終於可以被移到普通隔離病房，那裡她持續遇見人間的菩薩。

當時秀霞還是躺在床上需要被人照顧，有一男一女兩個護理人員全天候輪流照護她，那時候手腳已不用綁了，但大小便還需要人幫忙，那位男生幫忙擦屁股時，還會溫和的問：「阿嬤，妳的屁股破了，怎麼沒有講，不會痛嗎？沒關係，我會幫妳擦（藥）。」

他照顧了一天，第二天換了一個小女生的護士，小護士也很親切地問：「阿嬤！妳有比較好了嗎？」秀霞點點頭，看著小護士手上拿著的是慈濟的本草飲，她很感動。

「阿嬤，我跟妳說，妳今天開始要吃藥，這是慈濟的副院長拿來的，要給妳喝，妳要每天喝三包，還有我們醫院中醫師的藥包，中醫師的藥包吃完一小時之後，再喝這個。」

聽說這是靜思精舍德晗師父交代慈濟大林醫院副院長幫忙拿來的，秀霞感動到眼眶濕潤。覺得這一路走來，她好有福報，得到那麼多人關懷。

就這樣子，在醫護人員及慈濟人大家不離不棄陪伴下，秀霞感覺身體愈來愈好，那個可愛的小護士，直到出院前，每天就阿嬤長、阿嬤短的幫秀霞換衣、換尿、清東清西，那個時候秀霞就體會到：「上人常常在讚歎大醫王、白衣大士視病如親，今天不就是在我眼前。我今天如果不是進來慈濟，我有這樣大的福報嗎？感恩證嚴上人！」

出院前二天，還必須要檢疫一遍，做二採，就好幾位醫護人員進來幫忙，當下秀霞有些緊張地問：「是陰？是陽？」小護士就說：「阿嬤！妳放心啦！現在還不知道，再兩天，醫生如果說，我們就知道了。妳放心休息啦！妳剛採檢過鼻子不舒服，妳閉眼休息。」

就在秀霞剛要閉上眼睛準備休息的時候，一回神看到那個小護士在旁邊做了一個動作，身體整個轉了一圈，整個人好開心！

那時候秀霞就放心了，因為她這開心的動作就是代表——「秀霞阿嬤安全了！」

因禍得福 瀟灑走一回

回到家中，秀霞在一次與證嚴上人視訊連線的機會中，向上人表達了她在經過這次治療後的心情：

我很感恩，上人！弟子這次的染疫，讓我體會到，弟子感覺做不夠，也體會到這也是我因禍得福！上人說勸善容易，勸素難，尤其是自己的親人。我這次笑我自己，我就是瀟灑走一回，來示現這病痛，讓我先生看這過程，體會到我早期跟他說：「殺生的因緣果報是很恐怖的！」以前他聽不下去，這次他看我這樣，當下他就說了：「我不養雞了！也不養魚！」上人，這次我真的感覺到我好像賺到。弟子會繼續跟隨上人，和師兄、師姊繼續精進，要勸素，做更多的素食，教更多人煮素食、愛素食、吃素食。有一點我懺悔，我做不夠！人家說身邊的人，我過去沒有度到師兄（先生）吃素，我請求上人給我祝福，我家師兄可以趕快素食，感恩上人！

COVID-19／紀事二／ ●受訪者：朱仁德

疫病感悟 行善行孝要及時

在疫情猖獗的時代，許多時候，人們想要躲開病毒，保護自己也保護家人，然而許多人因為本身工作的關係，並無法如願，為了生活，不論風吹日曬雨淋仍必須在外面奔走。

長年茹素為善不落人後的朱仁德師兄，就是這樣一個因工作關係必須常跑外務，往返於萬華、板橋等地區的人，因此在二〇二一年五月疫情爆發後不久，他就不幸染疫。

並且更加令他傷心的是，就在他入住檢疫中心的第三天，就接到家裡通知父親已經過世的噩耗，身為人子卻因染疫無法奔喪，心中的痛苦更是難以言說。

但秉持著證嚴上人的教誨，仁德化悲痛為力量，走出傷痛要繼續朝行善之路去做。

生命原來如此渺小

五月十七日那天，仁德本來是要去臺北慈濟醫院看胸腔科，但當時他已經有發燒現象，醫院這邊第一時間反應很快，立即把仁德接到檢疫中心，然後安排到隔離病房做檢查，那時候有看X光片，當時還沒有症狀。但隔兩天，十九日那天，仁德接到電話通知，他確診了新冠肺炎。就這樣新北市派專車把仁德送到新竹縣湖口，入住防疫中心。

由於那時疫情剛爆發，染疫的人數還沒那麼多，仁德入住防疫中心時，那裡還沒甚麼人。只覺得那裡的環境非常舒適，基本的設施都很完善，沙發、電視、冷氣、熱水等一應俱全，讓隔離在其中的人不會感到不方便，唯一讓仁德覺得無法盡善盡美的，就是這裡沒有提供素食便當，可能當時新一波疫情剛爆發，無法準備那麼周全。不過這部分仁德也不會煩惱，因為很快地，來自各地師兄、師姊的關懷及物資，就源源不絕地送來，讓他很感恩。

然而不論環境如何，這已不是仁德首要關心的事了，因為他當時身體的確也很不舒服，在防疫中心住了剛好滿十天，這十天當中有長達七天，仁德都是在昏昏沉沉中渡過，往往起來一下拿些東西或簡單漱洗，不久又昏沉地睡去。在那樣時刻，仁德會覺得生命實在很渺小，平日再怎麼生龍活虎，在病魔面前人類實在還是很脆弱的。

接連面對人生的無常

更且入住第三天就接到家中傳來噩耗，他最尊敬的父親已經離開人世，而他卻無法奔喪，甚至他自己當時感覺一條命已經去了三分之二，除了咳嗽、發燒等症狀，還有腹部不適及心絞痛，許多都是舊疾，人很不舒服，但還不至於要轉送急診。只是在午夜時候，想到自己一個人躺在離老家有點距離的地方，心愛的父親已經不在，那種內心的苦悶，實在不是一般人可以想像。

所幸仁德平日事父至孝，父親離開讓他難過，但至少心中無憾，他平日也常常有機會就跟人分享上人的理念，「行善、行孝要及時」，人生無常，所以不要再說「以後再說」，孝順父母天天都要做。

仁德在醫院半昏迷了大約七天，後來再吃了退燒藥，十天後終於隔離期滿，可以離開檢疫隔離中心，之後則是回家繼續居家隔離。

盡本分 在人間行善

他很感恩，在他隔離期間，每天持續不斷來自師兄、師姊的關懷，是他溫暖的慰藉。包含靜思精舍師父也經常表達關懷，並且有送來本草飲。從入住防疫中心後來幾天，仁德天天都喝本草飲，一回到家也繼續喝，那時他身體仍未康復，整個人依然虛弱，但喝了本草飲感覺身體漸漸回復精力。

原本腹部經常悶痛，有便秘現象，泌尿系統也很不舒服，有一陣子都是排黑便，這種情況前後加起來長達五十天，但這中間的確身體是往變好的過程邁進，到染疫後兩個月，可以說身體已然康復。

而今，走過這段灰暗的時光，仁德對人生有更多的感觸。疫情期間他更加體會到慈濟大愛的溫暖，面對父親的離開，他感恩家人在他被隔離時候，處理一切喪葬事宜，也衷心要和大家呼籲：「行善、行孝要及時！」

他說，不經一事，不長一智，上人常講人生無常，今後他要更多聽上人的法，盡本分，在人間好好行善。

COVID-19／紀事三／ ●受訪者：張沛瑜

那段夫妻隔離的日子

二〇二一年五月臺灣疫情突然大爆發，萬華是這波疫情初期染疫者最多的地方，而慈濟志工張沛瑜，她的家就住在萬華，在這一波疫情爆發初時，她與先生不幸都遭受感染。

萬華熱區 風雨欲來

當萬華的疫情日益嚴重，張沛瑜其實也感覺到風雨欲來的低氣壓，所屬單位的主管已去電通知她，從五月十七日開始為期兩週居家辦公。

過幾天，五月二十一日接到姪兒來電，告知姪兒的父親往生，而且在醫院檢驗確認感染新冠肺炎，病毒傳染力比較強，電話中請沛瑜她們家要留意，等待衛生局通知居家隔離。

放下電話，沛瑜立即就帶著全家人到附近的快篩站做快篩，結果家中與我們同住的叔叔是陽性確診，當下就被留置隔離，其他三位都回家。而叔叔狀況不佳，先是在凱薩飯店隔離，後來病情嚴重轉送陽明醫院，未幾就在醫院往生。

短短時間內，先後兩位親人離世，沛瑜內心既傷心又惶恐，一家人居家隔離期間，慈濟師兄姊們也陸續前來關懷，準備了一大箱東西給她們，怕她們在家沒東西吃。

但最大的壓力來源還是心理，得知叔叔往生消息時，沛瑜和她先生也感到不適，沛瑜的狀況類似感冒、咳嗽、鼻塞，有一點頭痛，還有胸部會漲痛。當時也沒有特別去留意，到了後來，沛瑜發現好像聞不到味道，而且吃東西的感覺、味道也不對，她開始有點懷疑是否染疫？先生則是一直反覆發燒，後來全身痠痛，精神愈來愈差，他們發覺情況不對，於是沛瑜趕快打電話給健康中心，請他們派車來載她們去就醫。

在中興醫院先做了快篩，在等待的時候，沛瑜其實心裡是很忐忑的，但是還在想說，都是輕微症狀，應該沒有關係，後來果然被通知是陽性，到陽性等待區等待。

自責家中防疫疏忽

醫生打電話給沛瑜，告知因為夫妻兩人的症狀不太一樣，沛瑜是輕症，可以直接到集中型的檢疫所，但先生比較嚴重，血氧度低了一點，所以要留院觀察，當時有問沛瑜，若兩人分開隔離有沒有關係？沛瑜一直覺得，他們會很快恢復健康，所以聽從醫師的安排就可以。在等待的時候，先生整天的精神非常差，看到先生很擔憂的樣子，沛瑜就跟他說：「不用擔心，你只是血氧稍低，治療過後很快就會恢復。」

沛瑜自身其實是很自責的，她覺得，全家裡面應該就只有她在姪兒父親往生後去探視，那兩天跟叔叔有接觸，應該是她先感染，然後傳染給家人的。她自責因為沒有記得師父說要戒慎虔誠，在家中疏忽了，都沒有戴口罩。再加上自己確診後，知道師兄、師姊和精舍的師父一定會非常擔心，她也很難過。

沛瑜所屬的志工和氣隊長邱易泰師兄，在知道沛瑜的先生確診住院，馬上送了本草飲過去給她先生；和氣組長陳麗玉師姊在沛瑜入住檢疫飯店後，也立即送了安心祝福包到飯店給她；之後陸續也有其他的師姊及朋友送來物資、水果。許多朋友們也都很熱心，還去中藥店調配可以有助治療新冠肺炎的中草藥，熬成水藥後再送到飯店要沛瑜按時吃，關心的電話也是非常地多，讓沛瑜一直覺得非常溫馨不寂寞。

本草飲帶來健康

當沛瑜前往就醫前，已經跟女兒說好，如果爸爸、媽媽真的被隔離，她自己一個人在家，要怎麼照顧自己。當沛瑜得知確診之後，就開始聯絡健康中心，請他們也聯絡女兒快篩，後來知道結果是陰性，沛瑜也就放心了，就開始做治療隔離。

因為一開始就有相關症狀，所以醫院給沛瑜止咳化痰和鎮痛的藥，另外她原本就有吃血壓、血糖的藥，再加上中藥和師父和師兄、師姊們寄來的本草飲，於是開始安排大概隔著兩小時服用。

那時，靜思精舍師父的電話很快就來，送來上人跟師父們的關心跟祝福，也很快把本草飲的濃縮液寄到飯店，沛瑜喝了本草飲兩天，開始覺得胸部不痛了、咳嗽的症狀也減輕了，甚至味覺、嗅覺的部份也漸漸地回來，真的是很神奇。

此外，沛瑜也覺得飯店的素食真的煮得很好，都是自然清淡的食物，很好吃。幾天之後，雖然原本症狀減輕，但卻換成胃部不舒服，覺得噁心想吐，食欲也變差，可是為了吃藥，她還是盡量把菜都吃完，真的胃部很不舒服又餓的時候，就去切一顆酪梨來吃，再喝本草飲，之後就會覺得胃真的很暖，舒服很多，再過二、三天之後，這個症狀輕了，就朝向健康的方向慢慢在發展。

把隔離變成精進課程

從五月二十三日到六月二十日，沛瑜前後隔離了二十九天，心境的變化倒是沒有很大，這歸功於沛瑜每天都有參加線上午間的祈禱和夜間的共修，一起拜經。此外，有時候會去看證嚴上人跟各地慈濟志工互動的連線直播。

在飯店隔離期間，除了跟著精舍共修之外，沛瑜跟著慈濟中山三、中山四的社區的課務、和氣長、音控等等的慈濟志工，想辦法把中山聯絡處原來環保站的讀書會，重新在線上成立，也在研究如何使用線上會議室，很快開始進行。

二〇二〇年疫情讓沛瑜原本的工作完全停擺，得到很多的時間，那個時候她覺得很好的是，她有把握時間去精進，去做醫院的防疫志工、參加讀書會，還有一些勤務，但年底重新找到工作之後，很多的志工服務的事情又都停下來。

但是這次的隔離，因為科技的方便，能夠精進聞法，可以重新參加讀書會，沛瑜覺得這也是一個因禍得福的收穫，讓她深刻地體會到，無常一直在我們的身邊，所以一定要把握當下，好好利用人生，行善造福。

COVID-19／紀事四／ ●受訪者：葉瑞仁

從此立誓要茹素

葉瑞仁是張沛瑜的先生，和妻子的症狀相比，當時他的狀況比較嚴重，要送醫院治療，這次疫情也讓他下定決心開始茹素。

萬一我走了 妳要更加精進

五月二十一日瑞仁的叔叔確診，二十四日送醫院治療，二十九日不幸往生，往生那天晚上，瑞仁因生病精神狀況不佳，但聽到妻子正在念往生咒，就知道叔叔已經走了。得知叔叔往生的消息，瑞仁連做了兩天惡夢，開始發燒，妻子沛瑜以為他是被叔叔往生的壞消息嚇到才心神不寧、發燒，後來服用退燒藥，有退了燒，但藥效過了又開始發燒，瑞仁感到很害怕，隔天他在自己社區的慈濟志工群組寫下：

「我要活下去，我要去精舍當護法（志工），我要去臺北慈濟醫院當醫院志工。」

看到留言，群內很多師兄及師姊問瑞仁有沒有本草飲，得知已用完，馬上就有許多人郵寄兩包、三包、甚至四包，雖然那時瑞仁已經送到醫院，直到後來出院回家才拿到那些本草飲，內心依然十分感恩。

瑞仁和妻子在六月三日前往中興醫院就醫，在等待篩檢報告那段時間就如同等待宣判那樣難熬，快篩結果是陽性，血氧濃度較低，血氧九十四，CT值二十四，安排照了X光片有輕微肺炎，瑞仁就被留在醫院治療。

當他拿著小包包及保溫杯進入負壓隔離病房，眼淚不禁流了下來，離開前偷偷看了妻子一眼，看著她似乎含著眼淚，瑞仁心想：

「再見了吾愛！我不知道這次是否會跟兩位叔叔一樣一去不回，心裏有點酸，我家師姊（妻子）真是上人的好弟子，她很精進，她是我的母雞（慈濟內對接引進慈濟者的暱稱），帶我進入慈濟翻轉我的人生，萬一我走了，請妳要更加精進，保重了！我在心中這樣默默地祝福她。」

你一定要馬上吃素

快篩當晚，瑞仁被送到和平醫院，因為中興醫院沒有病房，隔天開始打抗生素治療。

瑞仁事後回憶，記得那天在中興醫院一直覺得口渴，水喝很多還是很渴，問醫生，醫生說沒有藥可以治，後來和氣長邱易泰師兄在知道瑞仁確診時，立刻送本草飲到中興醫院，讓他一次兩包泡濃濃地喝，很神奇的就再也不口渴了，到了中興醫院，症狀一直好到康復，好像沒生病一樣。

精舍的師父得知瑞仁確診住院，也從精舍寄了本草飲濃縮液到醫院，交待瑞仁每天必喝三包，瑞仁也乖乖照做。喝了一天之後，量測的血氧最少是九十六，最高達到九十九，血壓都正常，也沒有再發燒，精神百倍，每天他都會上傳這些數據，讓大家知道他很平安。

瑞仁心中很有感觸：證嚴上人一直呼籲一定要齋戒茹素，過往他卻一直做不到，愧對上人。

六月九日在院內治療的第六天，瑞仁寫了一篇懺悔文跟全球慈濟師兄姊至誠發願，從此每天早齋，加上農曆初一、十五全天吃全素，他懺悔過去自己的無明無知，如今重業輕報，獲得重生，他覺得要一時改變口欲有難度，慈濟人要誠正信實，既然他還做不到完全素食，就先從初一、十五茹素開始。他盼望師兄、師姊給他一段時間改變。

然而，當瑞仁寫完還未上傳，右腳盤突然痛起來了，腳盤發熱，通話告知護理站，醫生說觀察一天，隔天早上醫生終於來看他，經抽血檢查確定是蜂窩性組織炎，打完抗生素後，瑞仁想要去上廁所，腳卻完全走不動，忍痛走到一半，突然下跪了，走不動了，他趕快念：「南無本師釋迦佛尼佛！南無觀世音菩薩！」然後向天求懺悔，向地說感恩！真不可思議，可以站起來了。

瑞仁上完廁所，趕緊再喝一包本草飲濃縮液，休息一下，下午終於可以一拐一跛地上廁所，晚上就不痛了！他把懺悔文發出去，許多師兄、師姊看到馬上告知瑞仁：

「你一定要馬上素食，上人的苦口婆心，我們要以實際行動愛上人，還有游美雲師姊在你身體不適時，發起推動大家齋戒茹素，邀約更多人茹素，虔誠為大家以及此次患者集氣加油，你就此發願虔誠齋戒茹素，不要再看日子吃素了……」

經過一晚的沈澱與反省，瑞仁感恩所有人的祝福與鼓勵，再度發文告訴大家：

「我深深地感到慚愧與懺悔。愧對上人殷殷教誨。弟子因業障深重無法發大願力，做了最不好的示範，請上人原諒我。經昨夜徹夜難眠深刻的思惟，在此懇切發願茹素齋戒，不只這輩子，希望生生世世茹素，跟隨上人行菩薩道。」

不可思議，隔天六月十二日醫生告訴瑞仁，他全好了，可以平安出院，也可以不用再居家隔離。

瑞仁康復出院後，歸因於住院期間看上人的法，克服惶恐的心靈，才能快速出院。他衷心感恩師父及全球的慈濟人每天不斷的關懷與祝福，這次能從鬼門關出來，他立誓會好好做慈濟事，只要有志工勤務下來，再也不會找任何藉口了，他也要乖乖齋戒茹素、推素，堅持做對的事。

他感恩上人、感恩大家！

COVID-19/紀事五/ ●受訪者：詹錫良

有上人陪伴，我心安

新一波疫情剛爆發，是在二〇二一年五月中，當時政府尚未發布三級警戒，各種聚會及戶外活動都沒有管制，住在新北市土城區的慈濟志工詹錫良師姊，也不幸遭受感染，所幸後來也康復了。

還好只有我們兩位染疫

那天是五月十五日清晨，錫良和其他志工正在慈濟的社區聚點裡「薰法香」，聽證嚴上人早課後的開示，在場共有九個人；十九日在社區志工ＬＩＮＥ群組中，突然傳出那天一起薰法香的朱仁德師兄確診的消息，大家覺得這件事要很謹慎，因此幾個人就相約一起去做篩檢，錫良後來一直覺得很感恩，還好除了她和先生孫進財確診外，其他志工和家人都沒事。

錫良和她先生是十九日到三峽恩主宮醫院做篩檢，二十日被通知兩位都確診，家人採檢都是陰性沒問題，但因為她們家裡人多，和大兒子、大媳婦還有兩個孫子都住在一起，為了其他家人的安全，他們夫妻兩人就被帶到臺中豐原檢疫所隔離。

在往臺中的路程，有將近兩小時，車上全程必須戴N95口罩，還有醫療口罩兩層，由於防疫公車不能開冷氣，所以錫良有點暈車，感覺很不舒服。二十二日早上起來還是有點不舒服，醫生就問錫良，那妳去醫院好不好？錫良就說，好！之後她就被安排住進豐原醫院的負壓病房裡面。

在這期間，有二天，錫良在晚上十一點左右，約莫兩小時的時間，全身抽筋，無法控制，還好最後仍是平安度過了。第二個症狀就是噁心，其實一到醫院的時候，就不太吃得下飯，抽筋之後，更是一口飯都吃不下，持續大約有三天的時間，很多師兄、師姊都有打電話來為她打氣、加油！

為了感恩一定要好好吃飯。

當時美雀師姊、育如師姊等人，大家都一直打電話關心，育如師姊知道她都吃不下飯的時候，就對她說：「菩薩，妳要吃喔！妳要吃才有力氣喔！」這些溫馨的問候，讓錫良很感動，她很感恩師姊這樣的鼓勵，因此很努力地把一碗稀飯吃完，原本第一餐是乾飯，因為完全吃不下，所以後來就改用稀飯。

五月二十八日醫生跟錫良說，她完全沒事了，就讓她回到檢疫所，可是那時候錫良變得全身無力，必須要坐輪椅才能過去。不過，回到檢疫所的時候，就開始慢慢有食欲，雖然還是有點噁心，還是勉強地把整個飯全部吃完，有吃就有力氣，就這樣體力才慢慢恢復。

在醫院裡，雖然吃不下飯，錫良還是每天有聽證嚴上人的法，她帶了一顆存有大量上人開示的音樂播放器（ＭＰ３），這是靜思精舍師父跟她結緣的，所以她稱之為「法寶」。錫良每天走路去薰法香的時候，都是邊走邊聽，像是有上人陪伴，所以她這次去醫院有心理準備，就把法寶帶進去，並且在心中默默說著：

「上人，抱歉，我把您帶進醫院陪伴，感恩上人陪伴，有上人陪伴，我的心就安定下來。」

上人一直鼓勵大家要茹素、推素，素食是靈方妙藥，上人的話都要聽。

錫良說她從一九九八年培訓到今天，也滿二十三年了，她的先生跟著茹素也已二十年，她的兒子、媳婦也都有在茹素。感恩精舍懷師父關懷和鼓勵，住院期間法親們不斷關懷、送菜！還有因為錫良人在臺中，無法親自去處理的一些事情，比如繳交善款等事情，都幫錫良先墊，因為這樣的關懷，讓錫良的心很安定，平安度過，恢復得很好。

打斷手骨反而勇，錫良發願，日後一定要日日聞法，讓上人放心。

COVID-19/紀事六/ ●受訪者：高彩與

感恩「胃」救了我 讓我發現確診

疫情襲來，考驗著人性。

那天當救護車「喔伊、喔伊」的聲音一路來到中和，載著已經整理好行李的高彩與師姊要去泰山做檢疫隔離。於是鄰里人心惶惶，開始憂慮「我們家會不會被傳染了？」「她是不是感染源？」，那是二〇二一年五月，先是萬華地區，接著新北板橋、中和等地方也被媒體報導有多人染疫，很多人聞疫色變。

其實，病毒無形，要真正追蹤病毒足跡並不太容易，以時間序來看，早在高彩與師姊被送去檢疫一周前，社區鄰居早已有數例明顯的咳嗽、發燒症狀，所以其實她應該是後來才被傳染的。

但彩與認為，大家共同抗疫，大家都能健康，這件事最重要。雖然疫情肆虐人間，我們人與人間互助的溫暖，不能失去。

義剪志工得遇上天警示

長期投入慈濟志工，彩與長年聽證嚴上人說法，平日很少出門，除非是外出參與志工活動，而本身有三、四十年美髮資歷的她，也長期響應徵召，擔任義剪志工，去新北市各地為榮民之家等單位做義剪，人多的時候還得租下像是臺北科技大學這樣的場地，排隊人潮到走廊，從早忙到晚，無怨無悔。

許是長年行善，上天也願意在關鍵時刻為她示警。五月十七日那天，彩與因為胃痛不適就醫，其實這對她來說已是老毛病，過往都只是去診所看醫生拿藥就好，但那天不知為何，彩與就覺得她要去大醫院看急診，做更進一步檢查，由於疫情爆發，要進急診前必須先做篩檢，所以彩與就做了篩檢。

以腸胃檢查來看，那天照了胃鏡後，只是有些發炎，並無大礙，但關鍵是在於她做了篩檢，快篩當天初步結果是陰性，沒想到隔天卻收到通知是陽性，她確診了，必須趕快送到檢疫隔離中心。

彩與很感恩，她的「胃」救了她和家人，因為若不是那次篩檢，她不會知道自己染疫，那麼她每天跟家人相處，就會帶給她們染疫的危險，所幸後來全家人去篩檢全部都是陰性。

相對來說，社區鄰居情況就比較糟，有一家人有四、五人染疫。不過，早在五月中以前，那些人就已有症狀，彩與家經營社區型的家庭美髮，也長年跟老客戶互動，但彩與很感恩的是，那些被她修剪頭髮的朋友，包含有人本身長年肝病重症，沒有人染疫，到現在都沒問題。

彩與自己則是典型的染疫輕症，實際上，她完全沒有任何跟新冠肺炎相關的身體不適。

人生難得的精進假期

說起檢疫隔離經驗，她說，包含被送到泰山麗京棧酒店做了九天隔離，然後回到家，待在自己房間足不出戶繼續隔離，前後二十一天。隔離期間，她可以整天休息，不用操忙甚麼事，閒來就上網看上人開示，生活悠哉，每天還會持續接到師兄姊們的關懷，真的是很感恩，確診隔離竟然變成她人生一次難得放鬆、休息的經驗。

彩與說，一直到她隔離結束，她身體都完全沒有症狀，反而賺了二十一天的精進，真的是重業輕報，上人說做來囥，她去隔離所真的是享受佛法，證嚴上人說故事，她真的聽了好法喜，《妙法蓮華經》，解說因緣果報，欲知前世因，今生受者是。

彩與自從結婚四十二年來，只有這二十一天不用煮飯，不用做家事，天天都請上人結伴，這二十一天，都是聽上人的法，給她很多溫馨感受。

居家隔離期間，每天待在房裡靜修，然後若房門叩叩叩響，就是可愛的孫女送飯來了。

從確認到後來，彩與身體健康，沒有任何發燒、咳嗽或不適，包括腸胃也沒有不舒服，那回的胃痛真的是上天給她的示警，後來也都沒再發作。

這樣無病無痛，順利走一回，還賺了一個長假和精進的機會，彩與對自己的人生更加珍惜，也誠心發願：

「感恩上天賜給我精進的機會，所以我是來報恩的，感恩上人開道場，讓我來勤耕福田，我是從慧日講堂發放的時候有義診，我是從義診到臺北分會，到板橋榮民之家，都沒有間斷過，慈濟的勤務我都是排第一的，因為我的生活都是在逆境中度過，我曾經被愛喝酒的小叔打過，也曾被有精神分裂症的小姑用刀殺過，這些都已是過去，因為有上人的法，用知足、感恩、善解、包容這四神湯化解。這次確診，讓我知道無常一直都在，提醒我要把握時間勤耕福田，要做更多、更多，再次感恩上人的關懷，弟子發願，要時時聞法再精進，要用感恩的心，在菩薩道上。」

● 解釋名詞：本草飲

淨斯本草飲 草本健康力

花蓮慈濟醫院
抗新冠肺炎研究成果發表會

全球新冠肺炎進入第二波高峰，
各國專家都在為如何對抗新冠病毒找方法

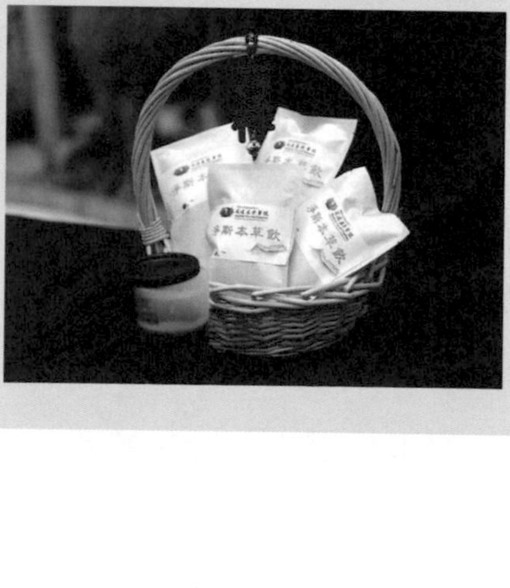

花蓮慈濟醫院中醫部與心血管暨粒線體相關疾病研究中心二〇二〇年十二月二日發表中醫藥複方「淨斯本草飲」，經實驗證實可阻斷新冠病毒與細胞的結合，還可降低細胞穿透力，阻斷病毒穿透細胞，優於中國大陸複方及澳洲複方，正在申請專利中。

花蓮慈院院長林欣榮指出，今年初以來，新冠病毒 Covid-19 席捲全球，疫苗、藥物的研發正在醫藥先進國家如火如荼展開中，現今仍無藥物可以根本治療新冠肺炎，因此在證嚴法師的指示下，林碧玉副總執行長與他一起帶領何宗融副院長中醫部團隊，以及黃志揚副院長研究團隊共同研發。

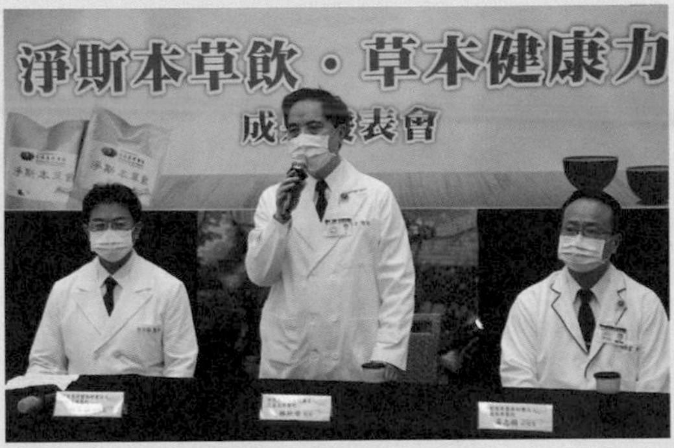

林欣榮院長指出，證嚴法師開示時常提到中藥草中原本就有許多具有殺菌、抗病毒、驅毒、提升免疫力成分，於是黃志揚副院長帶著研究團隊江建儀、林佑融、徐布、盧正祐、蔡季鋼五位博士，與中醫部團隊從眾多藥草中擇出臺灣本土八種中草藥成分，整合開發多種「慈濟藥包」中醫藥複方，開始進行實驗。

何宗融副院長也指出，目前用在對抗新冠肺炎的中醫藥複方有中國大陸的蓮花清瘟膠囊、澳洲複方茶飲，以及衛生福利部國家中醫藥研究所的中藥複方水煎劑「臺灣清冠一號」等，因此花蓮慈院團隊對於研發中醫藥複方也充滿信心與企圖心。

黃志揚副院長指出，整個研究方向就是朝阻止病毒進入細胞、抑制病毒複製、調控細胞激素風暴、克服強悍突變種病毒等方向努力，以期能研發出低副作用、低劑量、多靶點作用、克服突變種病毒的完善中醫複方，形成類似疫苗的作用。

在阻斷病毒棘蛋白與人體細胞接受器（ACE2）的結合實驗上，經多種複方、劑量，與澳洲複方及中國大陸複方蓮花清瘟膠囊（臨床用藥）比較後，黃志揚副院長指出，慈濟藥包能在低劑量（六毫克）就能有效阻斷病毒結合人體細胞，其效用媲美高劑量（二十四毫克）的蓮花清瘟膠囊，藥效提升四倍。高劑量方面，慈濟藥包十二毫克就能與三十毫克蓮花清瘟膠囊有相同的阻斷效果，藥效增強二點五倍。

令人興奮的是，慈濟藥包十八毫克就能超過阿比朵爾（Arbidol，俄羅斯化學西藥）的阻斷效果，黃志揚副院長說，而且能避免西藥所造成的嚴重副作用。

另外，在抑制病毒穿透力的實驗上，黃志揚副院長指出，大陸蓮花清瘟膠囊相比，慈濟藥包能抑制百分之七十的病毒 TMPRSS2 蛋白酶，是大陸蓮花清蘊膠囊抑制百分之十的七倍效力，可強力阻止病毒穿透進細胞，達到預防感染的功效；且於十二小時之內，慈濟藥包就可以達到明顯抑制病毒穿透的效果。

何宗融指出，花蓮慈院中醫部在今年初即推出淨心養肺茶飲，主要是增強飲用者的免疫力，大受飲用者好評；這次經過黃志揚副院長團隊的實驗比較後，以臺灣本土八種中草藥成分的複方茶飲，在增強抵抗力、預防新冠病毒感染上不輸中國大陸複方和澳洲複方，可推廣給民眾作日常養生茶飲，將技轉給「淨斯人間」公司量產，命名為「淨斯本草飲」。

林欣榮院長指出，證嚴法師一直很重視中醫的發展及中草藥的研究，花蓮慈濟醫院不僅推廣中西醫合療，也朝興辦中醫院方向規劃，同時積極培育中醫人才，近幾年來，研究團隊也積極開發各類中醫藥複方，希望可以幫助更多的病人，這次在對抗新冠肺炎病毒中醫藥複方茶飲上也有初步的成果。

林欣榮院長指出，花蓮慈院中醫部與心血管暨粒線體相關疾病研究中心將持續在新冠肺炎臨床照護與基礎研究的合作基礎上，努力突破預防與治療瓶頸，希望慈濟能為全球中西醫整合有更多的貢獻，除了幫助病人之外，也讓健康的人更健康。

轉載自花蓮慈濟醫院「新聞訊息」之「淨斯本草飲 草本健康力 花蓮慈濟醫院抗新冠肺炎研究成果發表會」

https://hlm.tzuchi.com.tw/index.php/news/reports/item/1889-2020-12-02-07-22-35

第二章 初疫人間

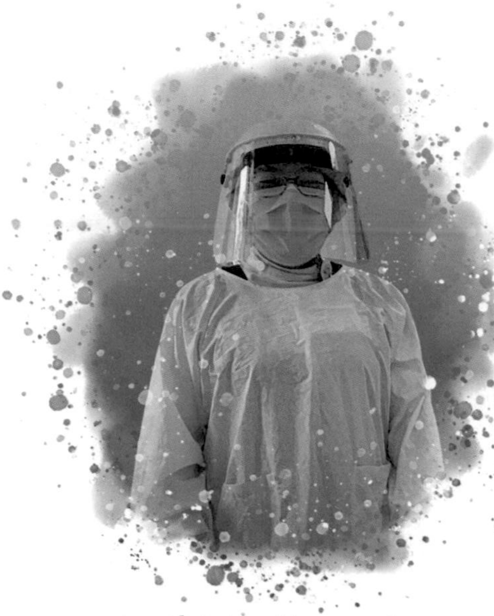

二〇二〇年農曆春節前，
中國大陸春運的返鄉人潮即將來臨之際，
一個新型的冠狀病毒不知從何誕生，
無聲無息地迅速擴散。
未幾，它就引起了全球人類的恐慌，
所到之處，封村、封城、甚至鎖國，
人人談疫色變……。

COVID-19／紀事七／

●二〇二〇年二月十一日
林名男 分享
大林慈濟醫院副院長

病毒怎麼來？

自一九七〇年代後，全世界爆發了相當多的新興傳染病，影響到人類的健康，這些新興傳染病中，超過百分之七十是人畜共通傳染病（Zoonotic diseases），人畜共同傳染病。很多跟我們人類的行為有關，尤其是飲食的行為。

新興傳染病與可能的傳染源，從伊波拉病毒一九七六年開始說起，與蝙蝠有關，一九八一年開始發現的愛滋病毒與非洲綠猴及大猩猩有關。另外一九九七年那時候有H5N1禽流感，香港那時候也是很多人往生；二〇〇二年SARS的冠狀病毒與蝙蝠有關；二〇〇九年有一個H1N1豬流感，二〇一四年，MERS也是一種冠狀病毒，也是跟蝙蝠、駱駝相關，致死率很高！可以到百分之四十，還好那個是有限度的人傳人，造成個案沒有那麼多。二〇一六、二〇一七年有H7N9，H5N6，這些新型的流感都會造成人的死亡。以至於二〇一九年的新冠肺炎病毒，雖然來源尚未有定論，但可能也與蝙蝠的接觸有關。

菩薩畏因，眾生畏果

人與畜，有他的分界！病毒在動物身上也演化了好幾千年、好幾萬年，人身上也是有一些病毒，一旦您打破人和畜之間共同的介面，去吃牠或是跟牠有什麼樣很親密的接觸等等，就會造成病毒之間的混種，就會產生新的疾病出來，**這就是新型的人畜共通傳染病，會讓人類對這個病毒沒有抵抗力。**

我們都知道，這三十幾年來，這麼多的疾病，很多都是跟人的口欲或人的行為有相當大的關係。不是源於飼養的動物，或是禽鳥等等，而是，另外有一些病媒引起的傳染病，與氣候變遷相關，最明顯的是病媒蚊傳染的登革熱。登革熱原來是在赤道國家，以前說登革熱不會過北回歸線，現在北部都有登革熱的病例，還一直擴大。從一九六〇年到二〇一〇年，登革熱的感染率增加了三十倍，目前全世界每年都有數千萬人受到感染。

愈擴愈大，為什麼？因為蚊子，牠是病媒。蚊子本來只在熱帶地區繁殖。因為氣候變遷，天氣變熱，所以一直往外擴，變成全世界幾十個國家都有登革熱的發現。茲卡病毒、屈公病、瘧疾等等病媒蚊傳染的疾病也有日趨增加的現象，這都是跟氣候變遷有關，造成的人類的健康也是有其非常、非常大的影響。

究其原因，來自於地球暖化、溫室效應氣體，這與什麼有關？大家可能會很意外的知道，其實跟人類的與飲食型態有關，為什麼？畜牧業可能是造成溫室氣體效應，最大的原因之一。

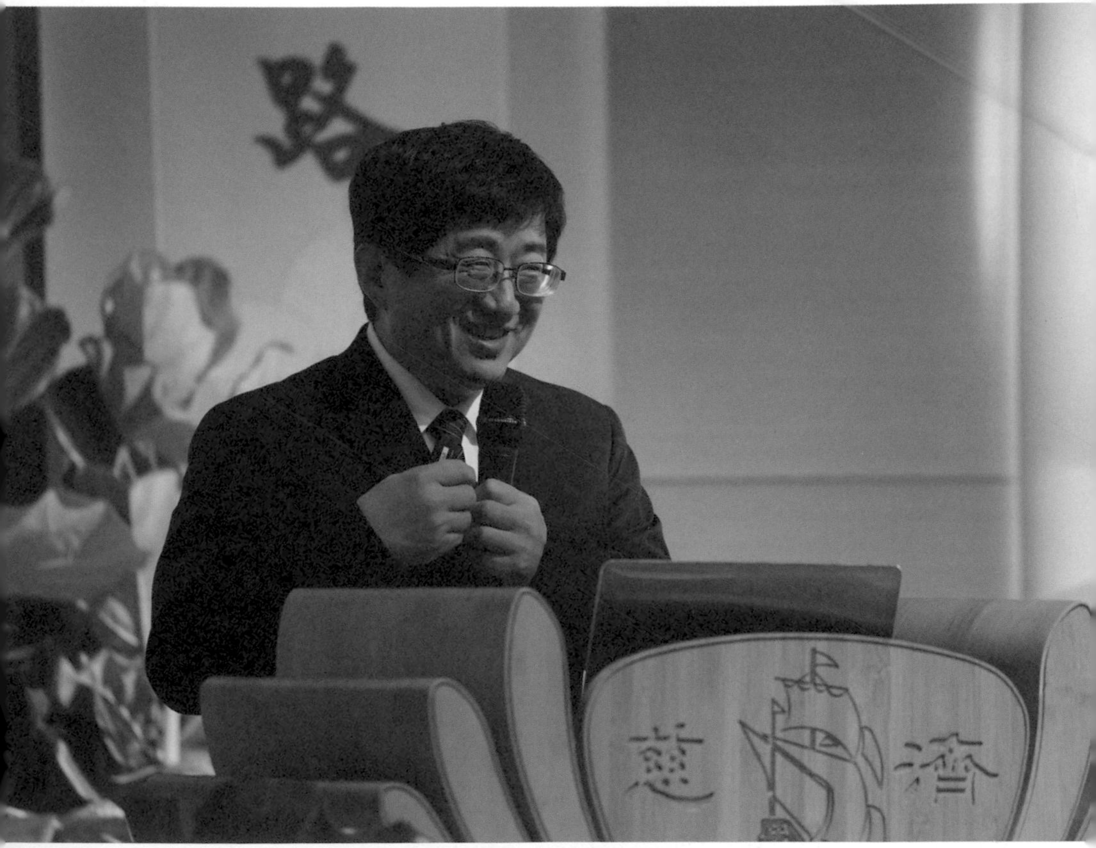

大林慈院副院長林名男曾參與聯合國氣候變遷綱約國大會周邊會議，提醒全球暖化對人類健康和環保的衝擊。圖為他在慈濟馬來西亞新山支會的環保分享。
（2019.11.16，攝影／劉美芳）

「菩薩畏因，眾生畏果。」二〇一九年的新型冠狀病毒，大家都擔心感染到要怎麼辦呢？要怎麼樣去防止，隔離或者是封城、封省……有人稍微咳嗽一下，大家很擔心他會不會有受病毒感染，會傳給我？我怎麼樣去準備東西，搶口罩、搶食物、搶……這是疾病的「果」，是非常令人害怕的！

菩薩畏因，「因」在哪裡？因就在人心，因就是在我們跟動物之間怎麼樣去和平相處，如果沒有把因解決，就算再怎麼樣千手千眼觀音菩薩，他也救不完。如果沒有從因去解決，只看到果，一直想要去防，一直想要怎麼樣去搶口罩，搶……一天生產百萬個口罩，也都可能會來不及。

大家心生畏懼造成恐懼的心理。問題解決的一個重要方法就是素食！因為素食可以減少氣候的暖化，蚊蟲傳染的疾病能夠減少，還有公共傳染病也能夠減少。上人殷殷叮嚀、殷切期待，大家能夠從「因」去解決，才能夠長保我們地球、我們人類的健康。

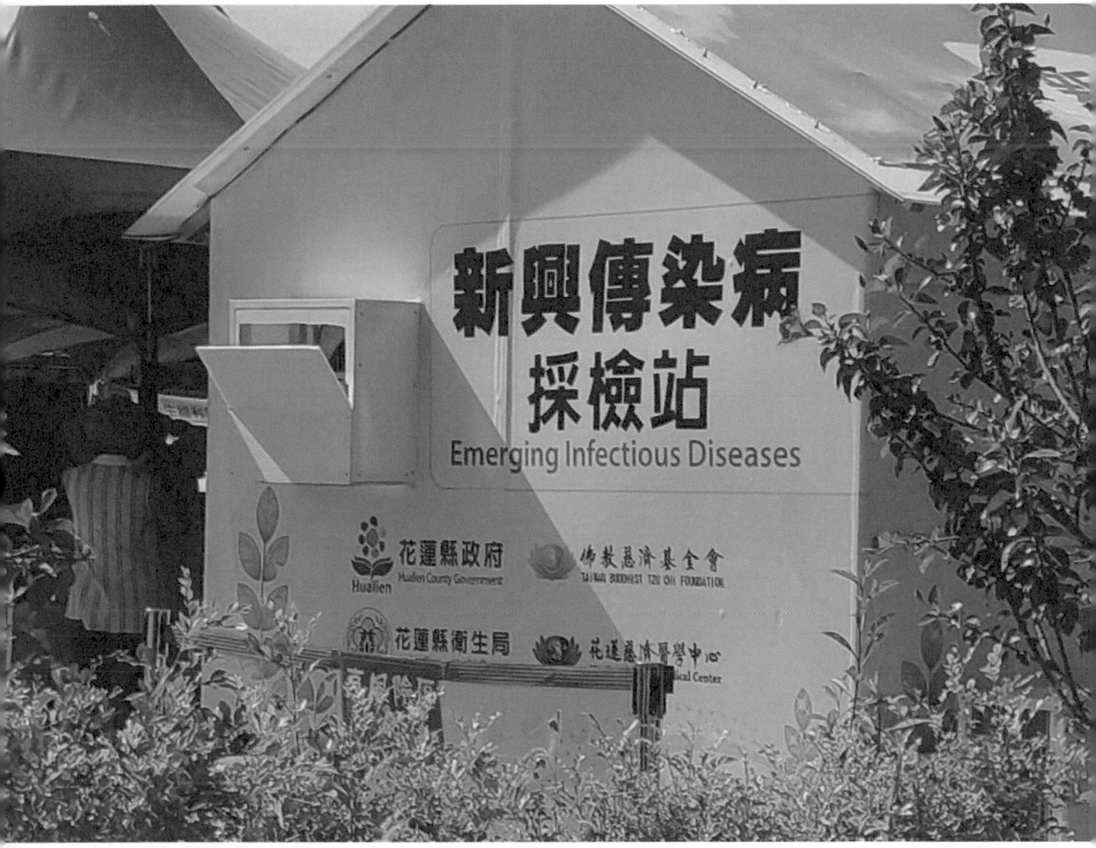

生態的破壞及大量畜養，原本只在野生動物身上的病毒，透過媒介發生變異，產生人畜共通的新型傳染病，令人聞之色變。圖為慈濟為花蓮縣衛生局防疫所設立之「新興傳染病採檢站」。（2021.06.12，照片提供 / 劉鈞安）

COVID-19／紀事八／

●二〇二〇年一月二十二日

羅慶徽 分享
花蓮慈濟醫院副院長／曾任國軍松山總醫院抗ＳＡＲＳ專責醫院執行長

從SARS到新冠病毒

中國大陸在湖北武漢發生了一種肺炎，它是所謂的新型的冠狀病毒。冠狀病毒這家族會傳染人類的大概有六種，這一種新型的冠狀病毒是第七種。相關報告說有兩百多例，我記得我在辦公室嘆氣，然後我們同仁問我說，副院長你在嘆什麼氣？我說，這不太合乎邏輯。以兩百多例確診來說，就有四例在國外，顯示武漢人出國的機會也太高了，實際上不可能。

有ＳＡＲＳ經驗的人，都會開玩笑說，這個病毒好像是愛國病毒，只會到國外，不會在大陸的其他省份，我在猜應該是因為現在在春運期間，他們

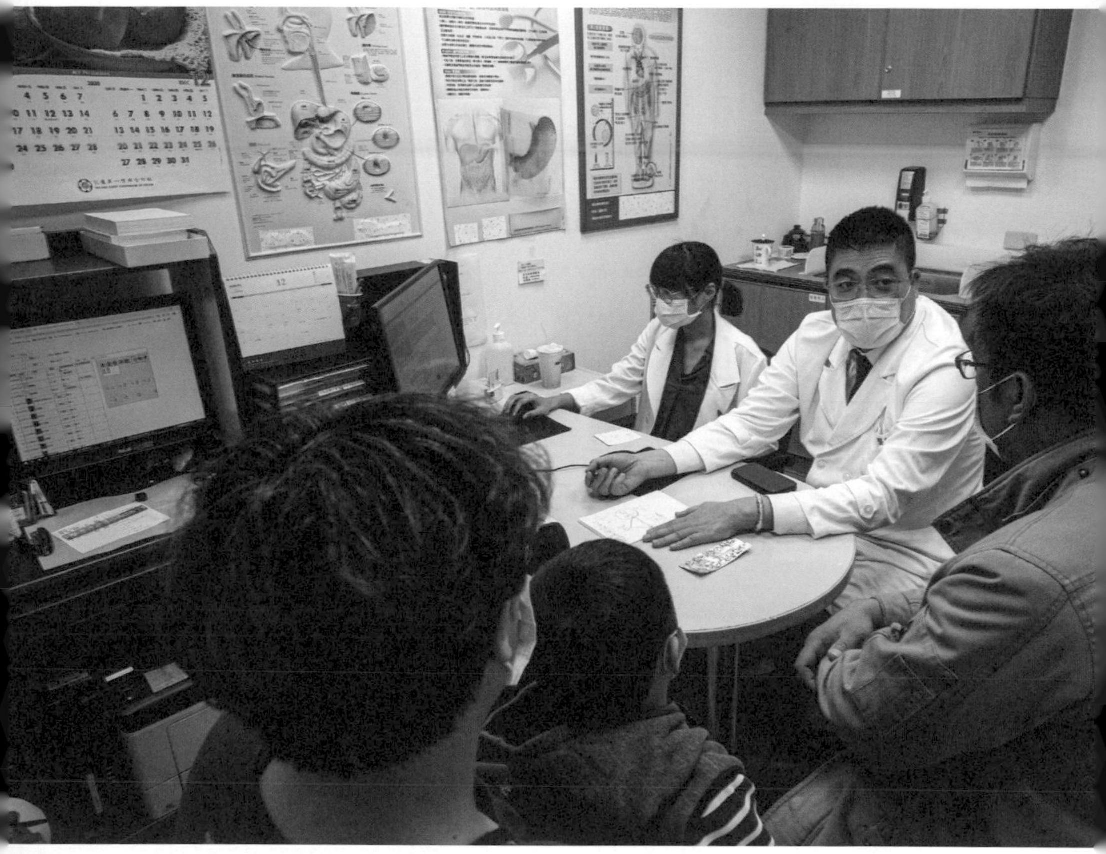

花蓮慈濟醫院副院長羅慶徽醫師（右二）為肝膽腸胃科專家，門診期間與患者親切互動。（2020.12.07，攝影／黃筱哲）

沒有去檢驗，沒有檢驗就沒有查到病毒，因此這個病毒應該會比想像中來的猛。我們大家應該要戒慎恐懼，可是也要安住我們的心，因為好在它的致死率相對於SARS病毒低很多，SARS大概百分之九點六，武漢的這一支病毒，新鮮的冠狀病毒，它大概只有百分之一點八，到目前為止，可是將來可能還會再變化。所以我再講一遍，我們要戒慎恐懼，可是也不要慌，要安住我們自己的心。

令人敬佩的義大利醫師

其實在二〇〇二年的十一月十六日，廣東就有一例不明的肺炎，過了大概三個月以後，大概在十一月二十六日到春節時候，報紙上只輕輕的寫了一句說，「春節前後，廣東出現非典型肺炎」，其他消息外界都不知道。直到二月十八日的時候，中國大陸剛開始還有幾天很高興，他們認為找到了這支病毒，就是Chlamydia，叫披衣菌之類的，他們認為這問題不大。

可是到了二月二十六日，有一個華人他在廣東待了三天，他要到新加坡，不過他取道越南，在越南就發病了，就到越南最好的醫院叫做越法醫院去看病。越南的醫生很了不起，這個國家在這件事情讓我們覺得很敬佩，他們覺得這應該是禽流感，可是這是很嚴重的禽流感，他們就請了一位高手來看病，請了誰呢？請了當時世界衛生組織在越南的一個義大利的醫生（卡羅・歐巴尼醫師；Dr. Carlo Urbani），他非常讓人尊敬。他一看就覺得，這是一個不得了，一個新型的感染症，看完以後，他跟越南政府說，這是很嚴重的事情。在三月九日的時候，越南政府馬上，這麼短的時間就告訴世界衛生組織，說我們發現了一個重要、很新、很嚴重的事情。

到三月十二日，世界衛生組織美國的疾病管制署，全世界就進來了。所以，莫忘那一年，如果越南當時掩蓋疫情，全世界會更麻煩。三月十日，中國大陸正式跟世界衛生組織求救，說希望實驗室各方面來幫忙，到三月二十五日，就確定說是一種新型的冠狀病毒。

為什麼能夠知道這是一種新型的冠狀病毒呢，其實該感謝前面講的那個義大利籍的世界衛生組織醫生的犧牲，三月十一日以後，他知道他說服越南政府啟動所有該啟動的，做了所有該做的，之後，他自己就想要到世界上，說我們有一件很重要的事情。他想到泰國開會，他搭了飛機，他在飛機上開始發燒，他自己就知道自己得了病，所以他下飛機的時候，他叫他的同仁要距離他三公尺，要叫救護車。

三月二十九日，他犧牲了。最後一次醒來的時候，他交待的兩件事：

第一，幫我找個牧師，幫我禱告

第二，請你們把我的肺部切片，切去做研究。

他犧牲前，只做這兩件事，這也是三月二十五日全世界就知道這一支病毒的原因；靠他的血、靠他的肺部。這是一位了不起的醫生，如果我們要莫忘那一年、莫忘那一人，我們要記得那一年，然後我們要記得越南這個國家，那一位世界衛生組織的這個醫生，他犧牲了自己。

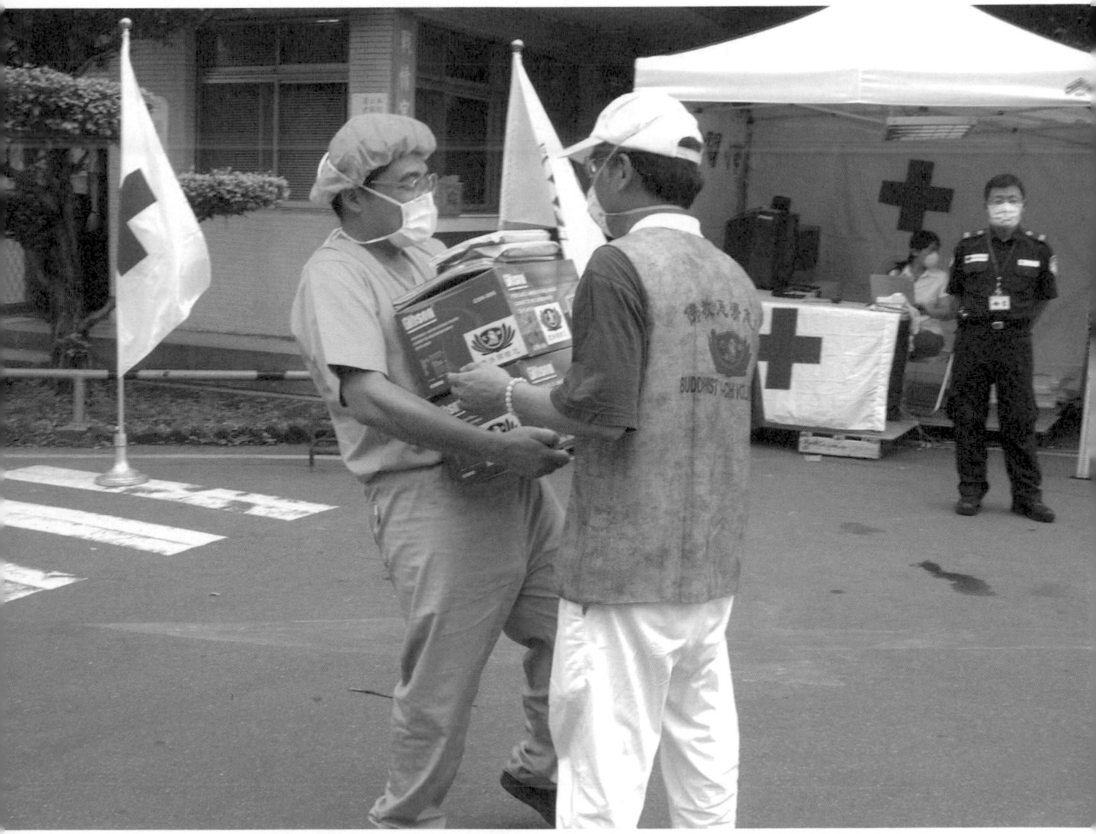

2003 年國軍松山醫院成為收治 SARS 病患的專責醫院，慈濟志工於院外駐點關懷。專責的執行長羅慶徽醫師（左）接收 CD 音響、慈濟歌曲、祈福卡等物資。（2003.05.03，攝影 / 王輝華）

面對一種新型冠狀病毒

其實三十個國家裡頭感染有一個是我們臺灣，大概有一百個人感染，這個數據應該不止，因為當時幾個大醫院，尤其是醫師到底有多少人感染，我們都不知道。但是有十一個醫生死亡。

簡單地說，那一次的SARS大概八千五百人感染，死亡大概七百人，所以我們應該從這裡要得到教訓。

武漢這一次肺炎，其實我們不要再叫它武漢了，因為這樣對武漢人太沉重，我們將心比心，如果有一支病毒叫臺灣病毒，我們心裡都難過。我們該叫它「二〇一九新型冠狀病毒」，就是一個冠狀病毒。中國疫情應該會比現在知道的還嚴重，應該是飛沫傳染，不至於是空氣傳染，如果空氣傳染死的人會更多，所以基本上大概在一公尺以上就不會。

其實它的症狀沒有非常的特定，你只要覺得有發燒或無力，咳嗽是乾咳，

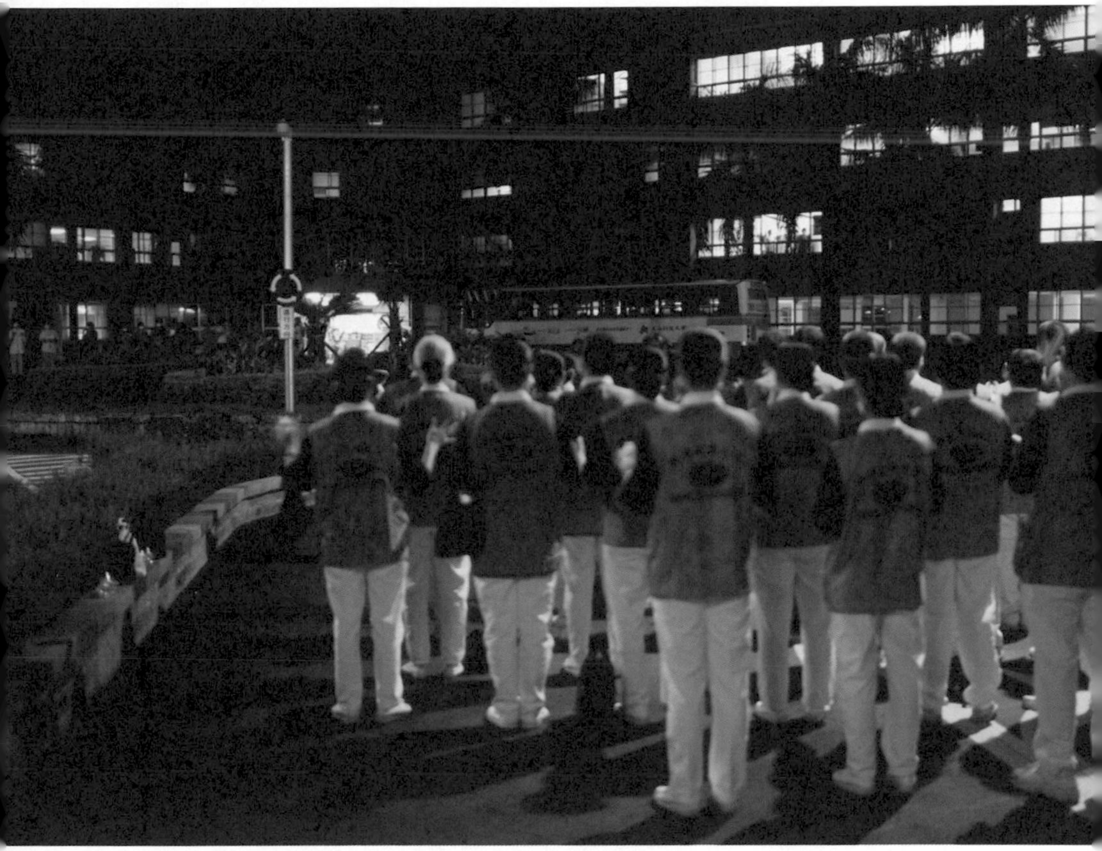

2003 年 SARS 期間，慈濟志工在三軍總醫院替代役中心，為被隔離的和平醫院醫護人員舉辦愛灑人間祈禱晚會，以溫暖的關懷陪伴他們。（2003.05.02，攝影 / 林炎煌）

或呼吸喘，如果你都不知道我到底是不是，你應該去看醫生。應對的措施，一定要去量體溫，可以用酒精消毒。上人也曾開示：要自愛愛人，要利人利他，如果是醫院的話，就要記得通報。那它為什麼叫「冠狀病毒」?它就像國王的皇冠，所以我們稱它是「冠狀病毒」。

我在醫院看到大家戴外科口罩，其實有的戴得不太對。鼻梁骨（鼻梁片；鼻子壓條鐵絲）擺在上面，上下就會分了，縫線要外露，不要靠顏色；比較粗糙的那個在外面，因為戴裡面的要舒服一點。

再來要很認真地洗手，平常我們為了節水，不太好意思浪費水，可是非常時期應該有非常的作法，這時候要很認真的洗手；呼吸道咳嗽要把它遮起來，不要對著人家咳。

另外有一個不太被提的是睡眠，睡眠很重要，睡眠對我們的免疫力非常、非常重要。最近有一篇文章提到，在我們人體負責攻擊癌細胞，或者外來像那種病毒的，有一個細胞叫「自然殺手細胞」。如果平常睡滿八小時，突然間有天只睡四小時，那自然殺手細胞會降低百分之七十，所以如果要有抵抗力，大家要好好的睡，一定要睡飽。

再一個抗疫好方法，就是茹素，這個病毒怎麼來呢？很清楚，也是動物來的，如果說因為某些因素，沒辦法吃全素，至少要把它煮得很熟、很熟。因為這一支病毒，它怕熱，你如果攝氏五十六度，三十分鐘它就死了。此外，對抗病毒，酒精可以，含氯消毒劑可以，所以漂白水可以。

有些人他在動物園上班，會接觸到野生動物怎麼辦？要好好的防護。家裡的砧板啊，生食跟熟食一定要分開，不要混在一起。上人告訴我們要悲智雙運，福慧雙修，所以千千萬萬不要帶病上班，或者自己感冒不太舒服還去聚會，還跑到人多的地方，這樣才是自愛愛人，利人利他。

如果不太舒服的時候怎麼辦？去看醫生。到醫院要記得講真話，因為醫師是按照病人講的話來判斷病情的，所以若告訴醫師假話，就會誤判情況。

COVID-19／紀事九／

●二〇二〇年三月十四日
蔡淑蘭 分享
大林慈濟醫院健康管理中心個案管理師

穿上裝備 我們不是捕蜂人

二〇二〇年春節開始，爆發了新冠肺炎疫情。

我們都有感受到，無論是全球、全臺灣還是我們醫院，大家都動了起來，開始著手防護措施。從那個時候開始，院內的主管與相關科室同仁，每天都在開防疫會議，一直在思索，要怎麼樣保護病患與同仁？讓這個疫情不要在我們醫院裡面爆發？

二月底的時候，臺灣的其他醫院發生了院內感染的疫情，賴（俊良）副院長就開始要求我們胸腔內科的所有同仁，不管是醫生、護理人員、個案管理

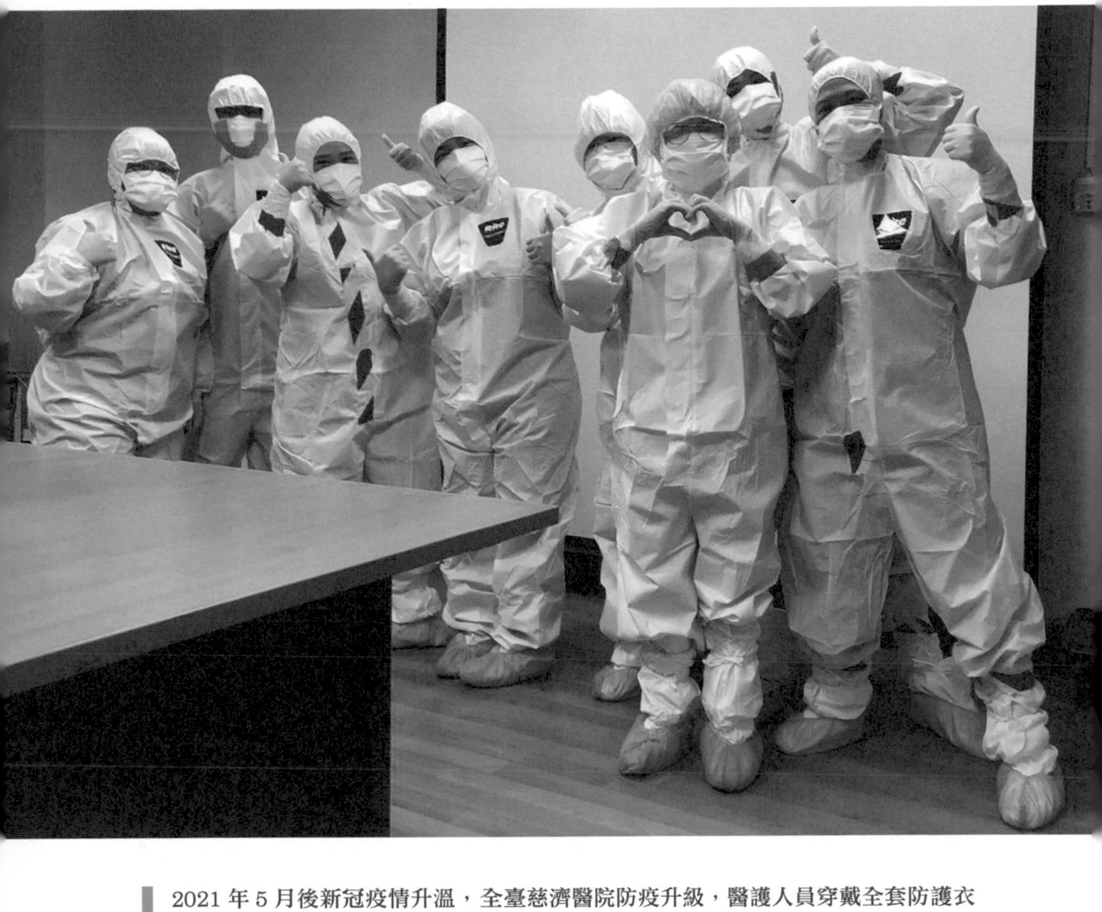

2021 年 5 月後新冠疫情升溫，全臺慈濟醫院防疫升級，醫護人員穿戴全套防護衣著，嚴防感染。（照片提供 / 臺北慈濟醫院）

師或門診檢查室技術員，在門診的時候，都要提高我們的防護措施。

因此，我們在服務病患時，除了口罩以外，還必須戴上髮帽、護目鏡以及隔離衣。而且護目鏡是賴副院長他自己親自去找，然後試戴過覺得可以，不會起霧，不會影響到工作，才建議醫院採購，給大家使用。

剛開始，穿上那一套衣服看起來還蠻嚇人的，本來還很擔心，我們的個案來的時候，可能會覺得很擔心害怕。出乎意料地，大家的態度都蠻正向的，他們說看到我們這樣的裝備，反而覺得很安心，表示我們已經做好應戰防備。他們說知道我們大家都很辛苦，非常願意給我們很正向的鼓勵。

小姐 妳這樣可以去捕蜂了

當然難免還是會有少數的病人，對疫情感到害怕，跟我說，看到我穿成這樣，他不敢進來我的諮詢室。他們會問：「你們醫院現在是有疫情是不是？不然為什麼你們要穿成這個樣子？」我們就跟他解釋，後來他們也都可以接受。

比較有趣的是，也有病人會跟我們講說：「小姐，妳這樣可以去捕蜂了耶！」他說，我們穿這樣子像捕蜂工人一樣，就是可以去捕蜜蜂了，這算是我們工作上所聽到一件有趣的事。

其實穿成這個樣子，工作起來確實是有一些不方便。我們的門診學姊有一次下診的時候，她把她的髮帽拿下來時，發現裡面都是水，因為一個早上下來，流了很多汗都留在髮帽裡面了！

也有醫師這樣穿戴一個早上或下午之後，因為覺得這樣喝水很不方便，可能一個早上一滴水都沒有喝。儘管如此，大家彼此仍會互相提醒記得要多喝水，因為補充水份真的很重要。

志工是我們的後盾

因為我們是胸腔內科，這次這樣子的疫情，在專業上算與我們科的醫師最相關，醫院主管們討論後由胸腔科醫師擔任新冠肺炎相關病情諮詢窗口，每位胸腔科醫師他們都各自負責的樓層，如果其他科醫師他們對病人的一些狀況有任何的擔心，想知道是不是有疑似新冠肺炎狀況的話，都可以來找胸腔科醫師諮詢。

有些醫師也坦言說，要負這樣的責任，他們其實心裡都難免有些壓力。也會擔心，自己會不會有疏忽掉甚麼，怕因為沒有診斷到個案，然後導致了疫情擴大；除了這樣臨床上的壓力，還要擔心自己的家人，也有醫師因為這次疫情，他的小孩差一點被保母拒帶，因為保母說：「你是胸腔科醫師，你要照顧疑似新冠肺炎的病人。」，而覺得很擔心害怕因此被感染。

在這樣的工作環境氛圍之下，我們都感受到前所未有的壓力，但幸好整個胸腔內科團隊，平常就會相互支持鼓勵與打氣，團隊工作氣氛都還不錯，即便在這樣的忙碌與壓力之下，我們仍會互相幫忙，彼此補位。

另外，也一定要說的，那就是——非常感恩！我們一直都有非常強大後盾，也就是我們的志工。

感恩志工組的師姑跟人文室的師姊們，她們一直很希望能為我們分擔些什麼……，而我們也都有感受到。因此當她們看到我們處在這樣子的壓力下，都會想盡辦法給我們鼓勵與支持，例如送我們茶樹精油，還有點心盒等等，希望減輕我們的心理壓力。

當我們收到這些小禮物時，真的是覺得非常感動。因為，整個大環境，帶給大家的壓力真的很大，但是我們知道我們有強大的後盾，會在後面支持我們，這讓我們覺得真的很幸福。

真的是很希望這個疫情趕快結束，讓大家可以回復正常的生活。在工作崗位上，我們也會繼續努力，繼續加油，也會保重我們自己的身體，讓大家放心。

COVID-19／紀事十／

●二〇二〇年一月三十日
林美珍 分享
慈濟高雄委員／醫療志工

在疫情中迎春節

農曆大年初二我們來到花蓮擔任醫療志工，當走進大廳的時候，飄來陣陣的咖啡香，還有很道地的擔仔麵味道，有種過年回家的氛圍，感受不到這是醫院。

為什麼這一年（二〇二〇年）在大廳有這樣不同的氛圍呢？主要是想讓沒有辦法回家過年的醫護同仁，還有住院的大德、照顧的家屬以及我們的醫療志工，能夠感受到過節的氣氛。

有一位媽媽帶著一個小朋友，大概小學年紀，她先點了擔仔麵，然後又點

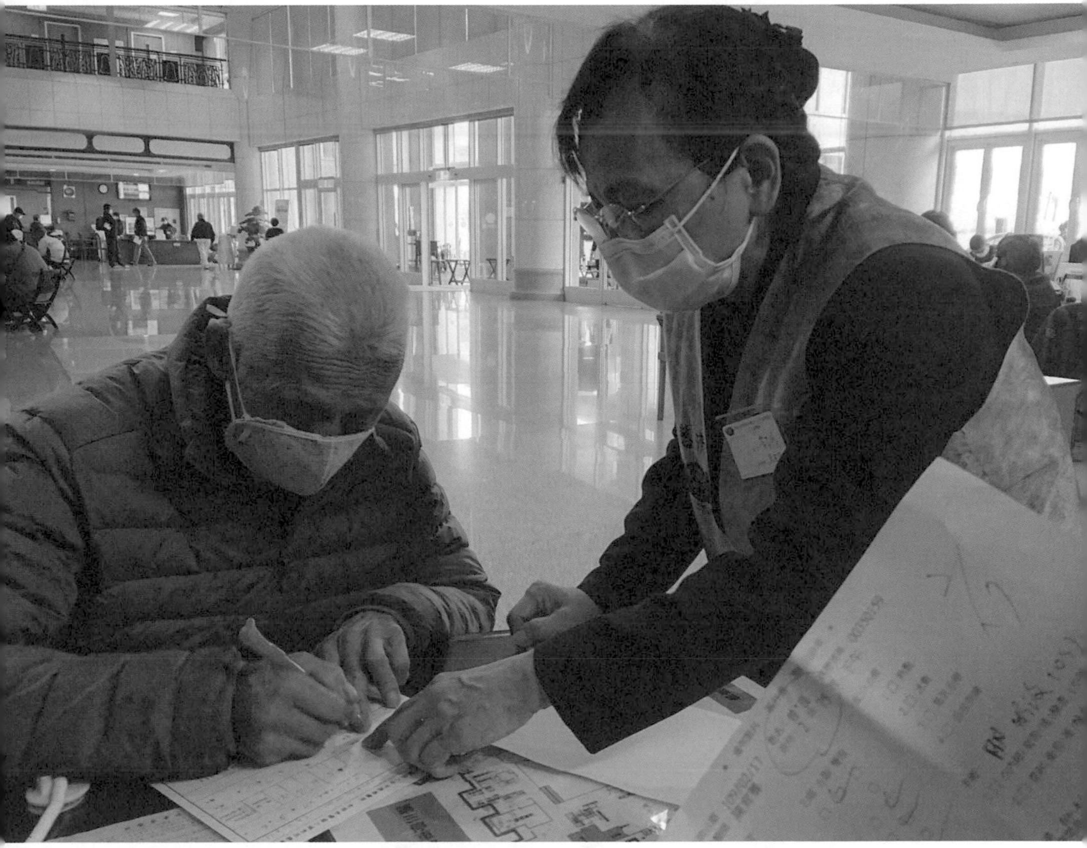

正值 COVID-19 防疫初期，慈濟醫療志工戴口罩，做好防疫措施，為就醫患者及家屬服務。（2020.02.11，攝影／簡淑絲）

了咖啡。我送上咖啡的時候，聽到小朋友說：「媽媽，這個真的是素的嗎？怎麼這麼好吃？這個咖啡怎麼這麼香？」小朋友本來是不喝黑咖啡的，我們跟他說：「黑咖啡比較健康，不要喝甜的。」小朋友真的把兩樣都吃光光。

還有會眾會拿起電話打給朋友：「你知道我現在在哪裡嗎？我在慈濟醫院的大廳耶，而且是喝咖啡，吃擔仔麵耶！」也有很多會眾問道：「你們這個是免費的嗎？喔！真的很感恩，而且服務真的很親切。」很多人還說：「我要回饋。」就自己去投我們的竹筒（捐款）。

感恩我們的常住志工們，用這樣一個方式讓全院的所有的人感受到過年，也為我們醫院的形象加分不少。

我服務第三天後，我們的大廳撤回原來的樣子。我被安排在大門口的地方，做第一線的防疫，為會眾還有我們的工作人員量額溫，噴手消毒，提醒大家一定要戴口罩。

此次遇到一波寒流，冷冽的風吹得我們的手像冰一樣，但我們內心卻是很溫暖，因為我們都是秉持著要為進出的會眾來把關。很多的會眾他們非常感念，說：「你們好辛苦喔，真的很感恩你們，這麼冷的天氣還在這裡為我們的健康把關。」

這次還有親友說：「在這個敏感的時候，你怎麼去那麼敏感的地方？」我說：「這個地方是最安全的，因為我們都心存善念。」誠如上人開示：「遇到大災難的時候，還有這波疫情的時候，就要戒慎虔誠。我們要善念共振，我們一起，有空的人，我們要多多祈禱。」

只要戴口罩、少出門、深度的洗手、多喝開水、多休息、增強我們的免疫力，相信我們就可以度過這一波。用我們的善念，希望這個病毒，我們都把它轉化成有意義的教育，大家和平相處在這麼好的一個地球。

COVID-19／紀事十一／

●二〇二〇年二月十日

何建明 分享
慈濟人文志業中心廣電副總監

我OK 您先領

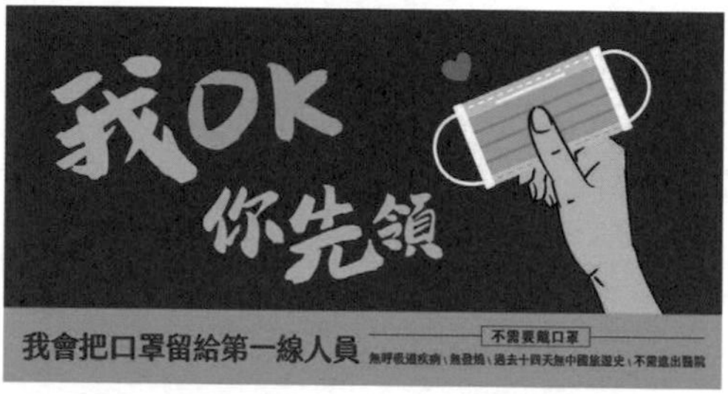
我OK你先領
我會把口罩留給第一線人員
不需要戴口罩
無呼吸道疾病、無發燒、過去十四天無中國旅遊史、不需進出醫院

（照片來源／「我ｏｋ你先領」臉書活動頁面）

全球防疫物資依舊非常緊缺，在這一段時間，大家心裡面一直在掙扎；到底要不要戴口罩？要不要捐給其他更需要的人？如果走到商場裡面，會發現所有的酒精、消毒水甚至噴瓶都已經買不到了。

在嚴峻的疫情下，人心惶惶。二〇二〇年二月六日的時候，政府宣布健保卡以實名制可以買口罩。引起媒體一陣採訪，到底有沒有辦法買得到？一個禮拜才能夠拿到幾個口罩，到底夠不夠用？

在臉書上面，看到「我OK您先領」活動，意思是我算是健康的，如果需要領口罩的話，禮讓那些真正有需要的人先領。

觀察到臉書上面有很多的人把個人頭像，換上兩個徽章「我OK您先領」，一位、一位都是如此，我好像看到一條善良的河流，每一個人都知道這個社會是彼此緊緊相依的，如果別人受傷的時候，自己也好不到那裡，所以願意禮讓。

孔子曾經說過「不以人廢言，不以言舉人」。只要它是有意義，對防止「疫情」有幫助，我們為什麼不願意支持呢？

看著臉書上面這樣一張一張的臉孔，讓我非常、非常地感動，對的事情，做就對了。

到底該不該戴口罩？把資源留給真正需要的人，什麼樣是真正需要的人呢？醫院是一個比較高風險的地方，當出入醫院的時候，不管是志工菩薩，或者是到醫院看病、陪病，進出醫院，需要戴醫療口罩；出現了發燒或者感染的症狀，不管是什麼疾病也麻煩戴上口罩，保護自己，也保護別人。並且勤洗手，這比戴口罩還更重要。

COVID-19／紀事十二／

●二〇二〇年二月二十四日
趙有誠 分享
臺北慈濟醫院院長

隔離的開始 需要溫情的進入

在疫情時期，病人的隔離要做好，如何將疫病隔絕在正常的動線之外很重要，雖然我們有內建式隔離的房間，但是當病人多的時候仍不夠用，所以我們一開始就向外面借一個貨櫃來當採樣隔絕的地方。

特別是天氣冷的時候，貨櫃很好用，但畢竟裡面比較封閉，雖然有裝燈、裝電暖器，但覺得還有進步的空間，所以後來才有流動廁所及貨櫃屋。

生病的是落難、受難的人，我們要給他們的感覺，必須做到就像是準備給自己用的一樣，要有這樣的同理心。就是因為如此，志工菩薩才有這個力量，

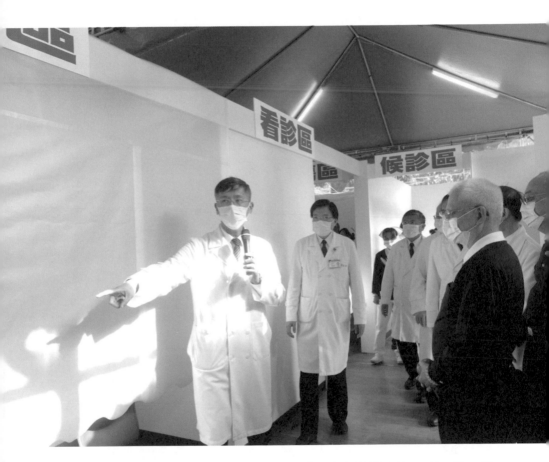

臺北慈濟醫院因應國家最新防疫政策，搭建「24 小時戶外檢疫站」，於 2 月 22 日正式啟用。急診部主任楊久滕醫師（左 1）向趙有誠院長（左 2）等院部主管、醫護同仁及志工們說明檢疫站之整體規劃及臨床動線。（2020.02.22，攝影 / 范宇宏）

大家熱烈地討論，動線要怎麼設？設在哪裡？

醫師、護理師有醫療專業，志工菩薩則有實戰經驗，所以我們到急診室的外面去看怎麼布置不影響救護車、不影響油罐車、不影響殘障停車位等等，做了很多現場的探勘。終於我們取得共識，計畫在急診室的外面架設，還畫了一個很棒的圖，讓醫護專業感控專家再三確認。

施工的那一天，大家動作非常地快速，利用原本留在園區裡的一些物資來做接電，還有很多的搭設，包含木造工程、油漆工程等。也做了地板，志工將貨櫃下面都鋪地板，設計有輪椅的坡道，還有排水溝。這裡通風又防風，當雨天的時候可以遮起來，通風的時候可以打開。公傳室也做了標示牌，乾乾淨淨地非常有人文感覺。

那時新北市長召集所有新北市各醫院的院長，還有防疫專家們，開了一個緊急會議，會議中有很多醫院說不知道棚子要怎麼搭，雖然租了貨櫃屋，卻不知道安裝標準。我就跟市長報告說，我們志工菩薩在慈濟醫院的急診室外

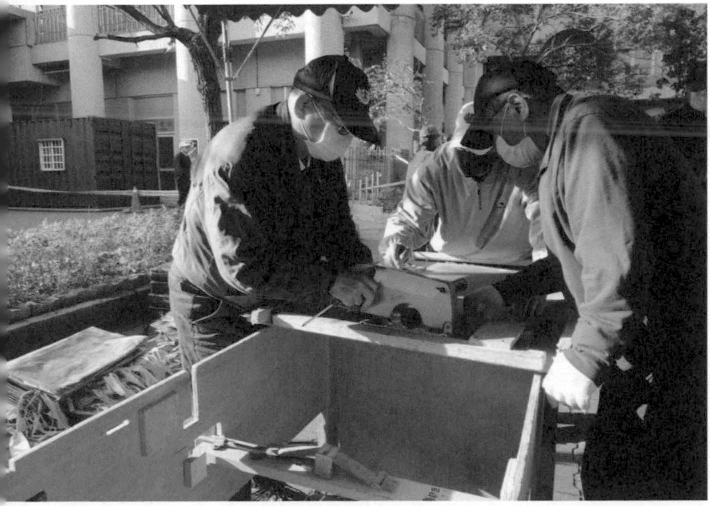

臺北慈濟醫院由感染管制中心與急診部、工務團隊及慈濟志工共同策劃合作，啟動「24 小時戶外檢疫站」搭建工程，提供病患和醫護人員更安全的醫療作業環境，避免院內感染風險。圖為木工施作及趙有誠院長（醫師白袍右 1）主持啟用典禮。

上圖：（2020.02.19，攝影／盧義泓）下圖：（日期：2020.02.22，攝影／范宇宏）

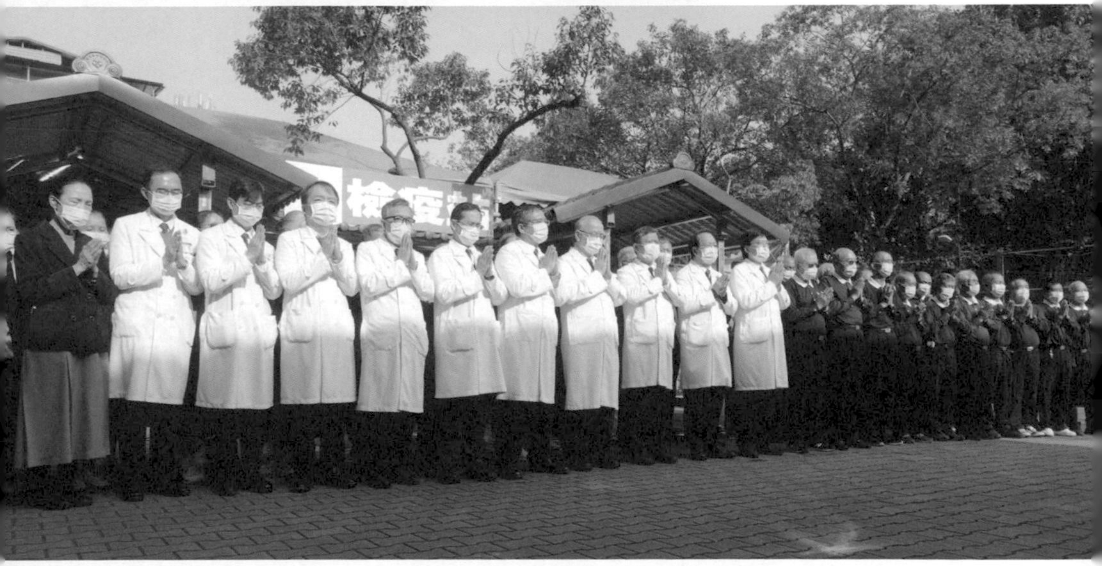

面蓋了一個，我覺得可以做標準的防疫站，如果市長有空的話，可以來給我們指導。隔天，衛福部四位防疫專家特地來現場參觀，也是非常地讚歎！

我們也將X光機搬進去，在那裡就可以做照相還有採檢；還加了一個一百八十公分，全身性的隔板檢採病人，如此當喉嚨被刺激時，不會噴痰液到採檢的醫師身上，讓每一個來的病人都得到最好的照顧，也讓醫護同仁有防疫的工具。

COVID-19/紀事十三/

●二〇二〇年二月二十七日

張恒嘉 分享
臺北慈濟醫院副院長

自利利他 遠離病毒

二〇二〇年初，COVID-19，疫情爆發以來，從目前不到三月的資料裡面，已經看到死亡人數一直節節攀升，而且已擴散到很多個國家。在二〇〇三年臺灣也發生SARS慘痛的疫情，所以，很多來就診的民眾跟我說，他們覺得很擔心、很害怕。當我們在害怕新冠肺炎的情況下，提醒大家，其實各種瘟疫傳染病一直都在，我們要持續戒慎虔誠。

依據二〇二〇年美國CDC（Centers for Disease Control and Prevention 疾病管制與預防中心）通報，美國二〇一九年第四季的季節性流感，已經有一萬六千個死亡個案。但是我們為什麼會對流感不是那麼害怕？

因為我們知道有流感這樣的疫病，已經很多年了，年年都有這方面的報導及提醒注意事項，而且我們還有流感疫苗，也有克流感的抗病毒藥，所以即便每年因得到流感而死亡的人，其實也不少，也是有上千萬人感染，我們還是會覺得流感是能控可防的；當一件事情能控可防的時候，而且還可以預期，每年流感到了夏天就會過去，所以大家就不會那麼擔心害怕。

但是像目前這個新冠肺炎，還有種種不確定因素，讓大家心裡會擔心與害怕。其實在世界各地瘟疫傳染病持續都在，除了每年流感都有很多人死亡這件事之外。

世界上還有其他各種疫情

截至昨天（二〇二〇年二月二十六日），我整理全球各種傳染病疫情，葉門有九千多例狂犬病，造成五十例死亡；馬來西亞，去年有十三萬例登革熱，造成一百七十例死亡。伊波拉病毒到現在也還沒有完全控制，以前是在西非的獅子山共和國，現在伊波拉疫情又在剛果共和國爆發了，在剛果，它

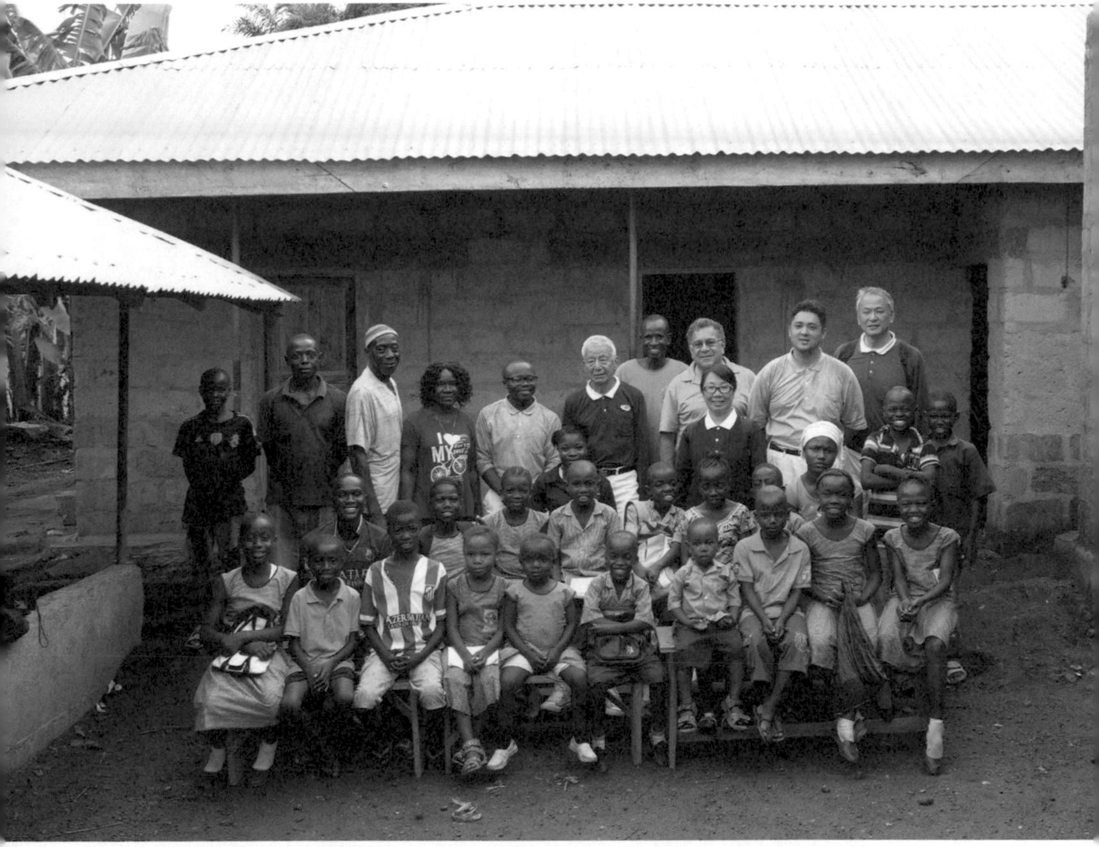

2014 年 5 月獅子山共和國爆發伊波拉病毒疫情，奪取眾多生命後，留下大量孤兒。美國慈濟人前往獅子山關懷，探訪伊波拉遺孤生活狀況及慈濟捐贈物資使用情形。
（2016.09.28，攝影 / 蕭耀華）

最近造成二千二百三十一死亡個案，其實瘟疫爆發都是很可怕的。

在臺灣很久沒有流行的A型肝炎，在美國這一年有二百九十八個人死亡。剛剛提到的這些瘟疫，好像我們都不害怕，因為這些是可控、可防的。只要不吃生食，勤洗手，乾淨的飲水，有良好的衛生習慣，A型肝炎爆發機會其實不大。

這一次新冠肺炎感染，它的防治手法，其實很簡單，就是要戴口罩，勤洗手，做好自身的健康管保持社交距離，戒慎虔誠，齋戒茹素，保持如常，遠離瘟疫的機會就很大。

在佛經中提到的大、小三災，即使在現在還是一直存在。尤其是瘟疫傳染病真的在全世界一直都在發生。對付瘟疫的最好方法，就是要發好願，說好話，做好事，這叫自利利他。

如果你不想得到新冠肺炎，最好讓你旁邊的人也不要得到，這樣子就不會互相感染。當有人被隔離，不要歧視他，這也是一個功德，因為歧視一個染

疫者，他就會因為被歧視，而不敢講出來，當不敢講、隱匿病情的時候，就是一個潛在的感染源，甚至是超級傳播者了。

罹患急性心肌梗塞的死亡率，平均有百分之七，年紀大的個案甚至可到百分之二十，而新冠肺炎目前只有百分之三點四的死亡率，意思是就算染疫，百分之九十六以上的人可以恢復。為什麼大家不怕心肌梗塞，比較怕這新冠肺炎？因為得到心肌梗塞的時候，你沒辦法去怪別人，是因為自己抽菸、飲食習慣不好，有三高之疾病，病是自己造成。可是你被感染，你會怪別人，你心裡有一股不平之心。可是只要我們能夠瞭解證嚴上人的法，瞭解了因緣果報，除了比較寬心外，也能守戒全力配合防疫規定，就不會染疫，疫情就不會擴大。

一善破千災，萬善破萬災。齋戒茹素，勤洗手、戴口罩、保持社交距離，保護好自己，也保護好別人，其實就像過去一樣，即使有很多的瘟疫，我們還是都可以平安度過，感恩大家，也祝福大家。

COVID-19／紀事十四／

●二○二○年三月三十一日
邱國樑　分享
臺中慈濟醫院醫療秘書

當發燒病人　出現在我面前

證嚴上人曾告誡我們，要回復到二〇〇三年 SARS 那個時候，謙卑面對這樣病毒的心理準備，謙卑以外，甚至要虔誠、戒慎、齋戒，其實這個都完全印證在現在這樣子的一個新冠病毒肆虐時代。

所以上人雖然（面對新冠病毒疫情）「憂極無言」，但是他的字字和念念，其實都是在二〇〇三年之前，就是一直在告誡我們，要遵守到這幾個字。除了要落實在我們的心裡的修行以外，也要落實在我們日常的生活飲食當中。

要更謙卑地面對病毒

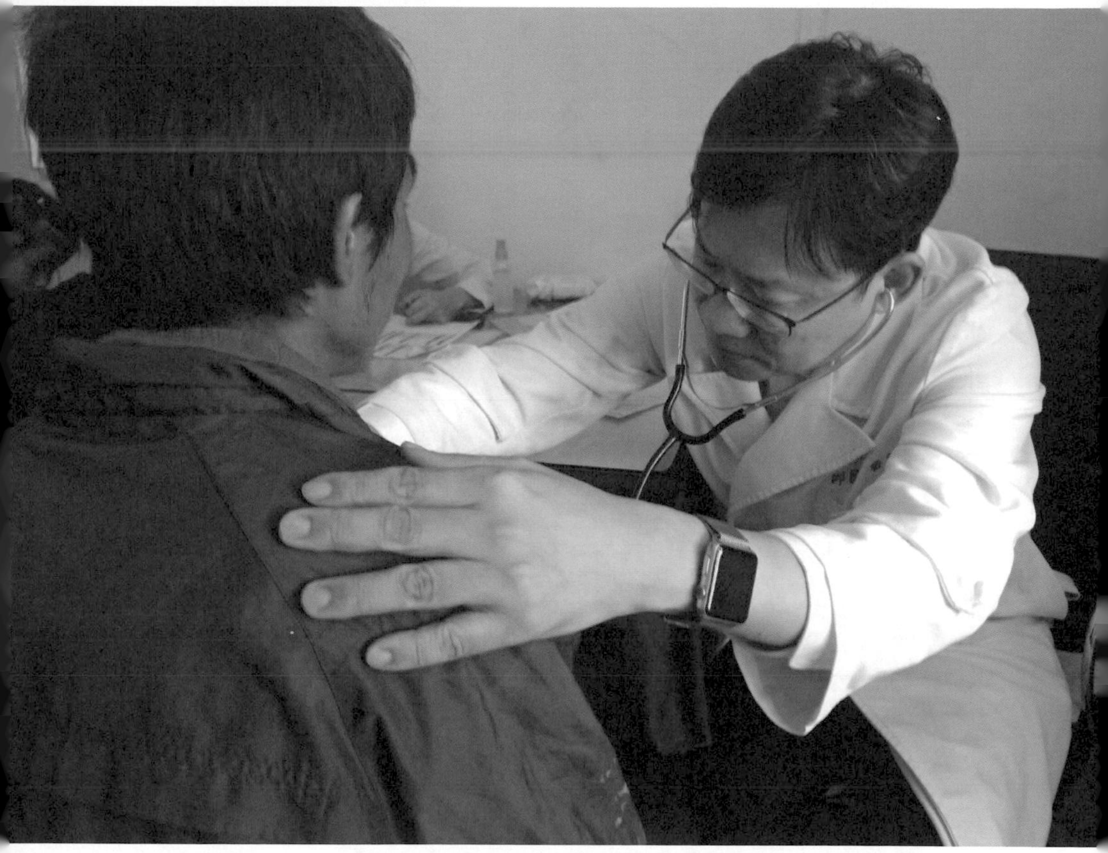

2019 年，邱國樑醫師曾與多國的醫療人員前往寮國百霜縣，親切為鄉親義診。
（2019.08.17，攝影 / 張美齡）

我們每天都在追蹤疫情的世界統計數字，在疫情地圖中，可以看見到處都是紅點，就像是森林大火一樣，這個病毒之火，已燎原全世界。

今天（二〇二〇年三月三十一日）清晨的時候，我再看了一下這個數字，已經超過七十七萬，它上升的速度，確實非常可怕。這個也是一直讓我們要警惕，要更謙卑地面對這樣一個病毒。當然，全世界的死亡人口，也超過了三萬多，所以這告訴我們，一定要謹記上人的告誡，要很謙卑、虔誠、戒慎，要來齋戒，面對這樣子的一個病毒。

大家也都在過去這兩個月的時間當中，一直不斷、不斷地複習，面對這些新型冠狀病毒的對策，做好個人的衛生習慣，要洗手、戴口罩，這個都是大家非常清楚。洗手的「七字訣」，也都背得很清楚。

但是，現在更強調的是，保持一個社交距離：人與人間的一個適當距離。我們之前的護理長，她曾帶隊去武漢，回來時做分享也告訴我們，當我們的愛有多深，距離就要保持那麼遠，這是一個很好的表達：雖然中間有間隔，

我們表現對彼此一些尊重、關愛。

後面在醫療上面能做的，大概是一些篩檢、適當的隔離，還有很重要的是醫療的能量的保存。適當的醫療，在面對這個病毒還是非常重要的。

關於面對疫病，上人最後告誡我們的，從我們的飲食、生活、消費、環保等等，來去面對這樣病毒的肆虐。

不是每個發燒者都是染疫者

在上禮拜，有碰到一個病人，七十多歲的師伯，他已經咳嗽、呼吸困難兩個多禮拜，進了診間，問了一些病史，體溫一量，竟然高達三八．四度。

理論上在這個時候，發燒病人都該隔絕在外面了，為什麼三八．四度的還會在診間，又有發燒、咳嗽、呼吸困難，是不是因為新冠病毒的感染造成？趕快要送急診嗎？其實不是，只要再好好詢問一下他的病史。

我們幫他做了一個檢查，發現從他的X光片看出來，他的肺部其實有一些浸潤，這浸潤絕對不是新冠病毒造成的這個感染，它是一個肺部的感染發炎，它是一個膿胸，肺的膿瘍。

斷層掃描也證實，他在肋膜腔裡面有化膿，他發燒沒有被擋在門口，主要的原因是這個病患，他發燒，但不是整天二十四小時發燒，而是會起起伏伏。只是這回他剛好到門口，原本他已有一些退燒，但進來診間又開始燒起來發作，所以這個病人為什麼會到這個診間來？原來他的症狀已經兩個多禮拜了。

也許是這段時間，大家太怕上醫院，所以一直放著、拖著，經過這一段時間已變得這麼嚴重，他差點延誤了治療。因為當他到診間來時，已經非常、非常地喘，有點快接近這個敗血症的狀況。

後來趕快適當地治療，在胸腔我們放一個引流管，之後再幫他照X光，就改善很多。檢查後，肺部的浸潤，已大幅度地改善。

所以在醫療上面，我們還是要如常地、用心去幫病人做一些鑑別、診斷跟

治療，也希望病人也要心態如常，該醫療的，一定要儘快就醫，避免延誤病情。很多人本身並沒有被新冠病毒感染，但卻怕來到醫院感染，結果就延誤了病情。

這也是要提醒大家，在平常防疫，滴水不漏，雖然它是很重要的議題，但是在醫療上面，我們的醫護和病患，也都要如常地來面對他平常的醫療，要用心照顧。

COVID-19／紀事十五／

●二〇二〇年四月二十八日

林庭光 分享
大林慈濟醫院醫務秘書

新冠病毒改變了世界

現在全世界都繞著新冠病毒在轉，其實醫院也是如此，我們的病人也是如此，所有事情都是繞著這件事在轉。

醫院裡的措施，很多地方就像在作戰一樣，所以我們每天會舉行疫情會報，也有指揮官，就像在作戰一樣，每個科室都要報告，每個單位都需要報告本身的進度，還有整體部署的狀況是怎麼樣？每天要做什麼事？

結合資訊戰力抗疫

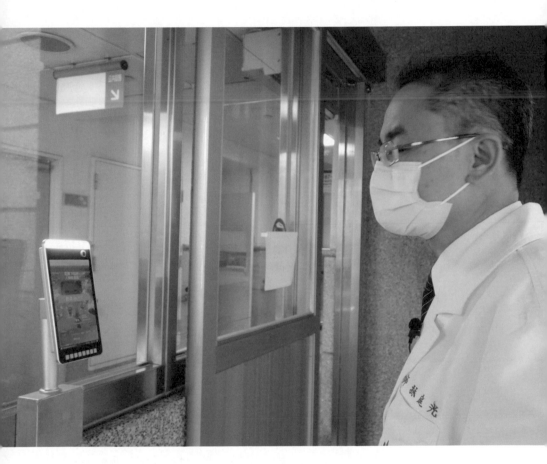

嘉義大林慈濟醫院智慧醫療創新中心引進人臉辨識系統，設於同仁出入口，靈敏度高，即便戴著口罩，也能準確辨識開啟自動門。圖為醫務秘書林庭光醫師站在人臉辨識系統前準備開啟自動門。（2020.04.14，攝影／黃小娟）

院長也跟大家說過，大林慈濟醫院要用智慧、用AI的方法、用資訊的方法，看怎麼有效率解決我們的防疫問題。其實我也很感謝我們資訊人員，這段時間的努力：

（一）我們每天都會用資訊的方法搜尋，自動地發現某些病人是發燒的。這些發燒病人的名單，都會轉給我們的胸腔科醫師，每天他都必須要進去看所有病人的X光片，怕我們的住院病人，是不是有新冠病毒的漏網之魚。如果有疑似的個案，疑似的X光片，我們就立刻做篩檢，避免這樣的狀況在醫院裡面造成疫情的流動。

（二）我們也做了人臉辨識，不僅是做門禁管制，還可以量體溫，但是，如果我們量出有人高體溫的情況，不僅暫時不能讓他進來，並且要將他的資料上傳給資訊管控，一臺人臉辨識機，可以連結管控所有防護的一切記錄。

（三）在對民眾的管制方面，我們在大門口使用刷卡機，且跟疾管局的程式機器人連結，利用這個程式機器人，我們就不需用人工去輸入任何資料。只要不到一秒鐘的時間，我們就可以得到疾管局告訴我們這個病人的疫情變化。

林林總總這些狀況，我們也怕我們的病人，如果有哪些傳染病在醫院裡面流竄的時候，我們不知道掌握病人的動態，所以我們也製作了一個可以呈現染病病人動態的系統，病人的動態會連結到一個雷達圖。這個病人如果有得到某一種會傳染的疾病，在這樣的狀況下，他所接觸的任何包含醫師、護士或者是照護人員等等，我們都可以在幾秒鐘內就列出清單，這樣我們可以做到很好的管控。

以上這些東西，其實很多都是大林慈濟醫院的一些創舉。我想很多醫學中心也慢慢建立起這樣的資訊系統，不過可能就是因為我們大林慈濟醫院，是位在比較偏遠的地方，可能大家比較不重視，很多人常常比較關心的，可能是看到某某醫學中心有甚麼創舉，但其實我們大林慈濟醫院，就真的創造出一個有效的程式系統。

世界變了，思維也要變

舉個例子，這幾天有一個病人來看門診，本來就只是常態看高血壓，一陣子以來也控制得相當好。但這時她突然來看病，是因為她每天血壓變得忽高忽低，感覺控制不了。這種情形下，對於一個這樣的病人，其實我們常常都會聯想到跟新冠病毒之間的關係。

真的是沒有錯，因為這個病人一進來之後，她就不斷地接手機，看一個門診就接了三通手機。我其實就很好奇，因為我們在問她的旅遊史、職業別或者群聚史的時候，都會問到她是哪一種職業？只知道她是批發零售業，但不知道她是做什麼的。

問她說：「怎麼回事？」她就跟我講說，她是做肥料的。我說，肥料，這個時間很多東西生意都不好，很多行業都百業蕭條，為什麼她還在接電話，在做生意？

她說，最近肥料都缺乏了，這地區的人都在追著她要肥料，所以農民都一直打電話進來跟她要肥料，煩死了。結果每次接到一通電話，就好像驚弓之鳥一樣，每天她因為找不到肥料給她的農民，就覺得對不起他們，所以她每天這樣很懊惱，每次一通電話就很緊張，難怪她的血壓很難控制。

她的先生也在旁邊，就在那邊一直點頭、一直點頭。我們也可以看到說，其實在這個世界，因為新冠病毒發生，人們生活也有一些改變。

還有一個病人，一開始有發生一點狀況，有一點點心絞痛的狀況，覺得越來越嚴重了。我覺得應該要評估他的嚴重度，所以就跟他講說：「我們應該來做個運動心電圖，我看心電圖變化，看你的心絞痛有沒有更為嚴重的變化，我要做冠狀動脈心臟病的嚴重度評估。」我說：「下禮拜我們再回診，好嗎？」「沒有空啊！」「再下禮拜回診嗎？」他也說：「沒有空。」「那下下下禮拜呢？」他說，一個月、兩個月內都沒有空。我說：「為什麼？不是百業蕭條，大家都很有時間嗎？」

他跟我講說：「我最近忙死了，因為我是做稻米批發的。過去日本很少跟我們訂米，現在是每天都在跟我訂米，我的米已經排隊排到兩、三個月後了。所以我每天都要煩這些事情，我今天也是好不容易來看門診。」

這些讓我有一個心得，這個世界因為新冠病毒而有所改變，我想，大家的思維也都一樣，應該有所改變。我們過去都是說，我們想要什麼，我們就做什麼；我們想要什麼，就製造什麼。但是，這個時候想想什麼才是我們真正需要的，而不是我們想要的？

或許因為工業的活動變少了，我也覺得在大林的天空比較藍一點，空氣比較好一點，或許也是因為這樣的狀況，讓地球有點喘息，我想這是我的一些省思。

●二〇二〇年二月二十九日
陳相如 分享
臺中慈濟醫院中醫師

中醫防疫：正氣存內，邪不可干

什麼是「愛的循環」？剛過完年的時候，酒精、口罩等等物質都缺乏。剛好我買到一臺次氯酸水的製造機，後來也看到精舍師父製造一批次氯酸水給環保站的師兄、師姊，於是，我也做一些來分送給院內的實習醫師及行政人員。

師兄、師姊也很熱心地投入布口罩套的製作行列，並分享給社會大眾。很多患者說：「相如醫師，我把我做的布口罩套送給妳，好不好？」這些布口罩套花色非常地繽紛、可愛，更重要的是滿心的溫暖。

在防疫的過程當中，最好的方式就是用你的資源，你會的方式去幫助身邊的人，把身邊人都照顧好了，不要感染，才能夠真正地安全。所以，愛的循環是防疫的一道妙方。

另一種愛的循環

再來分享另外一個觀點，就是「正氣存內，邪不可干」

患者會問：「有什麼方式可以做一個防疫？茶飲或者是藥方？」

其實提升免疫很簡單，吃得好、睡得好、心情好，多運動。中醫的觀念就是「正氣存內，邪不可干」。正氣要怎麼存內？除了良好的生活方式之外，身心靈都得保持正向狀態。

從過年後的門診發現，門診病人普遍都做不到，就連這麼簡單提升免疫力的方法都做不到。為什麼呢？因為最近很多人，可能一整天都看新聞，原本要吃得好的，可是不敢出門，就在家裡狂吃零食，吃到喉嚨痛，黏膜乾燥，

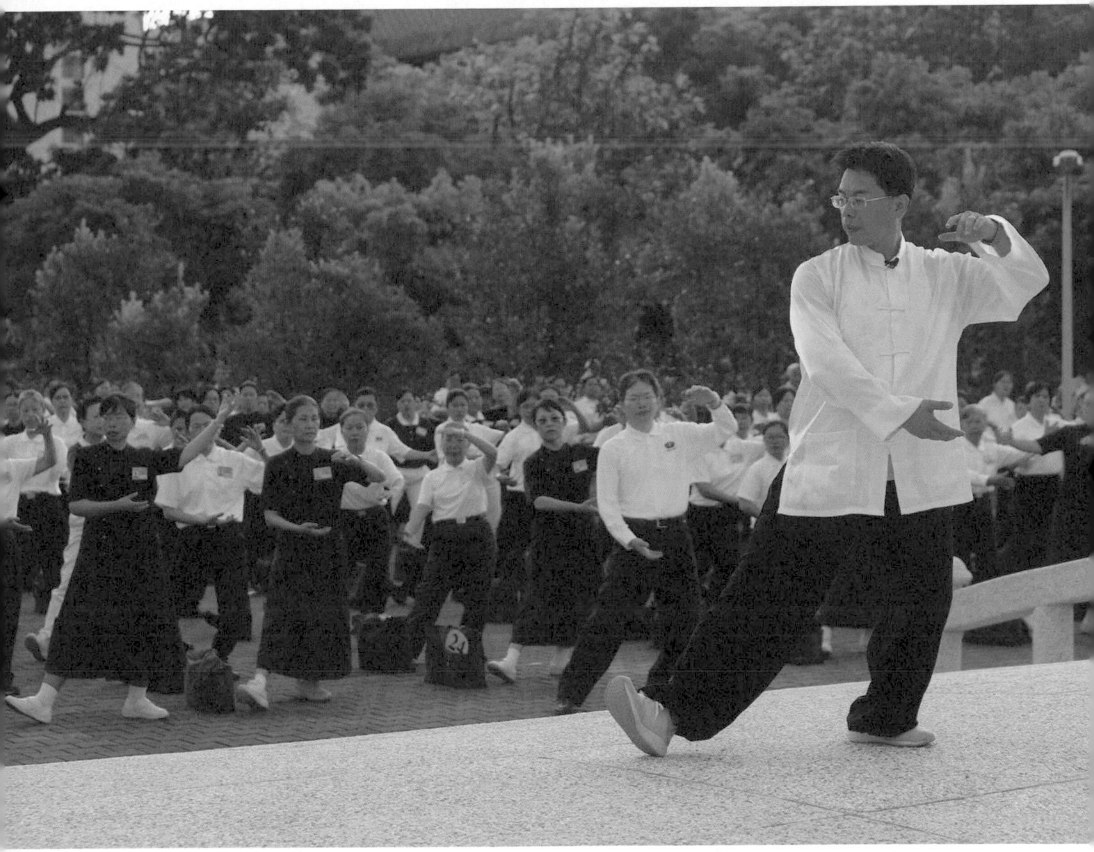

2019 年國際慈濟人醫會年會，晨操時間，由花蓮慈濟醫院副院長何宗融帶領眾人演練太極八法。（2019.09.12，攝影／張進和）

以中醫來講，這就是陰虛火旺，會下降免疫力的一個過程。因為粘膜是我們第一層的免疫防護。

有時候患者沒有講，一把脈就知道：「你是不是很緊張？」「是啊，我就是真的很害怕！」有些人緊張到連自己一個人的時候也都戴口罩，因為擔心就睡不好，反而免疫力下降。

也有患者一來，我們把脈：「你以前沒這樣，為何現在筋骨會歪七扭八？」他說：「因為放假放太長，躺在沙發上看電視。」其實筋骨錯位會導致氣血循環不良，胸部呼吸容量下降，免疫力也會下降。

中醫部一直在推廣「八段錦」，八段錦就可以讓我們全身的經絡氣血循環，如果真的不敢出門，在家裡也不要躺在沙發看電視，起來動一動，打一打八段錦，或者是教身邊的人打，也是一個愛的循環。

我們講，中醫調整體質，「寒者熱之，熱者寒之」，如果是虛寒體質，太寒的東西不能吃；如果是燥熱體質，太燥的不能吃。要採中庸之道，不是一定要吃什麼東西。

醫生告訴你怎麼做，你就是怎麼做；平時有什麼慢性疾病，該吃藥的時候還是要吃藥，平日就將身體提升在一個最佳的防禦狀態。

過猶不及，我們應該先要照顧好自己的身心靈，我們有正確的防疫的認識，勤洗手、戴口罩外，也應該保持正向樂觀的心態，幫助身邊的人。

我們照顧好自己的心情，就是最好的提升免疫力的方式。

COVID-19／紀事十七／

●二〇二〇年二月八日
丁林彩 分享
桃園慈濟委員／醫療志工

防疫教育：小事不做，大事難成

目前工作心理的壓力確實很大。我們每天面臨到的都是病毒。在候診想進來探望的這些家屬，他們心情也都很沉重，如果聽到旁邊有人在咳嗽，她馬上也會跟我們講說：他咳嗽，不要讓他進去，我們的家人在裡面。

「在苦難中要長養慈悲，在變數中要考驗智慧。」

在這樣缺乏口罩的病毒環境中，每一個人除了愛自己，更愛她的家人。聽到咳嗽的聲音，都非常的緊張。所以我們要很有技巧的對咳嗽的人說：保護你自己，也保護裡面的家人，所以，請你先不要進去。

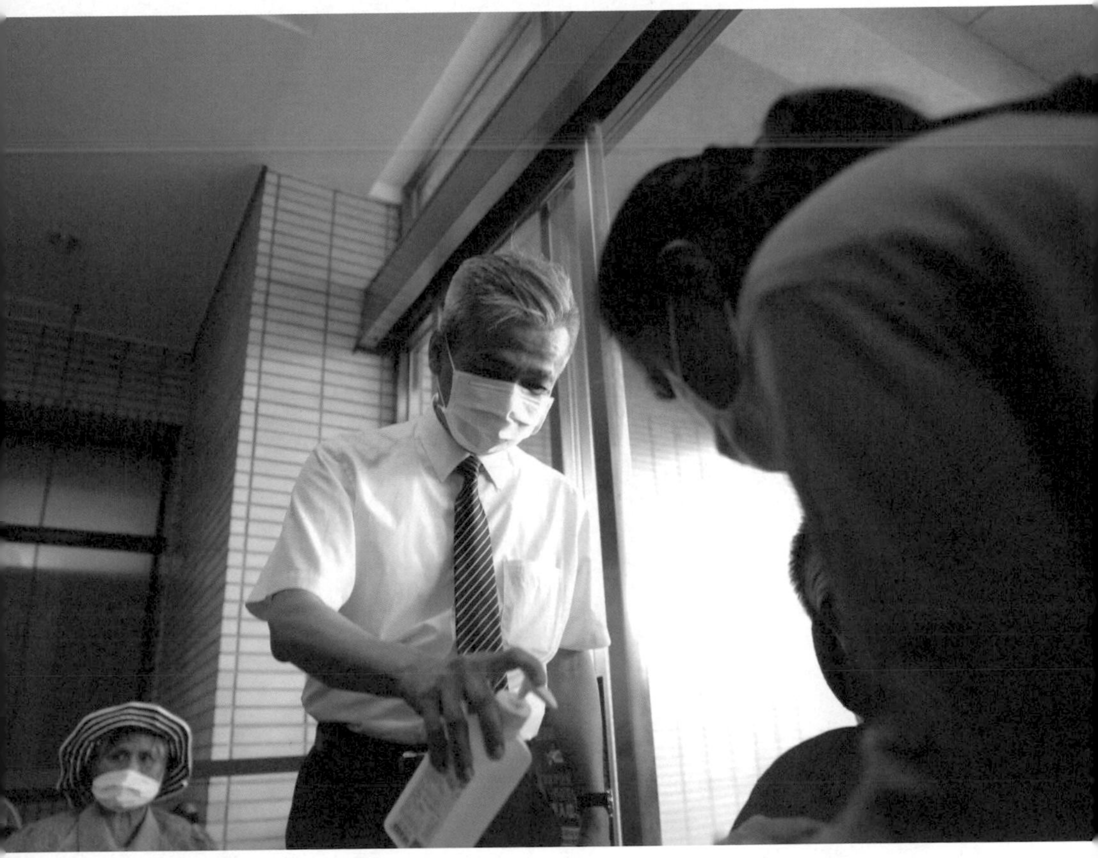

花蓮慈濟醫院配合中央疫情指揮中心防疫政策，出入口處陳星助主秘協助民眾噴酒精消毒。（2021.05.17，攝影／黃思齊）

我覺得只要溫言軟語，把重要的點告訴家屬，他們都樂意接受。

在這個過程當中，每一天，我們來這邊當志工，領隊都會不厭其煩的教我們要勤洗手、要好好地戴口罩。有時我會想：我都會了，為什麼每天還要洗手、還要再教戴口罩呢？但是，這次的病毒確實讓我們更需要謹慎。

在加護病房祈禱完之後，領隊會帶著家屬說，共同來祈願，願家人平安。感恩醫護人員這麼辛苦照顧我們的病人、照顧我們的家人。

當志工有五要——眼睛要亮、手腳要快、耳朵要利、真的臉要笑、嘴也要甜。我看到一些人他們戴口罩的方式不正確，鼻子邊都空空的，戴得很低。因為病毒這麼嚴重，所以祈禱完之後，我請周師兄來教大家如何洗手。「內外夾弓大立腕」，做給他們看，之後又教他們如何戴口罩。會客結束完之後，有一位妝扮高雅尊貴的一位婦人，她對我們說，她活了大半輩子，今天才會洗手。因為我們的衛教讓她懂得怎麼樣的洗手。

第二天我依樣畫葫蘆的教他們洗手、戴口罩。在洗手間的時候，我聽到三位太太說，病毒這麼嚴重，這邊的衛教做得這麼的好，一定要好好地認真洗手。我聽了很感動，我們雖是小小的動作，但是這些患者的家屬，他們有聽在心裡頭。

這也給我很大的省思，我們都認為自己「會了」，所以我們不輕易、不經心的去學習；就好比聽上人的法一樣，都認為上人每天講的都一樣，就是這麼簡單——慈濟四神湯：知足、感恩、善解、包容，認為自己都聽進去了，實際上有沒有真正用到日常生活當中呢？

自己四神湯先喝下去，能夠解除自己的煩惱和那些不愉快的事情，因為往往我們都要人家善解與包容。而此行承擔醫療志工，讓我學習到很多事情不能因小事而不做，因為小事不做大事就難成。

第三章

疫見陽光

新冠病毒所到之處，
人心惶惶，避之惟恐不及。
然而卻有一群人，
他們因為醫護專業或是防疫的需求，
毅然站到第一線，
冒險為疫情下遭受困難的人，伸出援手，
他們是穿透陰霾、
照見苦難人的那一束陽光。

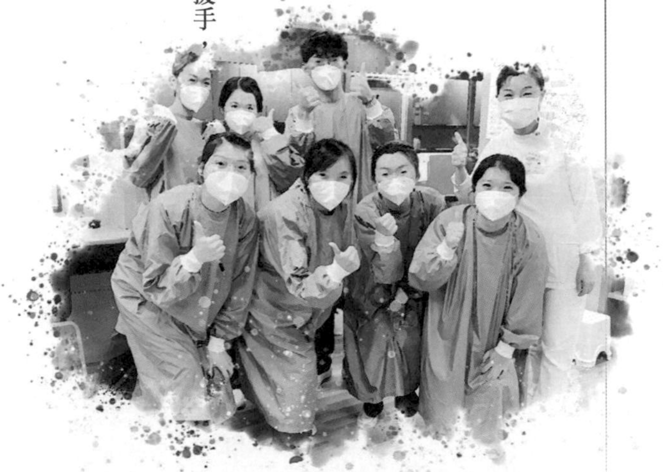

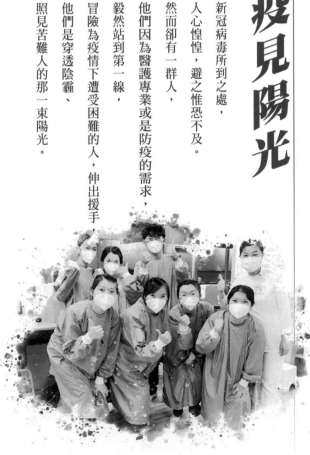

COVID-19／紀事十八／

●二〇二〇年三月五日

陳似錦 分享
臺北慈濟醫院督導

疫勇先鋒：我們一個都不會少

二〇二〇年，也就是在COVID-19疫情爆發的時候，我們的醫院在很短的時間內，也接收到政府的一個政策，就是我們要成立一個專責的病房。

成立專責病房這件事對我們來講，第一個想法是有可能這麼快嗎？後來在院部的指導之下，我們還是很快地選定了一個病房，成立了專責病房。

有了病房，接下來我們該怎麼辦？場地有了，接著就要有人。那時候主任就跟我們說：「似錦，妳找個時間，可能明天就要去跟同仁講。我們希望同仁是自願的來這個病房照顧跟疫病情況相關的病人，他們有可能就是確診的

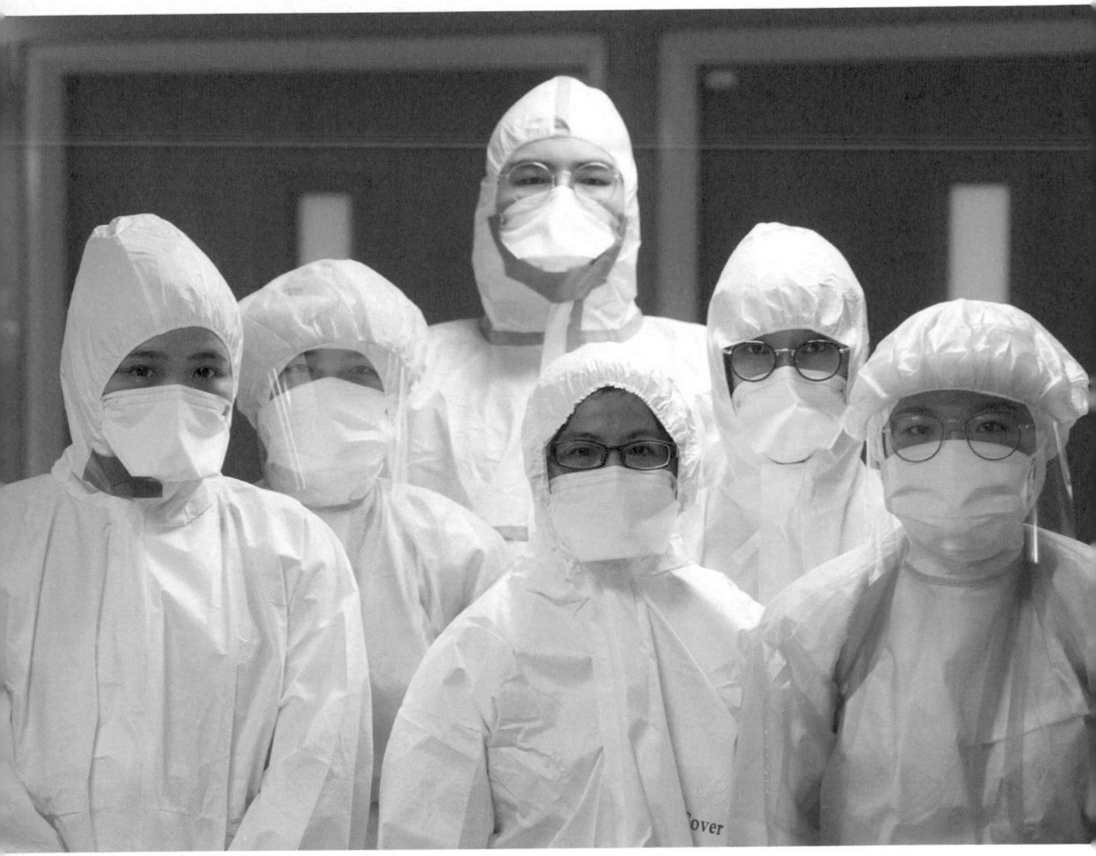

臺北慈濟醫院陸續增設五個專責病房區收治新冠肺炎患者，醫護同仁長時間穿戴防護裝備搶救生命，在體力和意志力上都是大考驗。（2021.06.02，攝影／蕭耀華）

病人，或是疑似的。」

隔天我就跟所有同仁宣布這件事。

其實要跟同仁宣布之前，我心裡也是有很多的問號。因為我怕同仁們跟我說：「啊！督導，這種事我也很緊張，我不敢耶！」等等，總之我內心裡有一些些的擔心。

可是到了隔天早上，當我跟同仁講：「我們單位要成立一個專責病房。我想要問問大家的意見，是不是大家都願意留在這個病房裡面？」結果後來，其實我非常感動的是，全部的同仁都跟我說：「督導，我們都願意留在這裡，我們一個都不會少。」

所以那個時候，就是覺得其實就像上人《靜思語》講的：「對的事情，做就對了！」

阿嬤！我們來陪妳

當碰到狀況的這個時候，我們是全部的人都沒有退縮，大家都說：「我們要全員的並肩作戰。」就以這樣勇敢的精神，做為這個專責病房啟動的一個序幕。

我們首先遇到的是一個七〇歲的奶奶，她是一個確診病人。因為她的家人也好幾個確診，所以他們都在隔離當中。她的老伴其實也是一個重症病人。並且不幸地，不久後這個阿公他在加護病房的時候，因為病情很嚴重，後來就往生了。阿公往生的時候，阿嬤還在隔離當中。那時候，我們就想到，一個陪伴阿嬤大概半個世紀的牽手，在他人生最後一段，她卻不能夠去陪他。將心比心，阿嬤有多難過。

所以那時候同仁就知道這個狀況，了解阿嬤的心情一定是很不好的，她其實非常的悲傷。同仁就在想，我們有什麼辦法來轉移阿嬤的注意力。

阿嬤之前就有跟我們說，她很喜歡看以前的那種歌仔戲。可是問題是，我們要怎麼讓她看呢？因為阿嬤她不會用三C產品。那時候我們同仁就想說，沒有關係，那我們就來找那個最簡單的，就是以前用來放DVD的那個機器，接著我們再找一些比較古早的影片，然後用最簡單的方式，我們就在機器上面貼一二三。跟阿嬤說，妳看片的時候，妳只要按這個一二三，這樣連續按下去就可以。

我們最主要是希望能夠轉移阿嬤的注意力，然後讓她心情能夠愉快一點。像這樣的種種做法，其實就是希望能夠讓家屬舒放心情，例如能夠讓阿嬤在這個過程當中，雖然被隔離，也覺得我們可以協助陪伴她度過這個很悲傷的時段。

給病人一個安定的力量

那時候開始，我們同仁就是會看到很多隔離的病人。因為那時候對這些病毒，其實大家也是處在一個比較未知的一個狀況。

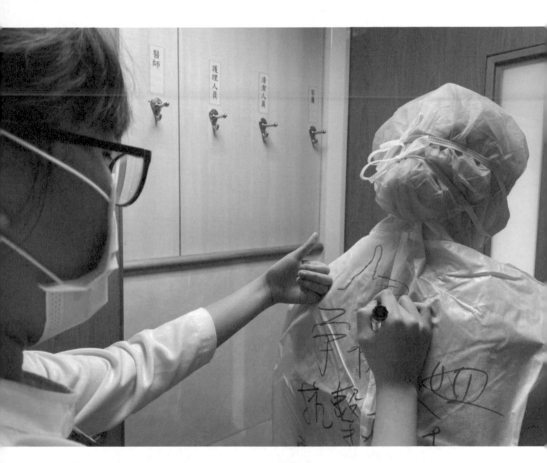

臺北慈濟醫院承擔收治病患的重任，每位進入專責病房照顧染疫患者的醫護同仁，將祝福話語及圖案寫在隔離衣上，期盼藉由眾人的支持與力量，讓站在前線的醫護們不孤單。（2021.05.25，攝影 / 范宇宏）

我們身為護理人員都如此了？更何況是病人？我們會想方設法讓病人放寬心。例如我們每天都會用餐袋裝好食物，由我們護理師送進去給這些病人食用。那時候她們在想說，我們很希望能夠給他們一個鼓勵或安定的話。可是我們該怎麼做呢？所以他們就想到，耶，我們如果去喝咖啡的時候，去星巴克或是哪裡，他們有時候會在上面寫一些，畫一些圖，或是寫一些很溫暖的話。其實我們自己拿到的人也會很開心。

所以他們就按照這個方式。他們是在下班時間，在每個餐袋上面。他們就依病人不同的一個狀況，幫他們畫插圖，然後寫上一些溫暖的話，譬如

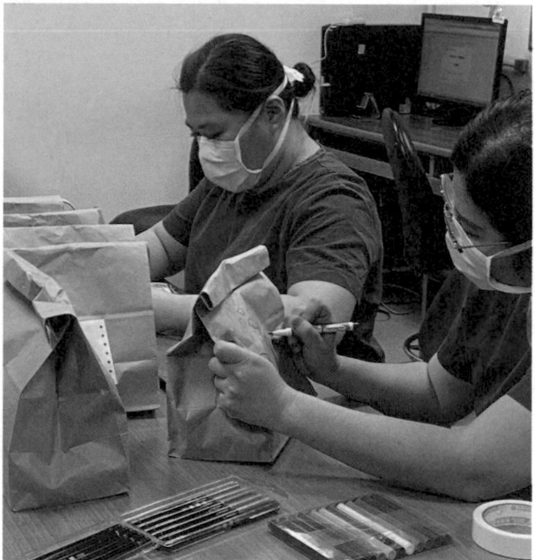

臺北慈濟醫院護理人員在提供給病患的餐袋上，寫上一些溫暖祝福的話，讓病患拿到餐袋時，感受到一分安定的力量。（照片提供／臺北慈濟醫院）

說「加油啦」等等這些。然後希望讓這些病人拿到這些餐袋的時候，有一種溫暖跟安定的力量。

同仁做這麼多，無非我們很用心在照顧病人，可是我們其實自己也是需要安定的力量，因為大家對病毒都會怕嘛。所以那個時候，我們這個單位，每天都有來自於像院部長官啦！或者是所有的慈懿爸爸、媽媽，還有慈濟人給我們的鼓勵。我們單位有很多、很多吃的、喝的、用的、塗的、抹的，什麼都有，同仁也接收到這種身為慈濟人，一個身心靈的全人關懷。有了這樣愛的力量，我們才能夠鼓勵他們去繼續走下去照顧病人。

當時醫院也配合發起一個「大愛共伴，造福行善」的活動。希望能夠匯聚大家的愛心，匯聚大家的善念，然後能夠去幫助在疫情當中需要幫助的人。

其實單位照顧這樣的病人，也是有一些些壓力。因為對這個病毒，還是不熟悉。可是那時候當發起這個活動，所有同仁都非常踴躍參與，甚至醫師也主動要來參與我們的活動。

在這樣的一個過程當中，病人給我們的鼓勵也是非常重要的。所以在這個單位，我們收到很多病人給我們的鼓勵。

像很多出院的病人，他們回家後會寫卡片、送蛋糕，或寄東西回來給這些護理師們。就有病人寫下，那個時候當她收到餐袋，發現上面的鼓勵話語，真的給她一股很安定的一個力量。

病人的感謝，永遠是醫護人員堅守崗位的動力，教會我們同理跟關懷，從來都不是教科書上寫到的那些東西，而是我們看到的一篇篇真摯而寫實的生命故事。

COVID-19／紀事十九／

●二〇二〇年三月二十日

廖宜芸 分享
臺中慈濟醫院急診副護理長

那些可愛的醫護同仁們

我要分享的是，急診室在準備新冠肺炎的過程當中的一些感想。

我受命承接這個單位的時候，發現我的同仁們有三分之一以上，平均年資只有一年左右。所以我當時大概看新聞，了解疫情狀況越來越嚴重的時候，就在想：「好，我們要趕快著手開始準備同仁的教育訓練。」

教育訓練過程中，其實會有一些的挫折感。為什麼？同仁常常有一些小小的細節會忘記。那這個過程當中，我常常在想：「是我教得不好，還是我的方法不對？還是在哪個環節，與同仁的溝通出了問題？」

在一來一往的教學過程中，我常常想到一句話，就是證嚴上人曾經講過的：「沒有教不會的學生，只有不會教的老師。」所以我就在想：「到底該怎麼教他們？」

之後藉由每次的分組過程，大家去練習、去觀察。到後來，慢慢地他們習慣了、適應了，知道怎麼去做這些防護的裝備。

人情溫暖令人感動

再來就是我們的發燒篩檢站要設立了。同仁們很讓我感動的，沒有任何人跟我抱怨說，他們不要站出去做這件事情。反倒他們跟我說，他們相信我教的東西，他們相信我們可以保護好病患。

發燒篩檢站成立的那一天，也是寒流來的那一天。那天的溫度到半夜的時候只有九度。同仁其實很冷。

但為了守護病患，我們其實也就只能請他們衣服要穿多一點，頂多再提供一些可以讓他們不會那麼冷的工具。

他們其實還是很冷，我們的醫師也很可愛，就趕快去買了很多暖暖包給他們用。讓他們覺得，在這樣寒冷的天氣，感覺到很窩心。

因為跟醫師以往的互動，他們覺得會有那麼一點點的距離；但醫師像這樣提供暖暖包的動作，讓他們覺得很感動。

同仁們下了班，當裝備脫掉之後，如果那天天氣比較熱，就會看到他們汗流浹背。可能會說：「好熱喔，怎麼會這樣？」

那一天其實很窩心的是，保全看到這現象後，就趕快幫他們找了一臺電風扇來吹。他們覺得很開心。

我覺得在這次疫情裡，大家的情感反倒更加地緊密。

提起裝備，裝戴起來往往不是那麼舒服，例如單看耳朵，就會看到一道道壓痕。有個醫師很可愛，看到這種情況，他就趕快上網找尋，看看有什麼東西可以改善這樣子不舒適的狀況。還真的可以在網路上找到一些貼心小設

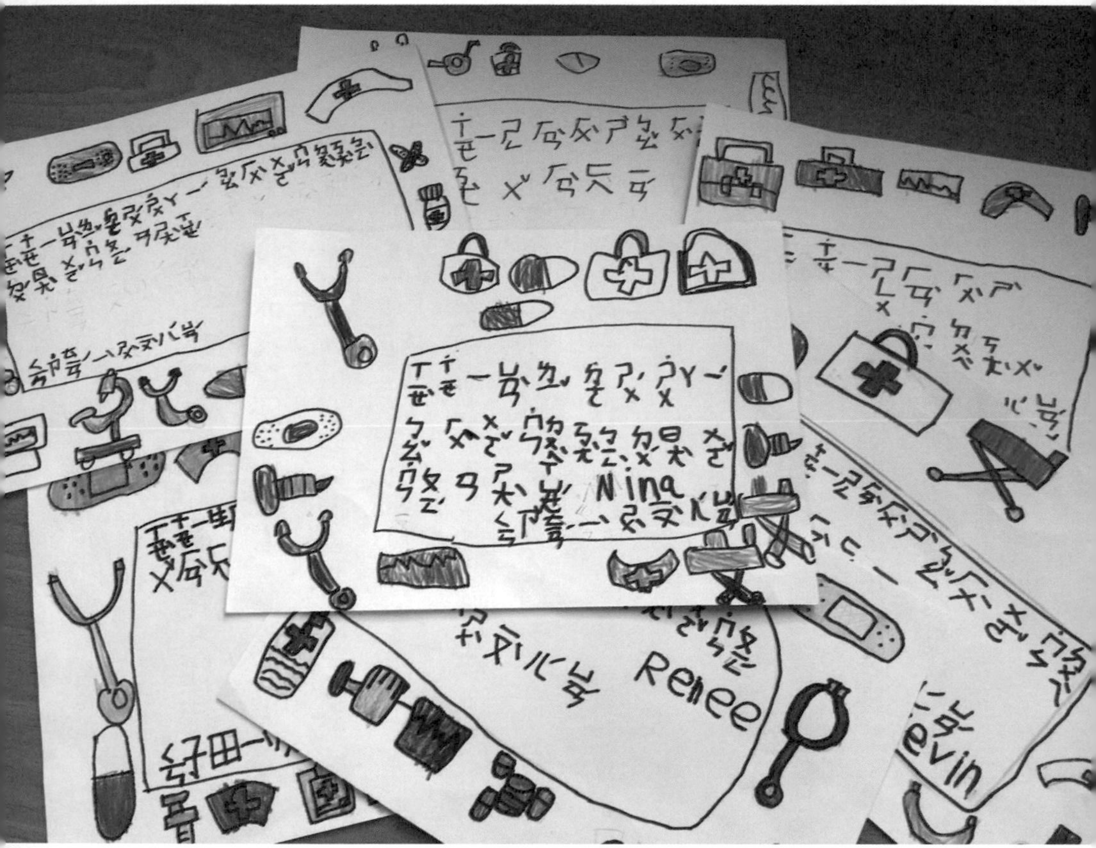

臺中梧棲親子田幼兒園小朋友手繪充滿注音的感謝卡片，表達對醫護人員的感恩。
（2020.04.13，攝影／馬順德）

計，那醫師還跟我說：「阿長，我告訴妳喔，我會每天在那裡看。如果哪一天還有數量的時候，我會趕快搶購。」最後他真的搶購了大概五十個左右，平均就分給了醫師、專科護理師、跟護理人員。護理人員戴上去後，就說：「好舒服，而且完全不會壓到耳朵。」

不過戴著面罩、護目鏡的同仁依然會說：「耳朵也不舒服，然後也會有一些壓痕。」畢竟平均一整天下來八個小時，其實真的是耳朵會很痛，很不舒服。」於是繼續來找解方，看到一種設計，如果把面罩或是護目鏡改成那種，像是施工要用的設計形式，那就可以擋到前面飛沫，找到後，我們就去採購了這些東西。

平常醫師也會想方設法去想，有哪些方法可以提升醫護人員穿戴舒適度。找到新裝備後，也要練習配戴，在這過程當中，大家情感就越來越相近。

我平日也會問同仁們：「當妳們外出，會不會有甚麼擔心，會不會害怕家裡的人有什麼感想？」當這樣問的時候，其實大家都沒說甚麼。直到後來有

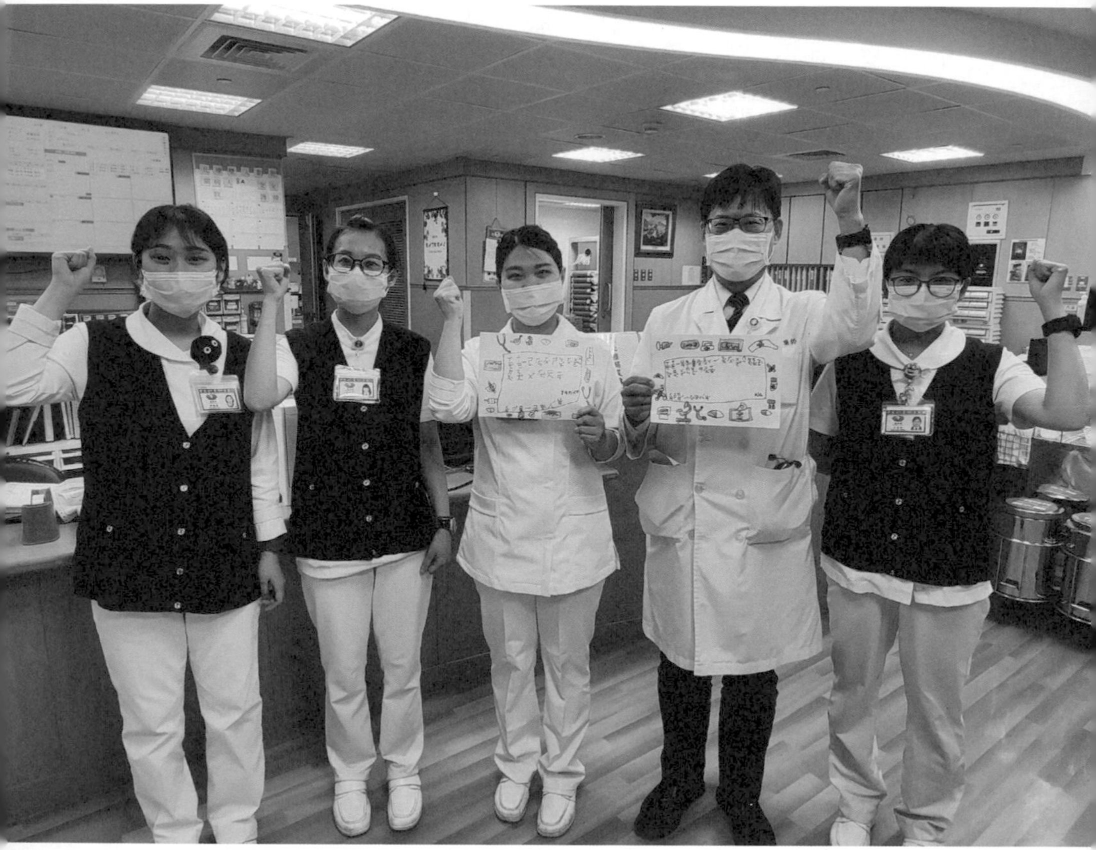

臺中慈濟醫院邱國樑醫務秘書分送小朋友的感恩卡片到病房護理站。（2020.04.13，攝影／江柏緯）

一天有個同仁才跟我說：「其實我們真的很擔心，也真的很害怕。但是看著阿長，看著主任每天帶著我們在學習，在練習」他說，其實家裡的人也會問，這樣上班安不安全啊？他們說：「很安全，因為我們的裝備做得很好，我們每天都在討論，都在看看要怎麼樣做更好更舒適。」

藉由這一個的疫情，我們發現彼此的情感更融洽，也讓我學習到怎麼跟他們溝通，讓我們的情感更加的聯繫。

COVID-19／紀事二十／

●二〇二〇年四月十日
張紀雪 分享
靜思精舍清修士

臉上的壓花 愛心的印痕

辛苦的護理人員，疫情期間整天戴著N九五口罩，臉上都壓傷了。這就是醫療現場的景象。

N九五口罩戴了之後，還要戴外科口罩，還要再戴頭套，最後再穿防護衣、隔離衣，很多的一些裝備。我們也可從網路上看到很多醫護人員照片，讓人家覺得很動容，因為他們臉上都壓傷了。

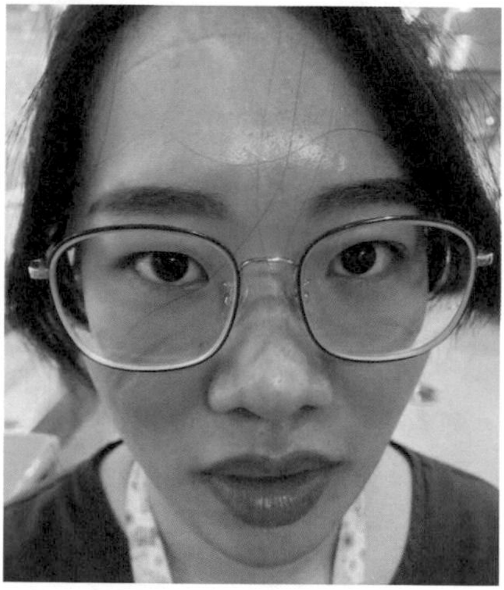

因長時間戴N95口罩及防護衣帽，醫護人員的臉上常常會被壓出一道道印痕。（照片提供／花蓮慈濟醫院）

壓傷了之後，還是要工作，所以就貼上所謂的矽膠，就貼上所謂的人工皮。當還是有疑似個案來的時候，他還是一樣，裝備就是還要穿上，就是還要再為這些患者來做服務。

也不是說只在服務這些疑似個案才這樣，當一般的患者來，他們還是一樣也是要為自己，也為病人做好防護。

那個先生、小姐不要動！

其實讓我更感動的是，比如說上個星期日，因為我們防疫志工他回去了，那我們就是要去急診室支援。讓我覺得驚訝的，怎麼急診室，有一些患者就是沒有辦法進去。

我問：「啊！你怎麼不進去？不要在外面走了，趕快回去你的病房。」他說：「不行啊，不行啊。現在拉線啦！」我還搞不懂什麼「拉線」。

什麼叫「拉線」？原來就是有疑似的一些患者，醫生把他們診治完了之後，送到病房區。就是類似我們那個胸腔科的病房去的時候，他們開始要拉所謂的「封鎖線」。「封鎖線」拉起來後，警衛人員就站在那邊維護，然後他們還要特別地去觀察，後面有沒有人要走過來。若有人走過來，警衛就開始喊：「那個先生不要動，那個小姐不准動。」當下在那邊，我嚇到。怎麼會警衛這麼大聲在喊。

原來是為什麼？我們的清潔人員他就開始在做清理。那天我大概服務了一個多小時，就看到他們封鎖線拉了兩次。剛好有一次我在裡面，所以我就被喊：「不准動，站在那邊。」

他們要開始做準備的時候，就已經開始告訴那個清潔阿姨。那個清潔阿姨其實她很多工作。她的工作是本身有急診的患者來，處理完了，他們就是要開始清理。要讓整理急診維護得乾淨。

結果當護理同仁開始叫：「阿姨，著裝。」阿姨她們很有默契。她就問說：「是全套嗎？還是半套？」原來著裝還有分。

「全套」就是要全副武裝，穿上那個完全不透氣的高規格的，包含鞋套、包含護目鏡、包含頭套。然後整個隔離衣，不是我們一般的隔離衣，就是很高級的那個隔離衣。就開始整個地面，整個就開始拉封鎖線，然後就開始在拖地。

堅持守護這塊淨土

當假日時，有一些人會從樓上走下來。因為假日只剩下一個急診出口。所以大家就是圍成一圈，就是被擋在那邊，不能動。

可是清潔人員他們就是很認真，不會覺得說，看到人多，就馬馬虎虎趕快清潔了事。她還是一樣，就是很仔細，要把每一個疑似的個案，他經過的地方，她都要把它清潔乾淨。那當她還在清潔的時候，護理人員又開始了：「阿姨記得哦！第幾床那個床也是要擦好，才能推走。」

真的很讓人家感動的是，臉上壓傷貼著矽膠，他們還是一樣要堅守著崗位。他們說，只要疑似一個個案來，不是說只有醫生、只有護士他們的忙碌。其

實只要一個疑似說要採檢的患者來，是要大概有十個單位以上的。要有十個單位以上的人員，他們要出動。

所以其實我們所沒有看到的是，我最主要是要告訴大家，真的為了這一塊「最後一塊淨土」。在醫院裡面，相信應該是全臺所有的醫護，還有就是有關於在醫院裡面所工作的，真的是非常的辛苦。

也看到臺灣人真的非常有愛心。因為我們現在陸陸續續就會接到有一些廠商，他們看到醫生、護士那麼辛苦，想要幫醫護人員打氣。所以有時候就會送來飲料，有時候也有做手工皂的廠商，送來護手膏、護唇膏。還有就是有些披薩店，也會送上。算一算，這些愛心送上的物資其實蠻多的。

就能感覺到，為什麼我們臺灣可以這麼有福？就是因為全臺這麼多人，他們都有這份善念，有這一份善心。他們也想要說：「我可以來做什麼？」

所以相信大家這樣子的努力，希望這個疫情能夠趕快地遠離，讓我們能夠回歸一切自然的狀況。

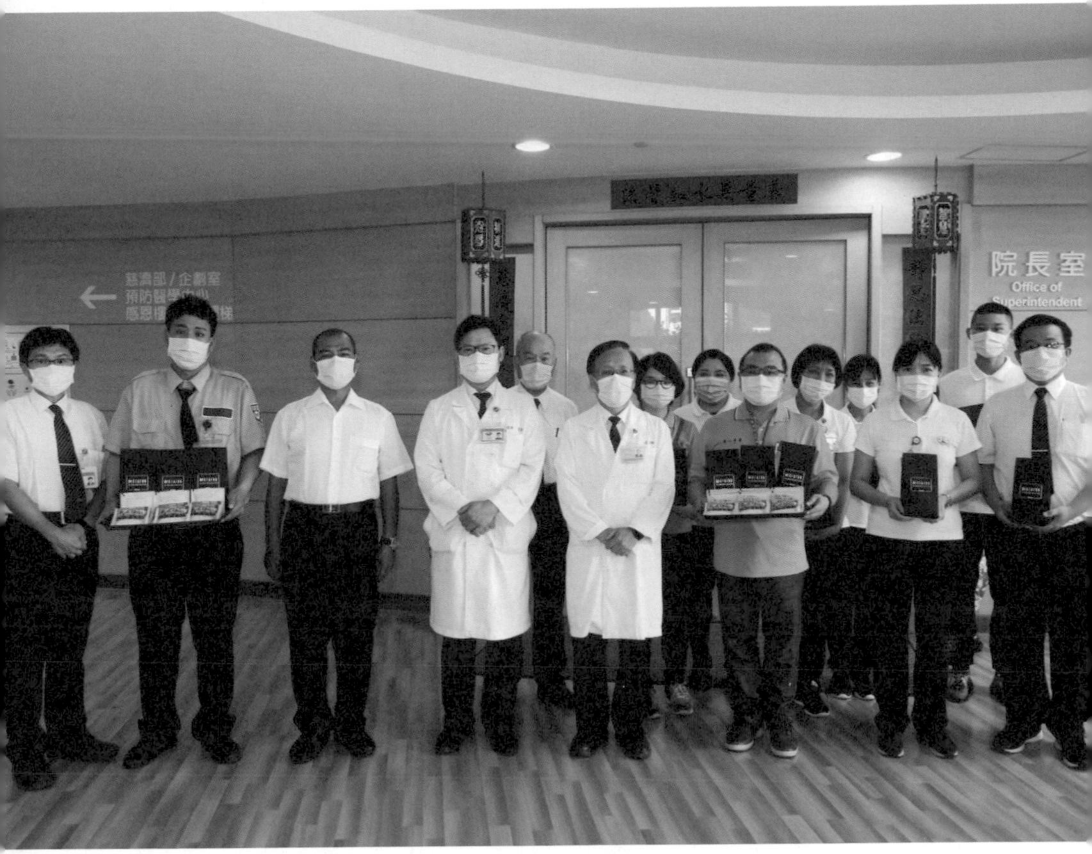

隨著疫情趨緩，醫院逐步解封，2020 年 6 月 22 日臺中慈濟醫院為感謝在醫院服務的保全、清潔人員共同盡職付出、協力防疫，簡守信院長代表致贈濾掛式咖啡，象徵夥伴點滴付出，同仁都感動在心。（2020.06.22，攝影 / 賴廷翰）

COVID-19／紀事二十一／

●二〇二〇年五月二十九日
顏雅卉 分享
臺中慈濟醫院護理部督導

我看到最美的風景

前陣子，衛福部做了「最美風景」的照片徵選。這讓我回想起過去這三、四個月防疫期間的點點滴滴。

我們臺中慈濟醫院在這段期間，有設立防疫的專責病房。在整個設置的過程當中，我們有一群年輕的護理師來承接了這樣的一個使命。這群護理師他們沒有經歷過SARS，雖然她們有防疫的概念，但是卻沒有實戰的經驗。所以我們每天就不斷地做很密集的在職訓練，跟防疫動線的演練。

在這個過程當中，也非常關心護理同仁他們的心裡壓力跟感受。我就常常跟他們一個、一個談話。

其中就有一個護理師，我問她：「妳會不會害怕？妳會不會緊張？」她說，因為她不曉得接下來會照顧到什麼樣的病患，面對一個新的挑戰，心裡的確是感到焦慮跟害怕的。但是因為這是我們的使命，所以也願意來承擔。

她也分享，在整個的醫護團隊面對疫情的過程當中，不管是醫師、專師、院部的主管，都給我們的護理師非常大的一個支持。所以整個團隊有相當的凝聚跟支持，讓他們在第一線作戰的時候，不再感到緊張。同時在醫護團隊彼此相挺，讓他們覺得背後有很大的支持力量，每天在這當中，雖然難免會有焦慮、有壓力，但卻是非常堅定，可以跟著團隊一起往前進的氛圍。

我們也可以看到這整個團隊，包括我們所照護疑似個案的病人，還有清潔人員等，整個團隊都有相當默契，一起並肩作戰。

我就在旁邊，你們不用擔心

當病人住進專責病房時，他們完全對外是被隔絕的。每天他們只能夠看

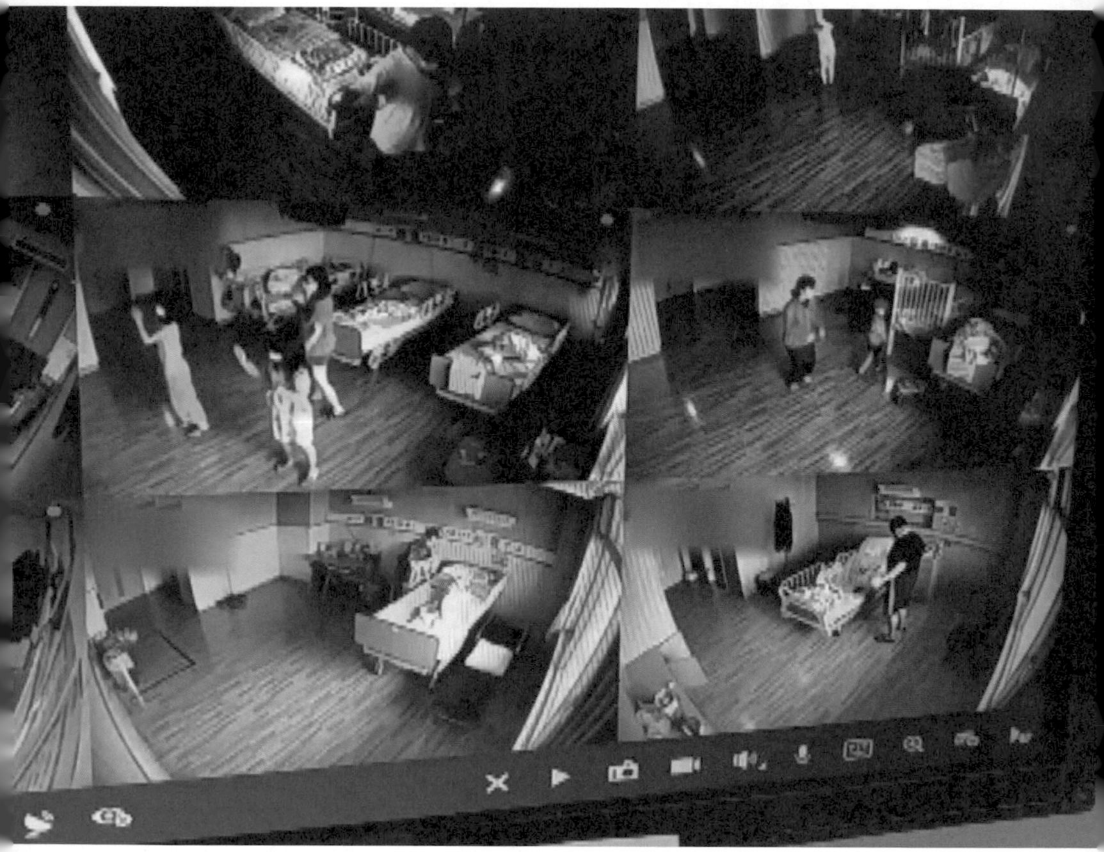

臺中慈濟醫院照護團隊，特別推出律動時間，增加病人活動力，也希望透過健康操的律動，對病人肺部復原有幫助。圖為：病人在病房播放影片跳健康操。（2021.06.02，照片提供／臺中慈濟醫院）

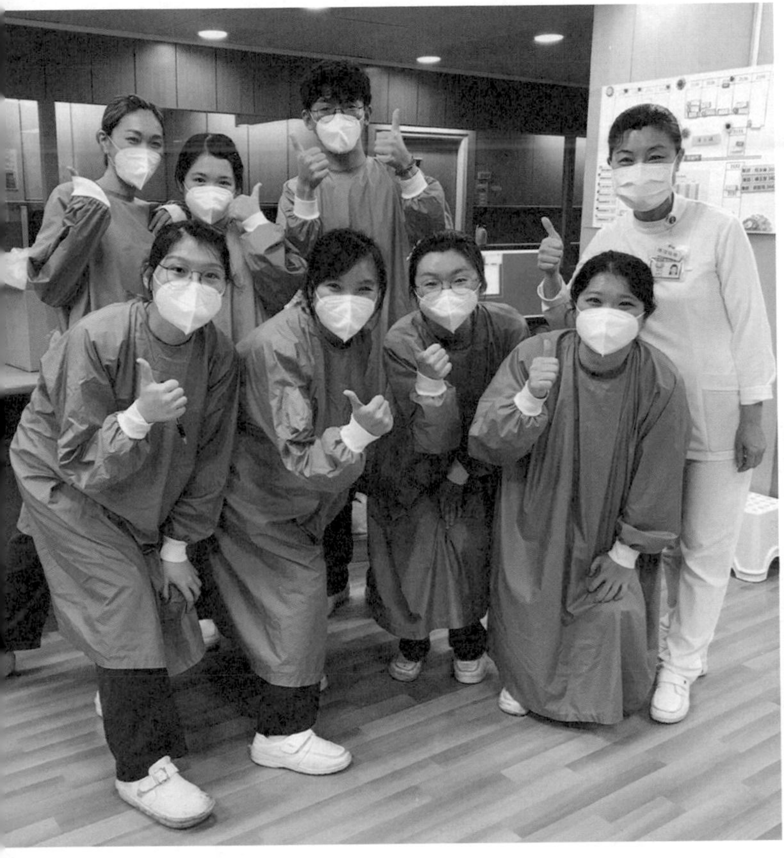

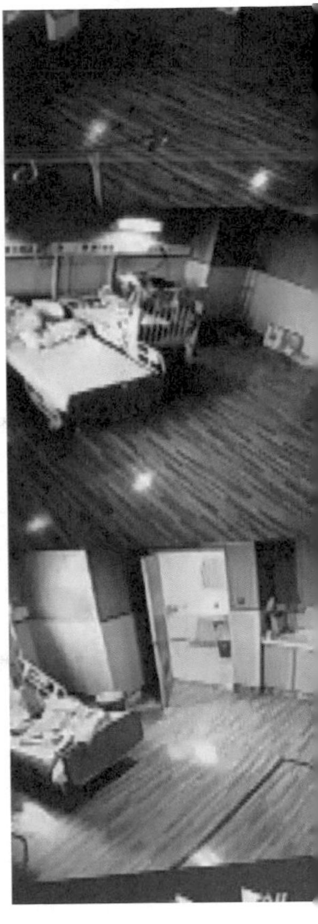

臺中慈濟醫院專責病房團隊在第一線守護病人健康，並傳遞愛人如己的溫暖生命教育。（2021 年，照片提供 / 臺中慈濟醫院）

到醫師跟護理師。那在這個時候，我們也注意到，其實在病房裡面的病人，他們的心裡面的害怕跟焦慮是很巨大的。我們的護理師就會常常透過對講機告訴病患說：「你們現在有什麼樣的感受？你們不要擔心，不要害怕。我就在外面。你有什麼樣的需求，隨時按鈴，我隨時進來。」

就算病患他並沒有按鈴，我們的護理師透過監視器看到病人的需要，也常常就全副武裝地衝進病房。即使是幫病人穿上鞋子，即使是幫他們蓋上被子。我們的護理師也會告訴病人說：「我不會離開，我就在旁邊，所以你們不用擔心。」

雖然在整個照護的過程當中，我們也難免有相當的身心壓力，但是我們也謝謝所有的慈濟慈懿爸爸、媽媽、所有的院部的主管給我們一個非常強的支持跟力量。我們慈懿爸媽們每個禮拜，也會親手做精緻的點心，送到醫院大門口來慰勞我們。也會用簡訊在我們的 LINE 群組上面，給我們加油打氣。

慈懿爸媽這裡也寫了一句話，讓我們感到非常地有力量。他告訴我們說：「我們非常擔心你們的安危，但也為你們感到驕傲。你們是最勇敢、最慈

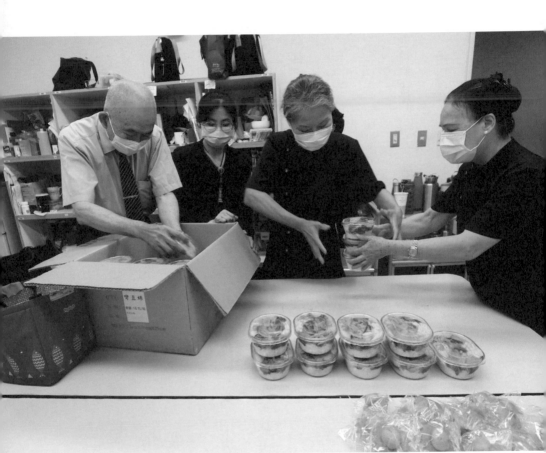

嘉義慈濟志工用心準備 900 個蔬食便當，也藉此慰勞在防疫期間大林慈濟醫院醫護同仁的辛勞，希望大家一起凝聚正能量，共度難關。圖為慈誠爸爸、懿德媽媽將蔬食便當送到洗腎室。（2020.04.29，攝影／林家芸）

悲的孩子。」

在五月十二日的時候，我們專責病房的小天使們，他們就寫了這段話，投稿了「最美風景」的一個徵稿。這段話呢，他們寫下自己在這段時間的一個心情。

他們說：「全副武裝，無所畏懼，站在防疫第一線，用專業守護健康，用誠心呵護患者，用愛溫暖每一個受疾病所苦的人，護理最美的風景，是時刻陪伴在患者身邊，堅守崗位，身穿白衣的天使。」

這段話也在五月十五日晚間，透過衛福部播放在一〇一大樓的螢幕上面。我們在這段時間，看見了「軟弱跟無助」，也看見了「堅強跟力量」，更看見我們的「勇敢」。

所以呢，最美的風景，我覺得是：「人我之間流串的一個溫暖」

COVID-19／紀事二十二／

●二〇二〇年四月二十八日

李嘉富 分享
臺北慈濟醫院社區暨長照服務部副主任／身心醫學科主治醫師

長照防疫 失智長者不失學

我想這一波的疫情，大家都知道，我們有許多的事情是必須要能夠自律調和。為什麼呢？因為這個世界，在我們人類的貪欲下面，一直不斷地在慢慢的崩壞當中。

我們可以看到，現在這一波的疫情，不只是整個世界混亂，我們很多人的身心也都跟著一直在混亂著。特別是我本身在負責失智共照這邊，不論是失智患者，或者他照顧的家人，不論是否有受到感染？都受到很大的影響與衝擊。其實對應著整個社會面對疫情防疫的機制，大家是否能靜心自律地遵守勤洗手、戴口罩、避免群聚的活動等等，其實對我們在醫療提供失智長輩以及照顧者的照護理念上都需要靜心思惟，審慎調整。

因為我們的失智長輩要能夠延緩失智，其實最好的方法，就是運動、動腦跟參與社會活動。可是防治疫情，他們必須要減少社會參與以防染疫，又必須要能夠兼顧到不因為宅在室內久坐不動，導致加速退化這個兩難決策，對我們失智長者據點來講，是一個非常大的考驗。

我想跟大家分享一下，就是在這波疫情，我們可以做的事情。那就是要「加強溝通，相互傾聽，分工家事，具體規畫，創造樂趣，快樂存摺，出去散步，獨處喘息。」運用縮寫好記的方式，「好記」，就是我們身心科團隊想出來的「加工創造舒緩力」。

平溪阿嬤的故事

記得在兩年前的時候，我們有一位偏鄉的阿嬤，當初就是因為家人對她症狀的不瞭解，以為阿嬤一直在跟他們找麻煩，講的話都不聽。後來經過我們瑞齡學堂的介入之後，家人才知道說，原來阿嬤她的智力已經開始退化了。後來透過瞭解溝通了之後，他們知道兄弟姊妹之間，要能夠分擔一起規劃怎麼樣一起共同來照顧阿嬤。

所以他的女兒就利用禮拜三的早上，一大早陪著媽媽一起來我們的課堂上課。在這過程當中，她發現原來他們的媽媽其實是非常地愛他們，而且非常地有創造力跟樂趣。在媽媽參與瑞齡課程前，有時候在媽媽突然間又發生不記得事情，重複地問她說：「我的錢放在哪裡？」的時候，兒女本來都會很生氣以為故意不聽話，唱反調，鬧脾氣。直到陪著媽媽參予課程後，才開始學到與失智媽媽應對的方式。他們就比較知道能夠用一種幽默的方式去跟媽媽互動，因此家裡面創造出來的是比較快樂、和樂的一個氣氛。

在這個疫情的時候，我們必須遵守防疫，沒辦法在戶（室）內裡面，大家共處一堂的時候，怎麼辦呢？其實包含我們的失智課程，就會帶著長輩到

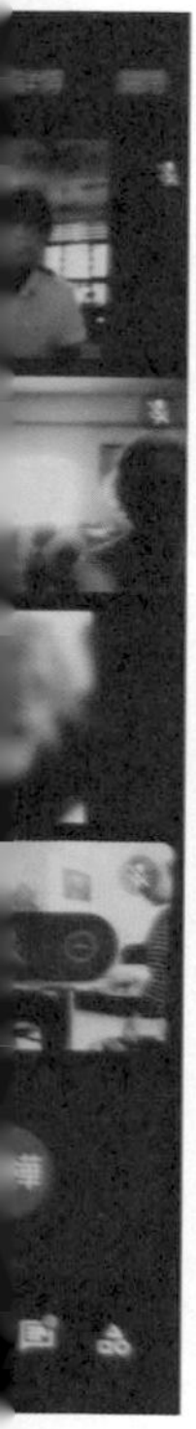

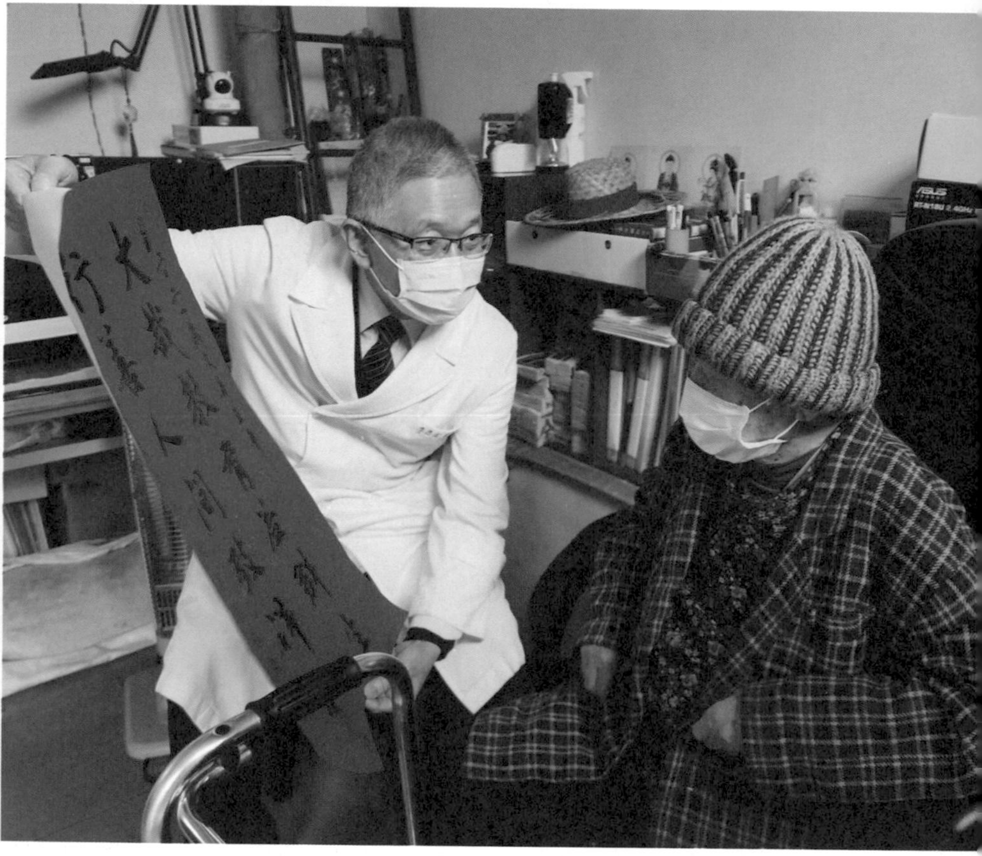

多年來，北區慈濟人醫會每兩個月就會到平溪義診，並居家關懷當地長者。2020年新年前夕，李嘉富醫師也送上春聯祝福當地長者。（2020.12.20，攝影／林世欽）

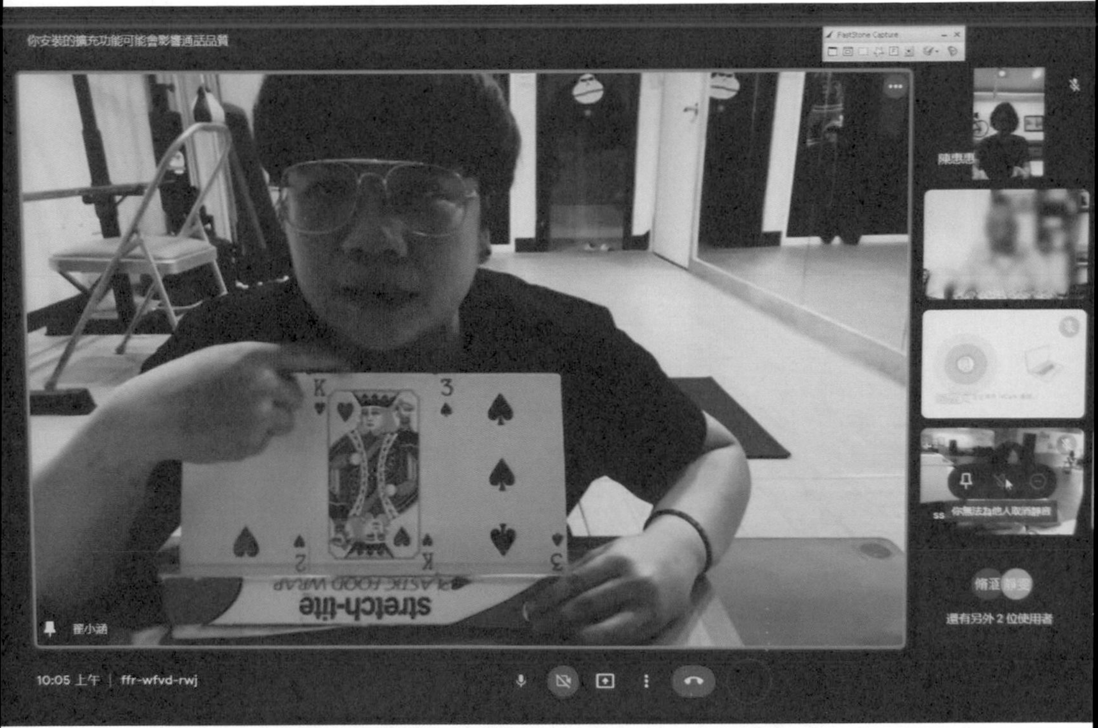

慈濟科技大學失智社區服務據點「瑞智憶學苑」，首度嘗試遠距教學課程。透過視訊，老師隨機抽取的撲克牌的顏色與數字，讓長者記下，增強記憶力。（2021.06.08，照片提供／慈濟科技大學）

戶外去散步。在一天的活動過程後也記得要給自己留下一個獨處的空間，留下一個喘息的機會。就像這波疫情剛開始比較嚴峻，甚至許多據點宣布停課而無法出外活動、互動時，許多家庭成員反而因為二十四小時同處室內，產生意見相左，情緒上的衝突。此時，我們據點透過視訊的方式，甚至透過參與社區線上讀書會的方式，可以讓自己能夠得到更大的喘息跟情緒的一個舒解。

當然，掌握資源，尋求抒困方案也是很重要的，像偏鄉阿嬤的家人，他知道去尋求資源，所以她才能夠把問題得到解決。當然也因為她們跟我們身心醫學科有接觸之後，才知道說，原來有很多方法與資源可以改善阿嬤身心的狀況。

後來那位阿嬤，在上禮拜時候，她的女兒傳了一個簡訊給我說，媽媽她前一陣子，發現口腔有癌症，去醫院的前一天，又發現有點意識不太清楚，阿嬤當時已接受放射腫瘤科的放射治療。後來因為意識不清，病情惡化，可是又因為疫情因素，子女受限疫情規定沒有辦法到加護病房探望她，因此阿嬤的女兒來電請我幫忙協助一下。

我很感恩阿嬤家人對我的信任，就說沒問題。剛好那天有機會到病房去探望她的時候，發現我們平溪阿嬤，其實人已經是在一個昏迷的狀態。當我叫她名字的時候，我說：「阿嬤，我是李醫師，我來看您囉！祝福一切順利！」就看到阿嬤突然間眼睛亮了起來，然後看著我微笑了一下，然後又沉沉入睡。當天傳簡訊給阿嬤的女兒，建議家人可以為媽媽祈福，共同護生茹素。女兒也回應說，家人已開始為媽媽祈福，開始茹素了。

後來兩天後，星期日下午。她的女兒就傳個簡訊給我說，「媽媽已經心跳停止了……我們要撤管路帶氧氣回去，非常感恩！」

非常感恩阿嬤，她是我在偏鄉地區募到的第一個慈濟會員。她的女兒之前也傳簡訊給我說：「我們全家人為了媽媽，大家都已經開始茹素了。」因為這樣子的因緣，媽媽她這一次能夠善終，圓滿她的人生。

我們在整個在疫情期間要配合防疫，一開始的時候，我心裡頭其實是有非常多的不安跟惶恐。為什麼呢？因為我們本身負責的這個失智據點，是衛生局主責，雖然社會局的長照關懷據點已停課，可是失智據點是並沒有要停課的，可是我們又必須要做好防疫的工作，特別是我們要照顧這些失智的長輩，所以呢，我們就透過一個視訊的方式。

非常感恩我們的個案管理師，還有我們新店區的失智據點，以及中和區的失智據點的慈濟師兄、師姊們。在這段期間都能夠透過重點防疫的工作，包含教導他們長輩們衛生習慣，正確的洗手。也邀請我們的職能治療師，還有我們的營養師，能夠教長輩們要如何吃素，才能夠把身體營養均衡照顧好，增加她的免疫力。

COVID-19／紀事二十三／

●二〇二〇年五月二十九日
郭鳳儀 分享
大愛臺節目部人文紀實組企劃

弱勢照顧 心靈也要防疫

最近我們做了一些追蹤的報導，也就是：在疫情之後，在防疫之後，我們要面對的問題什麼？

我們要面對的就是，大家隔離在家，然後失業的問題，還有減薪的問題。到二〇二〇年五月止，臺灣的減薪停工的人數已經達到了兩千一百多人。這個結果會造成一些失業的家庭，會面臨比較大的壓力，進而產生憂鬱跟自殺的問題。而防治協會也明確表示，目前在憂鬱、自殺的部分，以及來求助醫生的情況，與以前比較是偏多的。

還有一個群體就是，在看不到的背後，過去長期依賴社福跟慈善團體照顧的弱勢家庭。因為他們都是領日薪的人，但工作受到影響，可是他可能不是大家認知的「疫情第一線的失業者」，所以也就容易被忽略。但他們的心情也是起伏非常大。

留意「求救」的訊號

我們在兩週前，就碰到一個實際的個案。

五月十六日的時候，那天下著大雨，我們跟著志工去訪視。因為在防疫的過程中，慈濟志工將近長達三個月，是沒有辦法去個案家做親自訪視，都是透過電話。可是有些老人家根本沒有辦法用視訊，只好用電話聯絡，但是電話畢竟沒有辦法像面對面那麼容易傳達情感。

那天志工在防疫三個月以來的第一次訪視，準備了康乃馨花、母親節蛋糕、還有小而莊嚴的浴佛儀式，讓大家能夠一同祈福祝願。

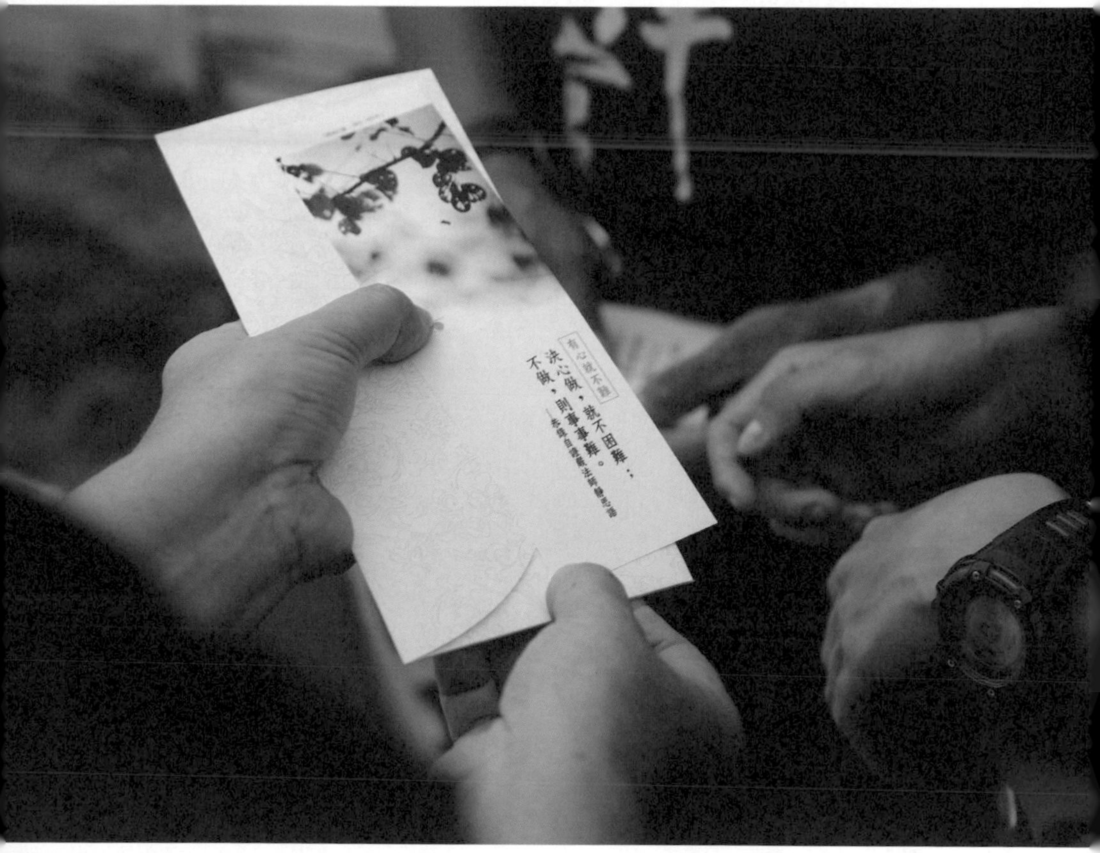

新冠肺炎本土疫情未歇，慈濟基金會致贈弱勢家庭祝福卡及生活物資。（2021.07.12，攝影／章宏達）

這個家庭的成員，有施伯伯跟劉阿姨。施伯伯他非常地樂觀，經常有布施的愛心，但劉阿姨不幸地，她在前幾年得到了漸凍人症。

漸凍人症，讓一個人的運動神經元逐漸地退化，所以她現在雙腳不能行走。前一陣子志工在安慰劉阿姨的過程中，雖然她對於身體病苦很難接受，但心情大致上還能夠維持一些穩定，因為畢竟有孫子會去探望她，志工會去探望她。在聊天中，讓她的心境可以緩和下來。但是在疫情的這三個月，可以感覺到，因為人際的隔離，所以使得她的心情起伏變得很大。

那天當師姊跟他們玩小遊戲，來抽一下《靜思語》的時候。伯伯抽到的是「布施」，他很高興，因為他一直希望也持續地在做這件事。可是劉阿姨卻抽到了「忍辱」。這似乎有點撞擊到了她的內心。她突然地就問志工一句，因為他們家有供佛，然後她就問說：「如果在佛教裡，自殺的人會怎麼樣？」我們當場聽到，其實有一點嚇一跳。但是，也覺得這是一個很好的警訊。因為就心理學來說，她等於在發出一個「求救」的訊號。

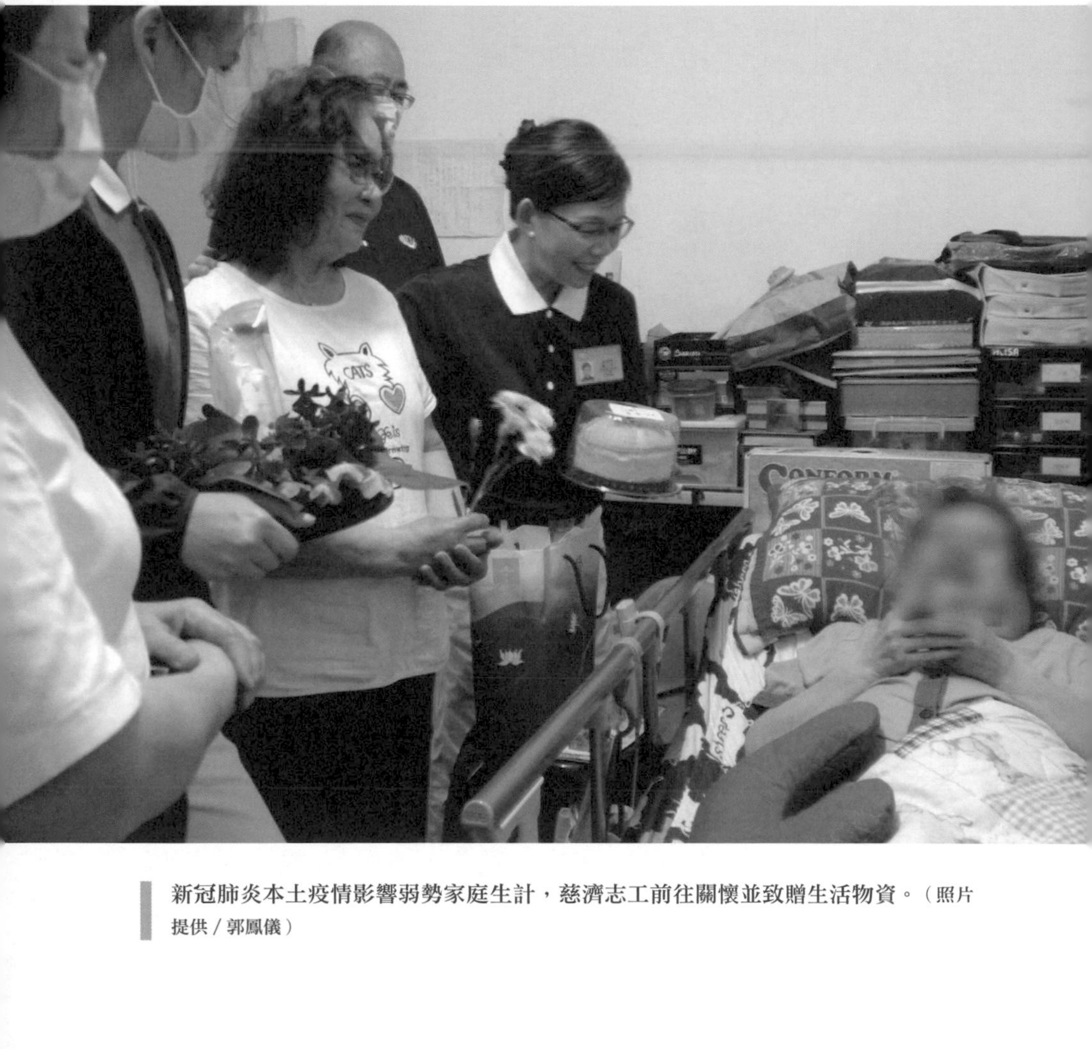

新冠肺炎本土疫情影響弱勢家庭生計，慈濟志工前往關懷並致贈生活物資。（照片提供／郭鳳儀）

在她內心，這個三月當中，不知道經歷了多少天人交戰，以及還有就是她對於自己的病苦沒有辦法排除，已經到了心靈上很大的痛苦。所以當她被問出這個問題的時候，志工就用很多的方式，慢慢地開導她，並且傾聽她對於這段時間，她所受到的身體上或心理上的壓抑是什麼。

然後再慢慢地，我們也發現一個很有趣的事情是，我們告訴劉阿姨：「妳看喔，妳在詢問這個問題之前，你抽到的是『忍辱』，讓妳覺得似乎你這一生的後半段都必須要受到這個『忍辱』的影響。但是妳想想看，如果妳現在再抽，妳問了這個問題，菩薩跟佛陀會怎麼回應你？」

結果沒想到她再一抽，抽到的是「般若」。在那時候，她似乎好像也稍微寬心了許多。畢竟這個答案是告訴她，她內心所想的一切的煩惱跟那個壞的念頭，都是來自於自己內心不斷地反覆的掙扎跟思考的結果。所以志工也希望說：「你內心要放下一些想法，讓自己輕安，才能夠自在。」所以我們可以看到在後面的時候，阿姨就露出了笑容。

防疫不防愛

這裡分享另一個案例。

有個爺爺已經九十七歲了，他身體真的還算是很不錯。他是士官長退伍。九十七年以來，經歷過很多的戰爭。他身上不只大腿有一處的傷疤，其他的地方也還有。然後他說，他以為他自己只能活到四十歲，沒想到會多活五十七年。

為什麼呢？因為在他受傷的時候，有一度在逃到了山上。應該那個時候是在大陸的時期，二十多歲的時候。如果不是靠著別人救濟他，一餐一餐的救濟，他可能沒有辦法活下來。所以他非常有感恩心。

然後當志工在分享最近疫情的情況，還有社會上弱勢的一些家庭發生什麼情況的時候。在閒聊中，突然爺爺就站起來。我們以為他是要上廁所或幹嘛，沒想到他偷偷地轉到他的房間去，掏了很久的東西，也不知道是在拿什麼？

直到轉身出來，我們才看見爺爺拿了兩千元，他希望能夠幫助別人。我們當場非常、非常地震驚。爺爺默默地，就這樣一回身，就自己奉獻出他自己力所能及的最大愛心。而且我相信，兩千元對他而言，並不是一個很小的數目，但是他希望能夠這麼做。

現在雖然疫情比較穩定，但是我們還是要持續防疫。如何在防疫中，是防「疫」不防「愛」。因為現在很多的社福團體也面臨捐款減少，緊跟著，後面被社福團體照顧的一群弱勢的家庭，也會產生經濟上、生計上、還有心靈上的困難。所以希望我們社會大眾能夠一起來多多關注這些心靈跟身體防疫的問題。

COVID-19／紀事二十四／

●二○二○年六月十四日
顏惠美 分享
靜思精舍清修士／花蓮慈濟醫院常住醫療志工

醫療志工 有您們真好！

疫情期間，我們志工主要守在大廳外面，在門口那邊做防護工作，所以我們志工要到病房的機會幾乎等於沒有，或是很少。

有一天，我就聽到臺北打來的電話，對方說：「趕快啦，妳幫我們看一下啦！我們有一位師姊好像很危險，現在從玉里轉過來。」我說：「怎麼你從臺北打過來？」「她是我們臺北的師姊，趕快來幫我們去看一下。」

凋萎的花又變漂亮了

我真的去看了，這個師姊罩著氧氣罩，一個臉很痛苦。她就在那邊，在

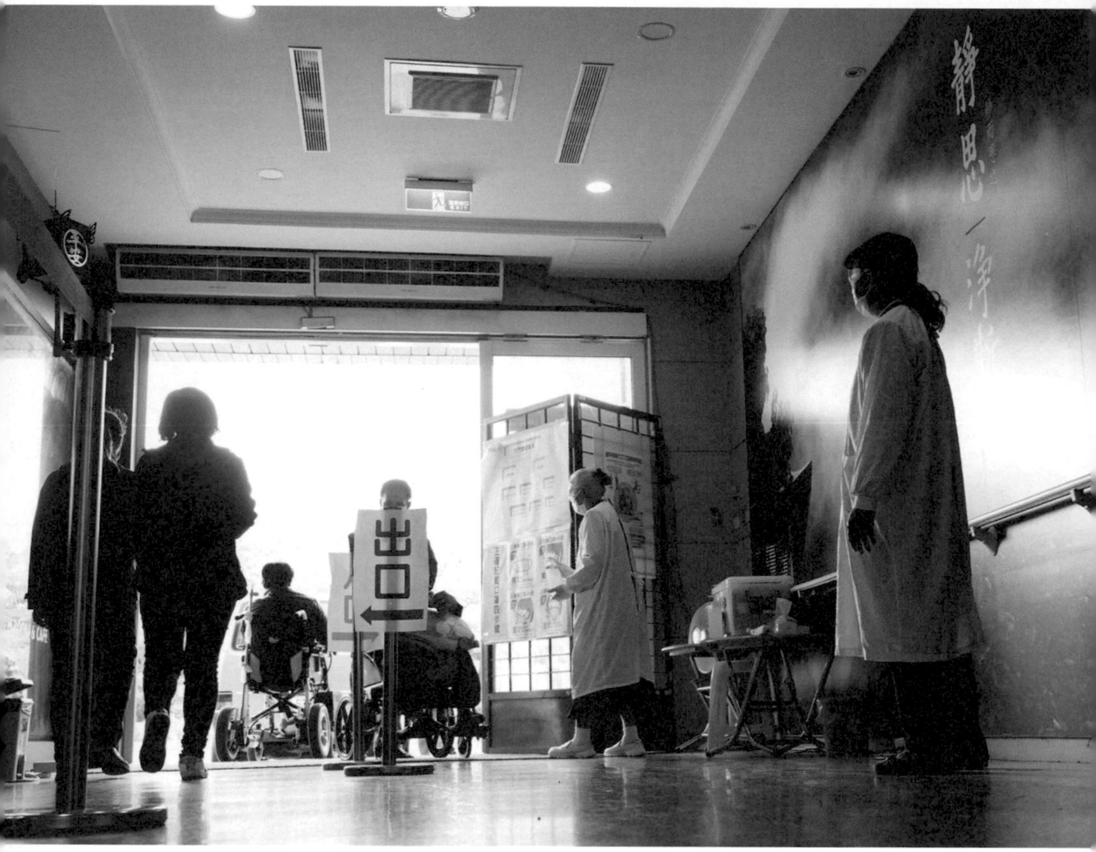

2020 年疫情發生初期，醫療志工在花蓮慈院各出入口輪班，協助訪客清潔手部、提醒戴口罩。配合防疫升級。（2020.02.27，攝影 / 蕭耀華）

床上好像很不舒服。我說：「妳怎麼了？」她說：「我發高燒。妳看，我現在抽了那個肺積水抽了五袋。」我說：「妳怎麼會這麼嚴重？」她說：「本來我三月中旬是需要去做健康檢查的，因為疫情的關係，所以我沒去。我想說也沒事，所以就回到娘家，富里這個娘家。」

結果回到娘家沒幾天，她就覺得好像不舒服，也不以為然。等到真的發高燒了，昏下去了，她才想說，不行！她家的人趕快送她到玉里。玉里的醫院檢查一下，就說，這個一定要送花蓮。

後來送到我們花蓮來，不只發高燒，還有發炎，甚至於她的這個腎臟還有好多石頭。我說：「奇怪，妳平常怎麼忍受得了那麼多的結石？」她說：「真的，我一直忙做事，真的都不知道，我結石那麼多。」

這一次發作起來了，只能打抗生素。我說：「既然醫生知道妳的毛病，那妳就安心。打抗生素需要時間的，妳不要急啦！」

她先生也陪她過來。我說：「假如有什麼需要我們協助的話，請妳告訴我們，我們在社服室。現在是比較沒有時間過來這裡，但是你可以聯絡我們，需要幫忙，我們盡量幫忙。」

她的先生就說：「真的很感恩，來這裡對症下藥，我們也安心了啦。」

第二次再去探望她的時候，臉上的苦就比較沒有了。我說：「那現在呢？」「還是要打抗生素啊，但是我打下去，我真的都沒力啦！」

我說：「妳能吃什麼，我來弄給妳吃。」結果她就說，「胃口也沒有了。」

我說：「我有什麼小點心，我就帶過來給妳好不好？」她用眼睛笑著，我看她，打抗生素的病人，怎麼會累成這樣子。「妳越不吃的話，越沒抵抗力。」我就用一些不一樣的東西，有時候烤地瓜給她，有時候紅豆餅給她，讓她吃個小點心這樣子。

我說：「在我們醫院一定要訂餐，因為那是營養師為妳調配的，一定要訂喔！雖然妳是管灌，裡面也是飲食，很營養的，妳一定要照時間這樣子去做，才能恢復。」

第三次去，她就說：「妳知道嗎，我抗生素打下去控制了，我現在可以去取石頭了啦。」「真的很替妳高興喔，妳石頭取出來，那妳就像健康人一樣了。」她就很高興說：「我要去動這個手術了。」

結果昨天就在大廳，她就跑過來，因為我還在看門，她就跑到我前面來，「師姊、師姊，我今天要出院了呢！」我說：「妳怎麼變得這麼漂亮？妳在病房的時候，妳這朵花好像凋萎了，妳今天怎麼這麼燦爛，這朵花開得這麼美！」

她說：「我身體都好了，我今天要回臺北去了。」「妳真的讓我嚇了一大跳，妳那個時候的情況真的很不理想、很不妙！」她說：「好在我送得快，送到花蓮慈濟醫院來。你們的團隊真的很好，我現在要回去臺北了，我可以再繼續做志工了。」她在臺北參加社區的活動還蠻多的。

我說：「妳自己要保重呢，有怎樣，妳一定要去再去複診一下啦！」她說：「我都沒事了，石頭取出來，我很安心，它不會再作怪了。」這個就是在大廳所看到的，好歡喜喔。

真的 妳們很重要

我就要準備要下班的時候，我們醫療志工師姊就跟我講說：「我這次當志工，我在門診服務，妳知道嗎？我多被重視！」她說：「快到五點鐘的時候，護理人員知道我們要搭交通車，他就出來告訴我：『師姊，我們服務的時間可以了，到這裡，真的感恩妳喔！妳要去搭交通車了。』給她行九十度的禮。說：『師姊，感恩妳喔，明天再請過來。』」

師姊嚇了一跳，「妳不要客氣，我們只是幫個忙而已。」師姊告訴我：「現在護理同仁都很有禮貌。」我們這次的醫療志工隊長說：「我也好高興喔！我走到三樓的連通道，要去志工辦公室的時候，遇到大醫王，他們告訴我，『師姊好！師姊，妳們回來了，我們真的好想妳們。』『對啊，我們都想，你們大家都好辛苦，我們有機會來幫忙。』『師姊，真的，有妳們真好。』

『我們這麼重要嗎？』他說：『真的，妳們很重要，妳們都不知道！』真的，因為這次疫情的關係，我們才知道，每個人都在等我們。」

看到回來當門診志工的師兄、師姊們，每個人都滿懷高興，為什麼？他們是無所求的付出，但是被尊重的接待，被這麼的需要，所以他們說：「我們做志工，好快樂！」所以每一次在交通車上，他們都在分享自己好快樂。

失去再復得，那種珍惜的快樂，所以我們一定要把志工好好的做下去！

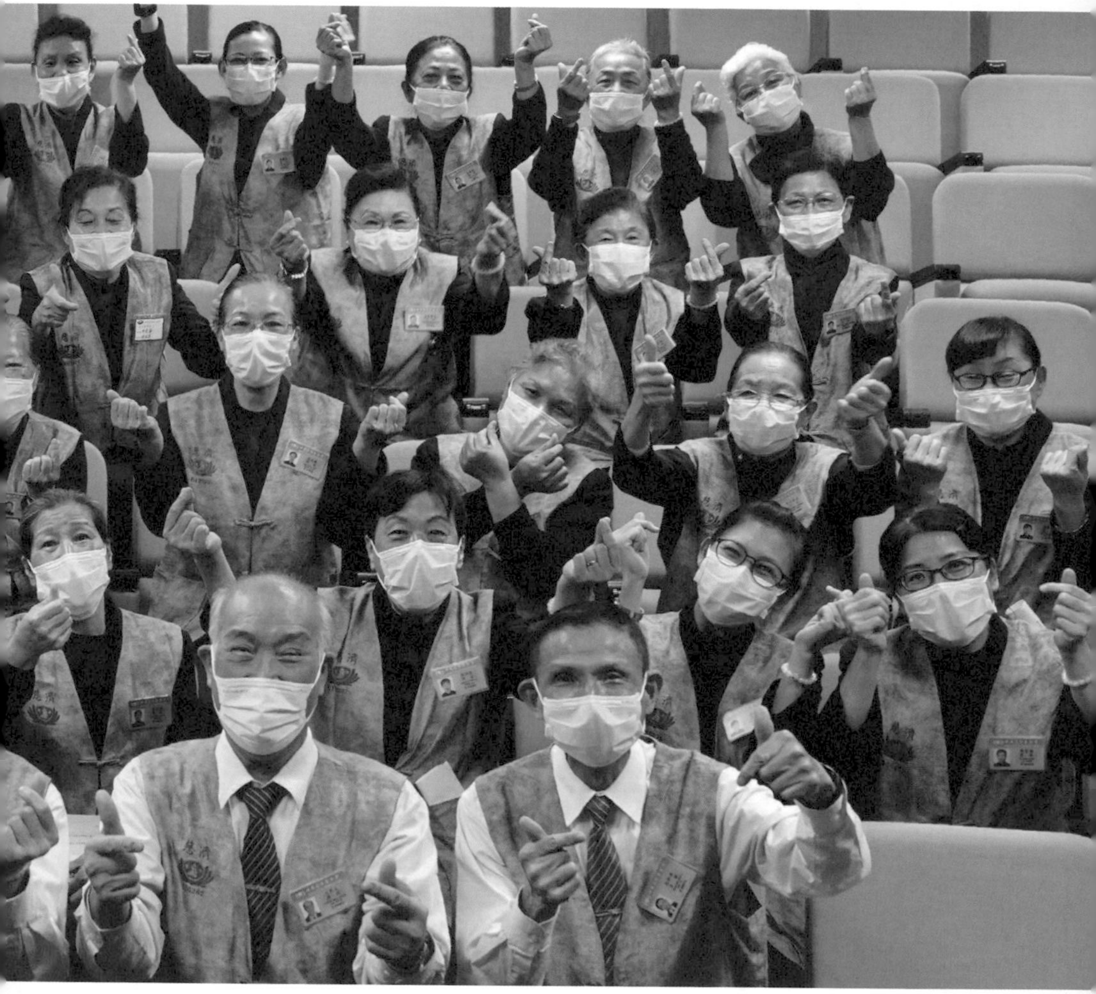

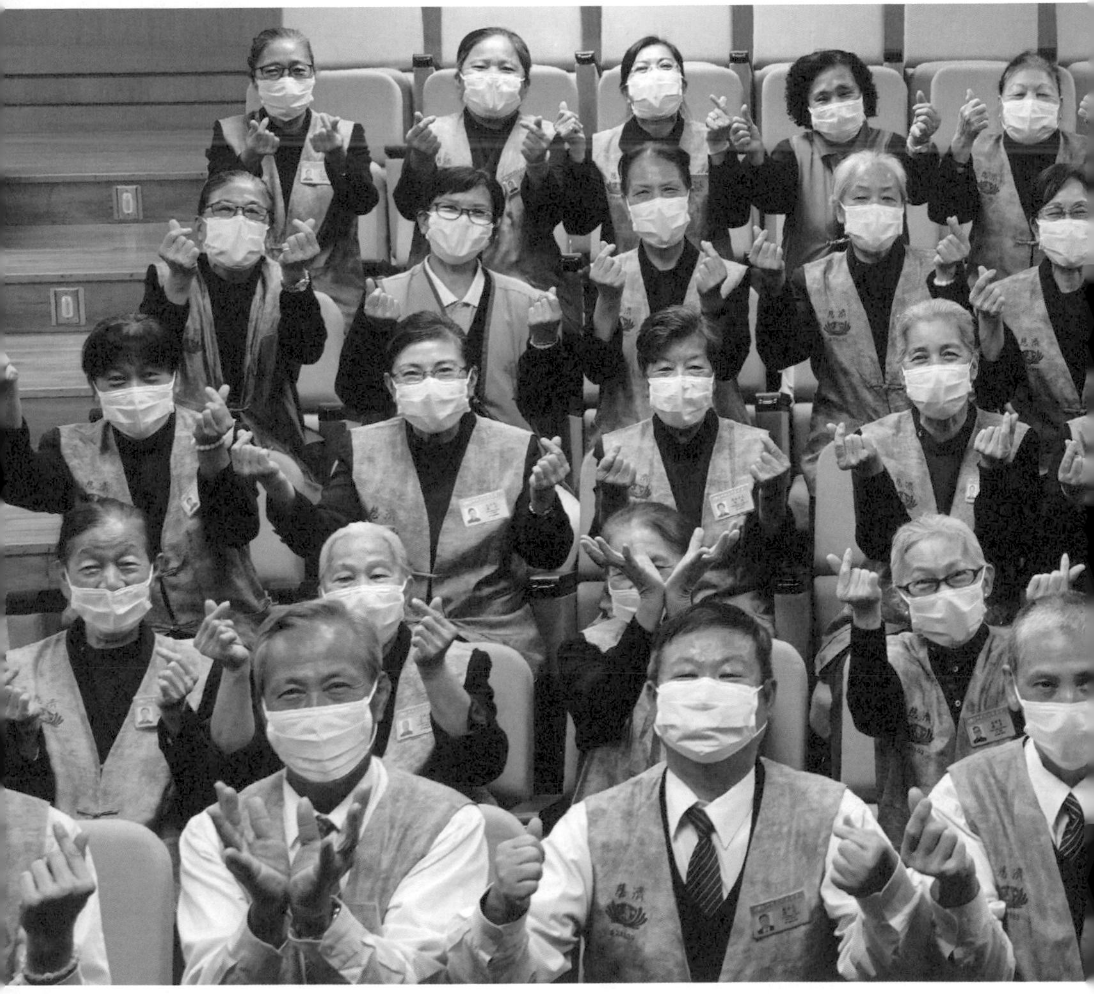

2020 年疫情發生初期，花蓮慈濟醫院便提升防疫相關軟硬體設備、強化民眾宣導、落實出入動線管制、體溫量測、口罩配戴，醫療志工亦配合戒慎守護自己和民眾的健康。（2020.02.27，攝影／蕭耀華）

COVID-19／紀事二十五／

●二〇二〇年六月十六日
陳竹琪 分享
慈濟人文志業中心新聞部經理

這一疫 謝謝您！

記得前兩天，上人在晨語的時候，講解到了〈囑累品〉的最後，他說，佛陀說〈囑累品〉已經講得差不多了，各地來的十方佛都覺得非常的歡喜，可是並沒有「作禮而去」，代表著佛陀還有話要說。

就讓我聯想到，這一波的病毒，現在我們看起來它也沒有「作禮而去」，似乎還在我們的周遭，在我們的人世間，就好像上人剛才提到的。

飲食、生活要小心

這第二波的疫情，我們就要先看到北京。

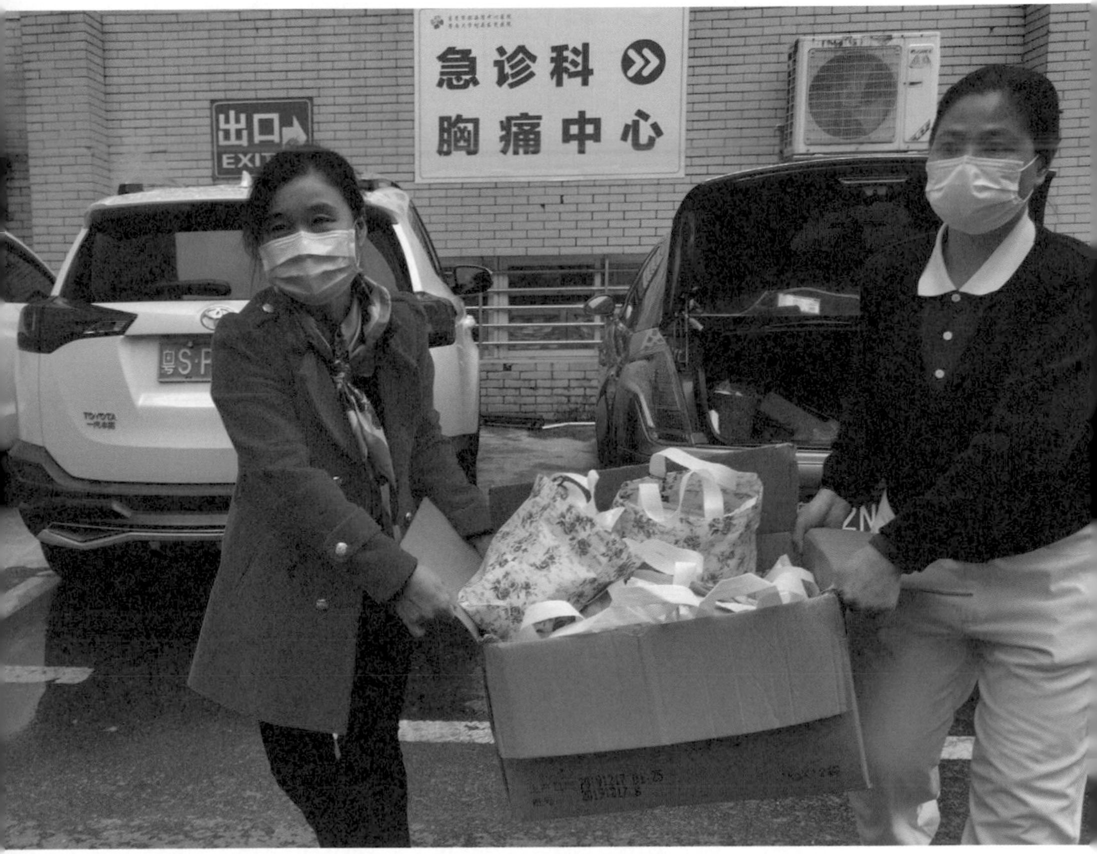

隨著 COVID-19 疫情升溫，慈濟志工慰問東莞市濱海灣中心醫院第一線醫護人員。
慈濟志工趙紅與院方人員羅遠之（左）共同搬運慰問品。（2020.02.16，攝影／阮征）

北京在過去五十六天都沒有新的確診病例傳出來，但是這一波的疫情一發生之後，很快的新病例就累積超過了一百例。所以世衛組織也高度關注北京第二波的疫情，希望中國大陸能夠分享這第二波疫情的病毒基因序列，當作是全球的一個預警。

在寧靜了五十六天之後，第二波的疫情不只在北京，還傳到了上海、四川還有遼寧等地方。為什麼會傳得這麼快？源頭就來自這一個，在北京最大的一個農產品，還有畜牧、肉類、魚類的批發市場，叫做「新發地」。

這個市場很厲害，因為它成立已經有三十年的時間，而且是中國大陸最大的一個農牧產品的批發市場。它有超過五千個攤位，每一天來這裡批發零售的人流，超過了五萬人。它不只是在北京，因為他所批發的農牧產品，也到了中國大陸的各省、各市。所以病毒很可能就跟著這些農牧產品，到了其他的省份。

那麼這一次發現新的病毒疫情，是在一塊切鮭魚肉的砧板上，有大量的病毒。這一批鮭魚肉，是從國外進口到大陸的，到底是鮭魚肉本身帶有病毒，還是這一塊砧板被感染了病毒，而汙染了這個肉類呢？不得而知。總而言之，現在北京所有賣鮭魚的店家，都把鮭魚先預防性的下架了，包含了很多的餐廳，本來有這一類品項的菜餚，現在也通通停止販售，因為大家是聞病毒色變喔。

我們看到了，病毒還在我們的生活周遭，而且是無影無蹤，不知道它在哪裡。因此也提醒我們，在飲食、生活，方方面面都要小心。

參與國家隊就是要全力以赴

回過頭看臺灣，在過去這一段時間，大家都說臺灣的防疫是很有成就的，其實是您跟我，每一個民眾共同完成了「六成就」，這也是《法華經》當中所說的「六成就」。回歸到生活上的六成就是什麼呢？我們一起量體溫、戴口罩、勤洗手、保持距離、不要聚會、減少旅行，這是我們在過去共同守護的「六成就」。

所以我們要感恩您我之外，也要感恩每一個參與防疫的團隊，當然包含了我們所有的醫護人員。

在最近，我們記錄了臺灣的防疫亮點，這些團隊，可能包含以前我們都不認識的很多人，比方說，大家可知道，我們在這段期間用的防疫酒精，它是從哪裡來的？酒精啊，也有所謂的「國家隊」，這就要從一粒米開始說起。

這一次，米有了更新的用途，就是做成了酒精。而且這一波的酒精國家隊，很特別的是，把本來生產酒的工廠，通通把他們的生產線徵調過來，改為生產酒精的工廠。我們每一天的量，大概可以做到五萬瓶到六萬瓶之間，零點六公升的防疫酒精，這是我們以前沒有生產過的。

以前會想要說，我可能要有相當的營業額，我要賣多少。那這一次，其實是反過來會說，我能夠生產多少這個防疫酒精給消費者，讓他們人手一瓶。我們有跟我們的一些經銷商說明，所以他們也是會體諒。

市政府這邊是希望說，能有民營的酒廠出來提供大家更多的酒精需求。

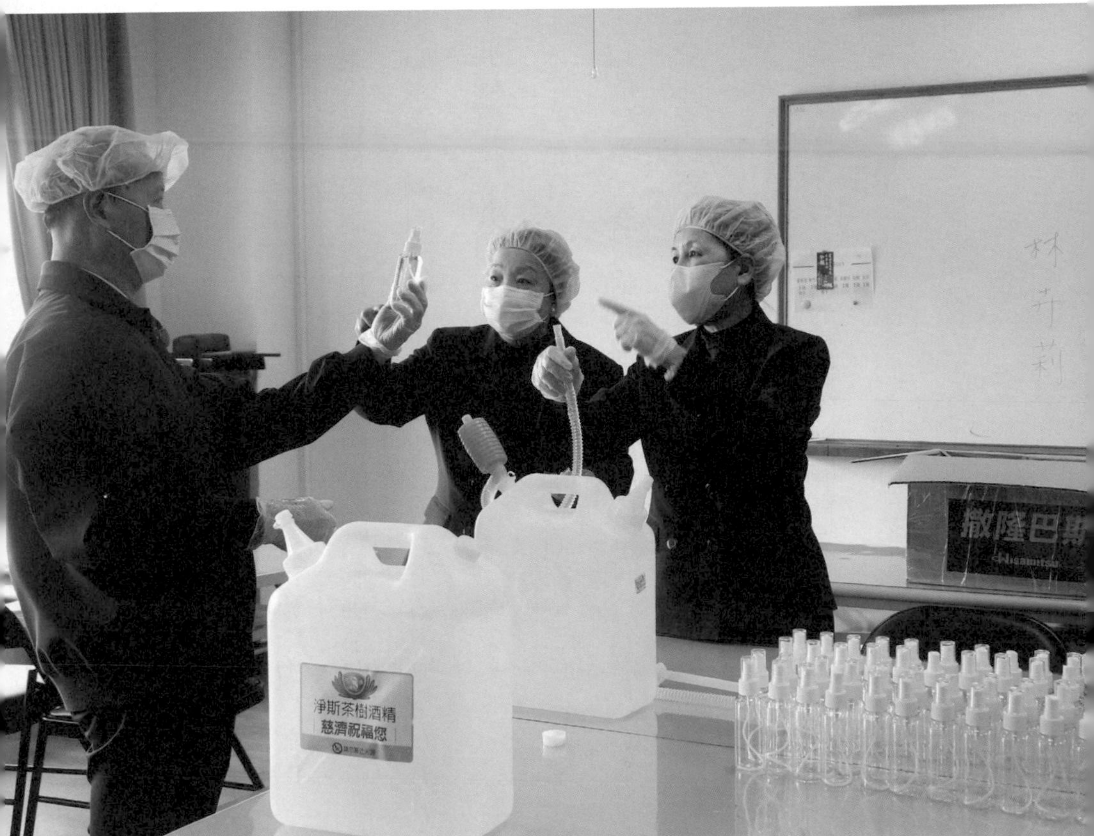

慈濟基金會提供由花蓮靜思精舍製作的「淨斯茶樹酒精」，贈送給全嘉義縣中小學學生使用，志工戴上頭套、手套、口罩分裝，絲毫不敢馬虎。（2020.02.23，攝影／王翠雲）

為了要協助防疫工作的推行，所以都一口答應，以大多數人能買得到酒精為優先。

不計成本、不計代價，參與國家隊就是要全力以赴。

上人常常告訴我們說，生活中的點點滴滴都要累積，並且要累積我們的感恩心。這一波的防疫，我們真的發現，生活中很多的事情，都是靠千千萬萬人共同幫忙，共同成就的。

除了酒精隊之外，大家很熟悉，我們的「工具機國家隊」也幫我們生產了足夠的口罩。在疫情之前，臺灣的口罩有百分之八十都是進口的，全臺只有兩部生產口罩的工具機，都在新北。只有兩部喔！但是自從疫情發生之後，我們徵調了工具機的團隊大量生產口罩，現在臺灣已經是全球第二大的口罩生產區了，所以這真的是很特別的轉變。

在疫情當中，也產生了防疫新時代，就是大家盡量在家裡吃飯。所以現在有很多教導大家煮蔬食的網紅，YouTube 紛紛都興起了。我知道在大陸、在

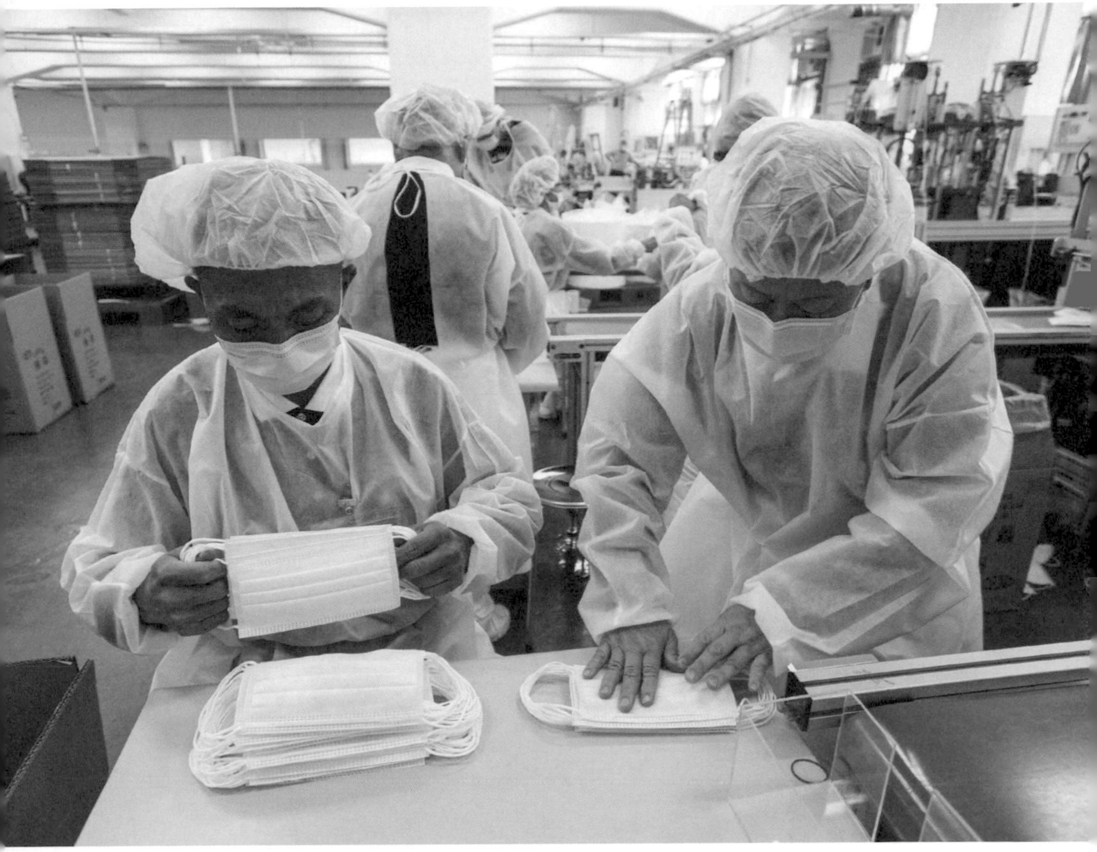

2020 年 1 月 31 日起，政府分批徵用全臺共 60 餘家工廠的醫療口罩生產，國軍也投入支援；慈濟志工受邀加入臺南白河區一間工廠的生產線，從 2 月 10 日到 4 月 30 日，共出動 1,311 人次。（2020.02.27，攝影 / 黃筱哲）

美國，在世界各地，都有很多師兄、師姊上網來分享自己的蔬食日記，獲得了很大的迴響。網路的蔬食食譜，也受到大家的歡迎。

總而言之，在這一波的防疫成果，您跟我，每一個人都有一點點的功勞，而您跟我更應該感恩我們周遭的每一個人，每一個團隊。最為重要的是，我們要一起戒慎，來防範下一波疫情的發生。

第四章

疫情再起

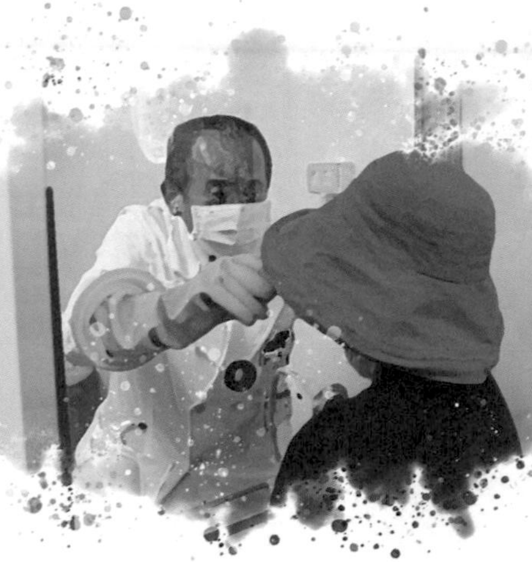

二〇二一年五月中旬，
因為英國變種病毒的入侵，
臺灣疫情突然大爆發，
每日確診人數從幾十、上百，
急速攀升至五、六百多之多，
醫療資源緊繃，三級警戒啟動，
居家上課、分流上班、施打疫苗等等，
所有的人都調整生活方式，
因應這一波疫情浪潮來襲……

COVID-19／紀事二十六／

●二〇二一年三月三十一日

陳坤詮 分享

花蓮慈濟醫院急診部主任

慈濟的篩檢機器人

現在在花蓮慈濟醫院，有關COVID-19的篩檢，從去年開辦以來，就不斷地精進，在這個篩檢流程部分，我們站在一個民眾的角度出發，這個民眾只要在九點以前先預約來到我們醫院的櫃臺報到，然後九點從

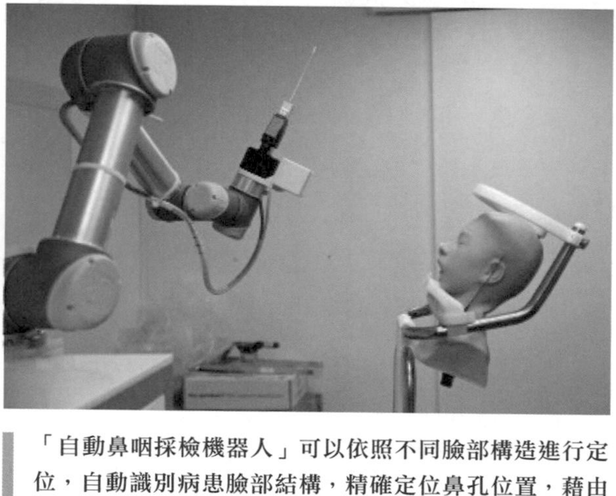

「自動鼻咽採檢機器人」可以依照不同臉部構造進行定位，自動識別病患臉部結構，精確定位鼻孔位置，藉由自動導引深入鼻腔採集病患檢體，可降低採檢時的不適，醫護人員也不必和民眾面對面接觸，大幅降低感染風險。

（2021.02.08，照片提供／花蓮慈濟醫院）

家醫科優先看診。看診完以後就可以由志工引導，來到我們急診，做完初步的採檢以後送驗，那在當日的下午就可以取得報告。

這個整個過程，民眾來院的時間，大概從九點待到九點半或九點四十分，大概都在一個小時之內可以完成。那接下來他只要在下午的時候，撥個空來到醫院拿報告，這個是自費篩檢，一天之內就可以完成的。

採檢機器人及採檢屋

我們花蓮慈濟醫院在近期，也針對採檢的方式有再做一些進化。過去我們在一個空曠的地方採檢。自費來醫院篩檢，然後做檢驗的民眾，跟那個疾病採檢是分開的，我們是另外找一個空間做採檢，一方面也是讓民眾比較安心，他不用進到那個病人看診區做採檢。不過這個採檢的空間，畢竟是戶外，有時候不大適合，風大的時候甚至那個防護罩會被吹著跑，後來院長有看到我們的需求，在院長的指導之下，我們引進了這個採檢機器人。

採檢的過程，這機器人手臂會先照兩張相，這兩張相可以定位鼻孔以及耳垂的位置。經由那個 AI 解剖大數據的計算，它可以計算出一個比較適當的路徑，引導這個採檢棒入鼻咽深處，然後採到必要的檢體。

這個過程中，造成的不適最小，因為它是一個很穩定前進的力量，而且不會偏移。另外的話，採檢設備它可以真正採檢到，我們真的要採檢的位置，以免最後變成空包彈，沒有採到必要的位置。

這是採檢機器人的部分，接下來我們就是要幫採檢的機器人組個小窩，我們也不能讓它在餐風露宿下工作。我們很感恩慈濟家人的協助，我們志工師兄運來組合屋，這個時候就把它當成採檢的小屋使用。

我經歷過搭這小屋的過程，當天的風其實滿大的，不過還好我們慈濟師兄對我們組合屋的組成是相當的熟悉，也就是這樣，穩扎穩打地把這個屋子組合了起來。

經過師兄的組合屋以後，接下來就是我們院內的工務組，以及這個企劃

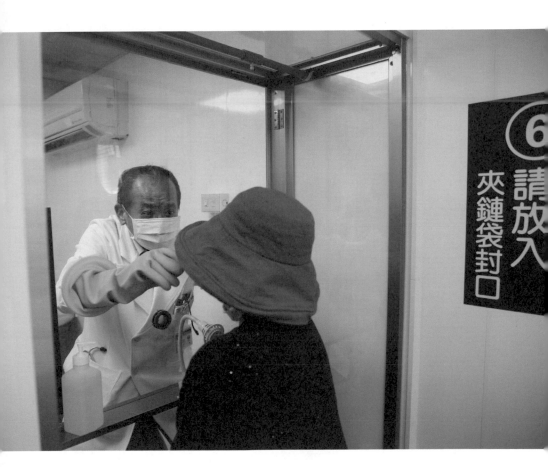

花蓮慈濟醫院急診部陳坤詮主任，在設計完善的採檢站裡，安全無虞地為民眾進行採檢。（2021.05.20，攝影／黃思齊）

室進場，由企劃室去居中協調，然後由工務組開始對裡面進行改造。

在那個屋子裡面，他做了天花板、日光燈，然後在中間他還做了鋁門窗，其實就把整個空間一分為二，一邊是醫師還有護理師進出的地方，另外一邊是病患進出的地方。這樣有一個好處，受檢者可以安心，採檢者的部分也可以安心，就是除了精準以外，我們引進的機器人採檢系統它可以達到，讓雙方面都安心，可以順利地進行採檢的過程。

我要感恩除了醫院裡面的同仁鼎力協助，以及師兄們來幫我們做這個採檢屋的設置。我還體驗到慈濟和諧互助的精神，讓我們快速的把這件事情推動好，為民眾打造一個安全、舒適的採檢環境。

而且讓我們的採檢的人員可以更安心、更放心地來進行這個作業。相信我們花慈的急診部未來在採檢這一塊，可以給民眾們提供更好的服務。

●二〇二一年五月二十五日

楊緒棣 分享
臺北慈濟醫院副院長

用資訊提升防疫戰力

我的工作場域，除了在自己的辦公室、診間、開刀房以外，其實我最多的時間是跟資訊人在一起，隨時我要把電腦翻開來看一看，做報告。另外，多數的醫師口袋裡面都會有手機，我現在的口袋還多了一個平板電腦，要做行動巡房。

大家都知道，臺北慈濟（醫院）現在因為新冠肺炎的關係，其實非常的嚴峻，我們付出了非常多的人力、物力去做這件事情。在這個背後，資訊有沒有成為最佳的支撐呢？這裡要分享在新冠肺炎的時候，資訊在擔任防疫最前線所做的一些工作。

醫師也必須是資訊達人

大家都有看到，最近所謂的「校正回歸」，疫情大爆發，有些校正回歸，那為什麼會有這些事情發生呢？其實這個也跟很多事情有關。這個裡面，第一個，因為疫情爆發，手術室的工作要降載，來支援內科的這些照顧。在目前，只有透過急診手術跟生命攸關的手術才能夠執行。

另外，我們在之前建置了全新北市，也可能是全臺灣少數很好的負壓手術房，所以當這些新冠肺炎的感染者，萬一又有需要緊急手術的時候，我們要怎麼做防護？怎麼樣來提供最恰當的服務來搶救生命，這都是我們外科系這個時候要做的準備。

我的身份，從二〇一八年九月以後，就從拿聽診器、拿手術刀的醫生，慢慢變成背著電腦包的醫生。因為資訊的需求實在是非常多，所以我經常要面臨各種不同的挑戰。

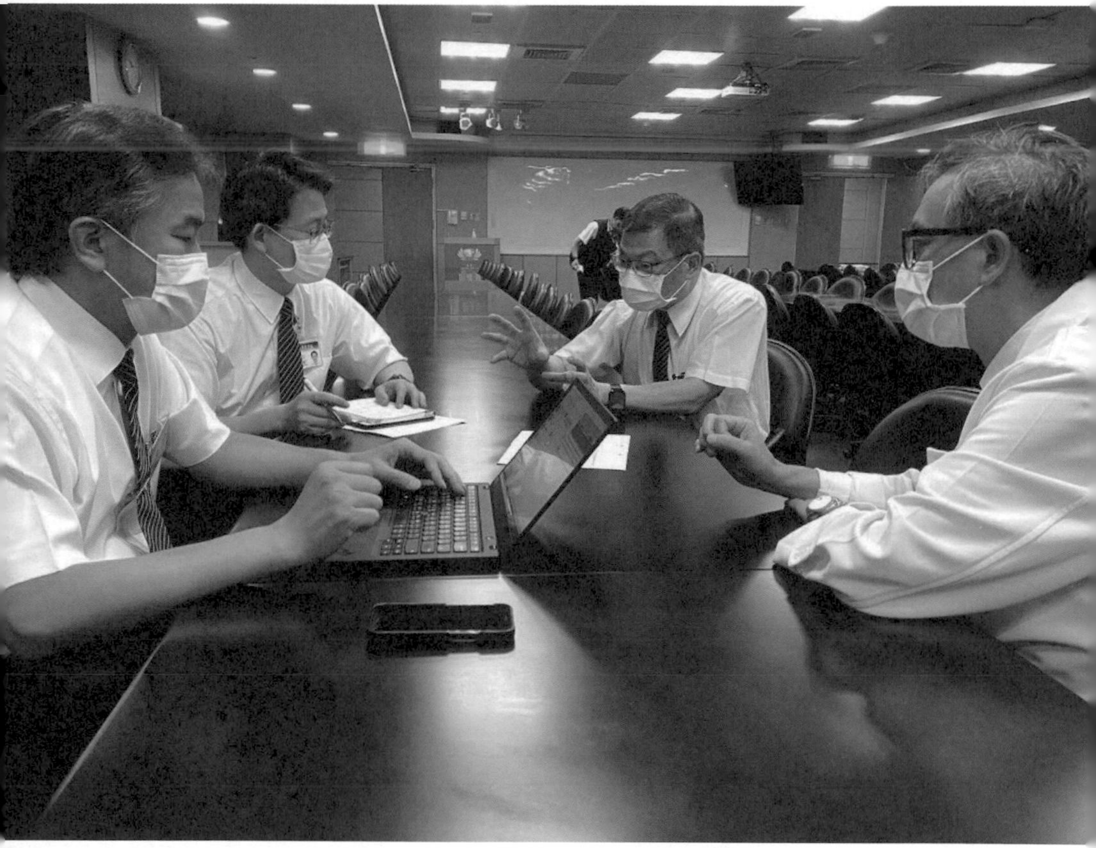

臺北慈濟醫院資訊與醫療相關人員，共同討論資訊建置的內容。（照片提供／臺北慈濟醫院）

我們資訊到底能夠應付到什麼事情？

像有所謂的「校正回歸」，其實政府在所謂的法定傳染病的通報，他要求報了二十八項，大家在新聞裡面如果有看到，只有到最近一、兩天才改成說只要報八項。其實在做這麼多項的申報的時候，一開始個案少，用人工去鍵入是沒有問題的，但是我們一天要通報八十筆，甚至更多，這些陽性的，要通報這麼多人，就要做所謂的批次上傳。

這個批次上傳，我們在五月十九日，用資訊的方法做成功，讓我們的疾病管制師少了很多的工作，這個都是默默地傳上去，所以才能夠打通，讓陳時中部長能夠把數字及時地反映出來，而不用做校正回歸。

資訊是我們背後的支撐

這個法定傳染病上傳以後，我們還有另外一個問題叫疫苗注射，也要跟政府申報，我們一天要報四百筆到六百筆，這都是蠻大的量，也要靠資訊的手法把它做上去。這個要感謝我們資訊的同仁，通常是在提出需求後，隔天就做出來，這個都是非常緊急的，資訊在背後支撐我們醫院做防疫的工作。

視訊看診，這個也是來自於政府突然的一個緊急需求，要照相、錄音、錄影，我們就先把應變流程畫出來，再把它用文字寫出來，最後我們測試，我們可以照相、錄音、錄影，也可以把它正確地寫出來。而且我們還可以用「一指付」繳費，病人真的可以不用到醫院來。

我們做的最特別的是什麼?因為將來照相要存在哪裡?我們可以把它存在我們的醫療病歷裡面，將來要申報的時候，就不用去找資料，要去找那個照片再來貼，這個是我覺得我們做得很棒的地方。

批價的流程、領藥的流程，這個其實我們也跟資訊、工務，一而再、再而三地演練。所以一個簡單的視訊流程，政府一句話，其實我們要做非常、非常多的事情，這個都在同仁們的齊心協力之下，我們會把它完成。

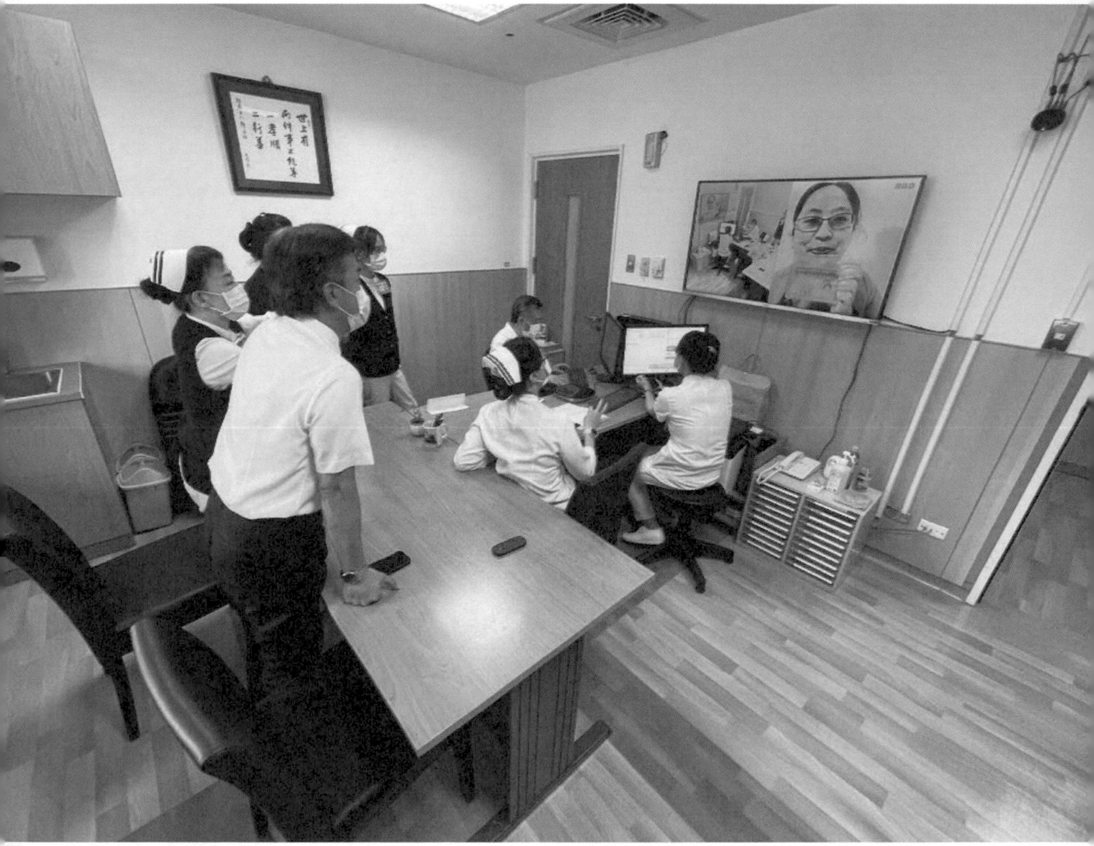

臺北慈濟醫院進行視訊門診建置與測試。（照片提供／臺北慈濟醫院）

行動巡房系統，能夠做出符合醫師的需求，是我們經過蠻長時間與華碩AICS的合作！包括一開始華碩的資訊同仁先到我們內部來訪問，使用者的需求到底是什麼？當他們準備得差不多的時候，還有慈濟全體資訊的同仁要加進來做，我們開會的時候其實是非常多的人一起在合作。慈濟的醫療也投入非常多的人力，才能有今天的成績。

在初版展示時大家都覺得很棒，最後我們就把它做出來了。在疫情的這段期間，趕快拿出來給大家用，雖然還不是定稿的完成版。上人說：【方向對了，就不怕路遙遠】，確實如此呀！

COVID-19／紀事二十八／

●二〇二一年六月七日

林英超 分享
臺中慈濟醫院神經醫學中心主任

視訊門診 不用來也能照顧健康

疫情升溫以後，人與人之間都要分得更開，青年朋友也必須保持距離，可是這是必須要的事情，如此才能夠讓防疫得到全面控制。

上禮拜因為承接了苗栗的一些篩檢站，感受到我們全院同仁的熱情，當我們一發布說需要大家去幫忙篩檢，很多同仁都馬上響應，甚至於排都排不到，我們心裡面也覺得很感動、很窩心，整個臺中慈濟醫院，大家都一起團結抗疫。

門診部分，一直是我們擔心的事情，常常大家會在門診群聚，除了這樣的一個群聚以外，平常我們在還沒有疫情的時候，常遇到一個情況，有時候我們看門診，可能從早上看到下午甚至晚上。

常常有病人坐下來跟我講說：醫生啊！我九點就來了，我心想！辛苦了，你等了六、七個小時，中間還經過了兩餐。病人的想法就是覺得「我一定要等到」，一定要來看，可是我們內心裡很不忍，往往前面花了幾分鐘才跟他說對不起，然後再跟他看看，有沒有什麼肚子餓的事情，甚至於中間我們還需要做這樣的一個餐點的服務，這是門診我們常遇到情況，在疫情期間就擔心，大家在這邊坐那麼久，所有人雖然都戴著口罩，也圍得很開，還是會擔心這樣事情。

所以後來衛福部終於開放大家可以視訊門診，也不只是只有拿藥，甚至於可以看病。

疫情爆發 依然可以線上問診

我們今天要分享的是一個六十九歲的女性，她在很多年前她做了腰椎手術，可是做完了以後，開始覺得左邊的臀部，還有走路一直不是很好，兩側下肢麻痛感很明顯，她甚至於覺得走一步路就會割到肉那種感覺，然後她就行動走不遠、坐不久，甚至沒辦法彎腰。

因為她的先生來我們這裡做手術，那第二天可以下床，一個禮拜回家，兩個禮拜就可以恢復工作，所以她覺得很神奇，那她覺得說：就來請教在她先生在住院的時候，就說她可不可以來看，我們說可以，她就來做檢查。

檢查以後發現她術後為何會有疼痛？跟她釘子打的方向還有位置有關，會造成腰痛的原因，是因為她這樣固定的效果並沒很好，然後釘子的方向，有時候它突出去了太多，會造成她對我們肌肉的一個疼痛感，甚至於造成一些隱隱作痛，因為我們在腰部有副交感神經，有時會造成這個屁股的緊繃。所以我們後來就建議她再重新做了一次手術，加強固定，以及把釘子的位置作為一個調整。

手術完了以後，她第二天下床走路覺得沒有問題，疼痛感也不見了，但是

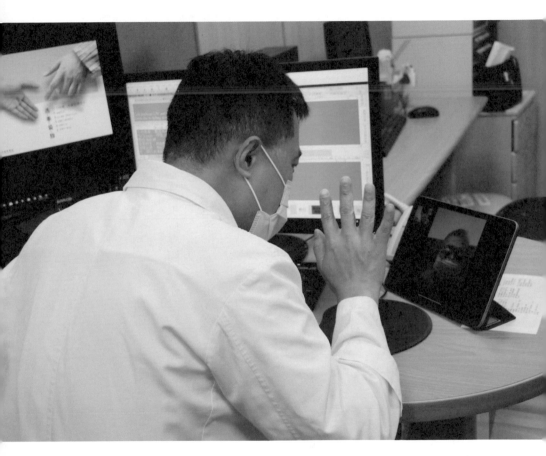

因應新冠肺炎疫情升溫，臺中慈濟醫院推出視訊門診，提供遠距診療服務，讓所有有就醫需求的民眾，都可以透過視訊方式看診。圖為腎臟內科楊洵醫師進行視訊門診。（2021.05.24，攝影／曾秀英）

她的痲感仍然繼續，我們建議她繼續復健，繼續運動，回去要運動要彎腰、要蹲。

現在疫情來了，但她已長時間拿藥，這個手術也已經做了超過一年，她也不用再照X光，所以她就可以採用視訊門診。透過視訊門診，我們可以跟她討論最近活動的情況，她也很開心，能夠在這種情況下，還可以跟我們做一個問診，甚至不用人到醫院來。在這樣情況下，她感覺到她還是可以講她哪裡不舒服，甚至於站起來或是行動給我們看。

我們也可以藉由這樣情況請她再多運動，甚至於該調整的地方，所以視訊門診其實可以縮短距離，現在已經可以不只是只有拿藥，我們還是可以看診，甚至可以講話，還可以跟她排檢查。

所以現在的脊椎手術，已經不是只有我給你開刀，剩下的事情都是你自己的事，我們希望做到全方位的脊椎手術。

我們現在有很多高科技可以幫忙減少出錯，術後我們現在都希望早起運動，

盡量避免用背架去長期的固定，然後定時的追蹤，讓我們能夠確定你可以恢復正常的生活，甚至於恢復正常的工作。現在我們的疫情膠著，天候非常極端，雖然愛跟關懷我們可以縮短心的距離，可是遠距門診，我們可以縮短時間跟空間的距離，讓大家的心更能連合在一起。

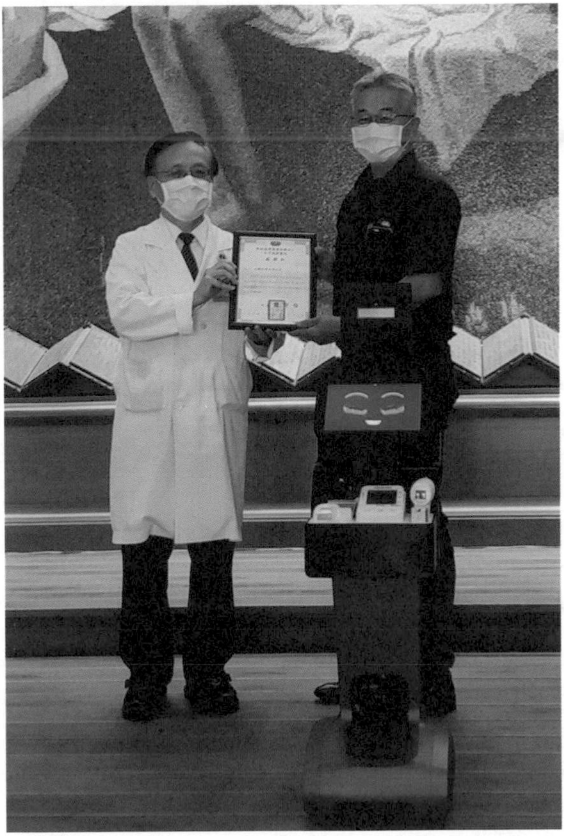

臺中慈濟醫院防疫專責病房增添利器「智能機器人」，既服務病人也降低醫護風險。院長簡守信（左）感恩吉輔企業有限公司捐贈，期待藉 AI 科技提升醫護人員保障同時，仍能透過機器人傳送醫護同仁的表情與語音，把關心送到病榻邊，讓隔離的病人感覺有溫度的照顧。（2021.06.04，攝影／曾秀英）

COVID-19／紀事二十九／

●二〇二一年六月一日

林祝君 分享
慈科大研究發展處研發長

線上課程：從抱怨上課到懷念學校

因應疫情影響，現階段有很多的活動，大家可能都改為線上，包括在教育的這部分，其實也是一個很大的影響。這裡要來探討新冠肺炎影響下的一個教育現場，還有帶給我們的一些小小的省思。

我想，遠距教學一開始的初衷，其實是希望可以縮短城鄉的差距，然後可以讓地緣比較不便的學生，或者是任何一個學習者，他可以透過雲端，或是遠距的功能，來達到線上學習的機會。

可是因為在二十一世紀的這個世界災難，COVID-19到達之後，我們其實

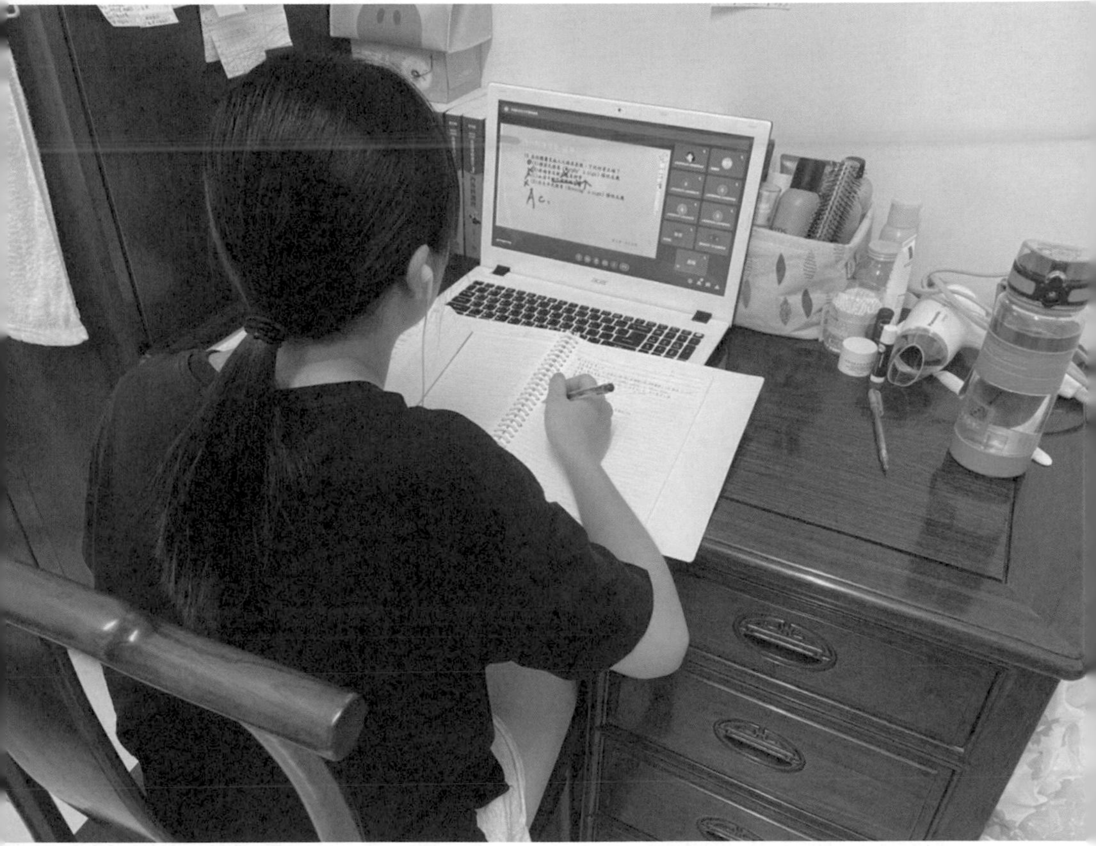

因應新冠疫情三級警戒，慈濟科技大學護理系、醫學影像暨放射科學系老師帶領應屆畢業生組成遠距教學考照班，為七月下旬國家執照考試進行重點科目複習。
（2021.06.01，照片提供／慈濟科技大學）

反而這樣的遠距教學，也就是行動學習變成了學生他們學習唯一的管道。包括老師們就要練習去改變，包括如何在線上跟學生互動，然後傳遞我們的知識，所以我們要練習改變。當我們習慣之後，我們肯定也就會適應這樣的一個改變，我想很多的習慣，應該也都是這樣子。

線上教學實際狀況

在五月十八日之後，非常緊急的，教育部就宣佈全國的各大專院校，包括中小學全部都採線上教學的時候，我們就要採取因應措施。學校的電算中心非常幫忙，給我們很多的這個所謂的免費軟體，包括大家很熟悉的google meet，因為我要採取是成組的那種所謂的教學；就需要用的所謂的這個Microsoft team，我就是用這樣方式來跟學生做互動。

所以不管哪一種型態，現在學校的教育方式，不管是實作的課程，或者是一般學理的課程，全部都採線上教學，其實給我們很大的一個困難。尤其是以護理類來講，我本身是護理老師，比如說你在傳遞這個護理技術的時候，

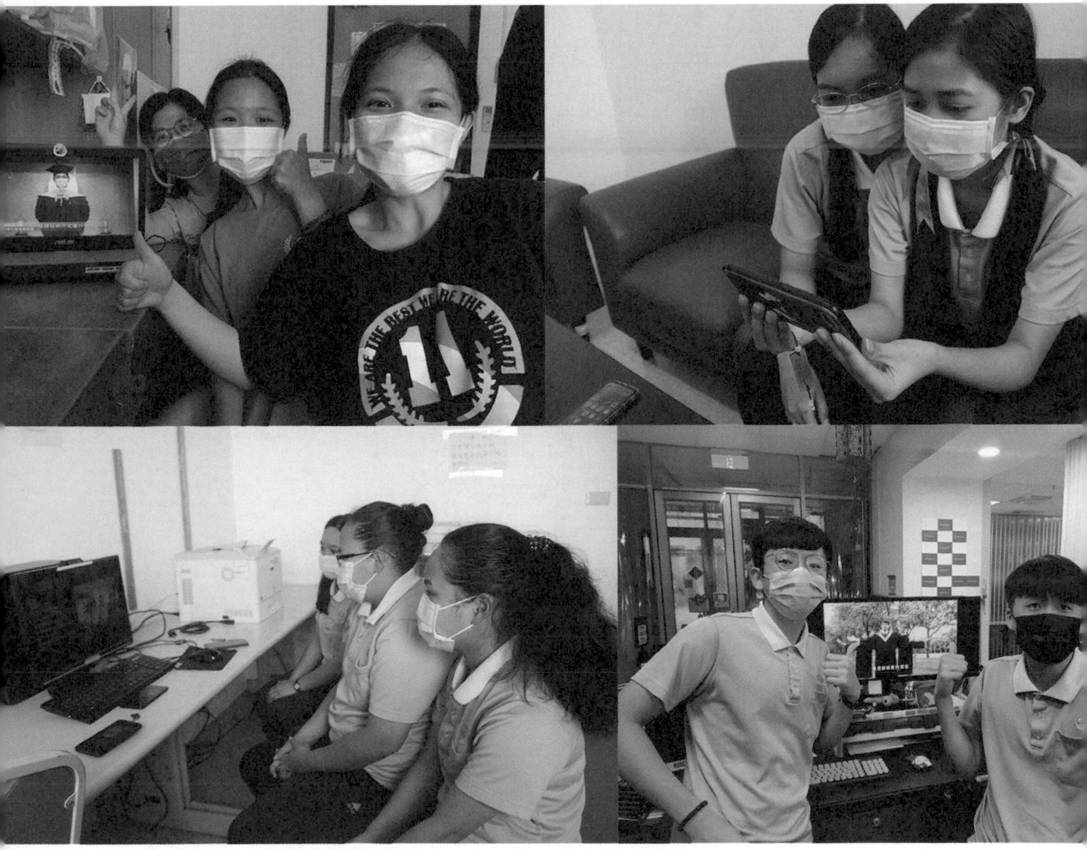

因應疫情教育部要求取消實體畢業典禮，6 月 4 日慈濟科技大學 109 學年度畢業典禮也首度採線上轉播，讓 763 位畢業生同步雲端參與。圖為畢業生各自在宿舍觀看直播。（2021.06.04，照片提供 / 慈濟科技大學）

如何讓學生能夠透過這樣雲端可以瞭解，因為學生現在沒辦法在線上練習，所以包括我們的期末考全部通通要去腦力激盪，發揮創意，怎麼樣讓學生在沒有實習、實驗的場域的環境當中，他一樣可以達到一個評核跟考核的一個期待。

所以就這樣實驗了兩個禮拜，後來我們問學生，「你到底喜歡用雲端，還是你喜歡回到教室？」

照印象，以前孩子都喜歡在哪裡？當然就是最好不要來上課，他最好就可以在宿舍，或是在家裡，他就可以聽到老師上課。結果現在呢？昔日的抱怨變成今日的懷念，意思就是說，他過去非常討厭入課室來上課，但他現在會跟你說，「老師，我們真的覺得很想回學校上課。」

所以我想，不管是不是中小學的家長，很希望小朋友可以趕快回學校去，我想包括學生自己都很想回到校園來，尤其是實作的課程，他們真的覺得有非常大的一個學習的困難。

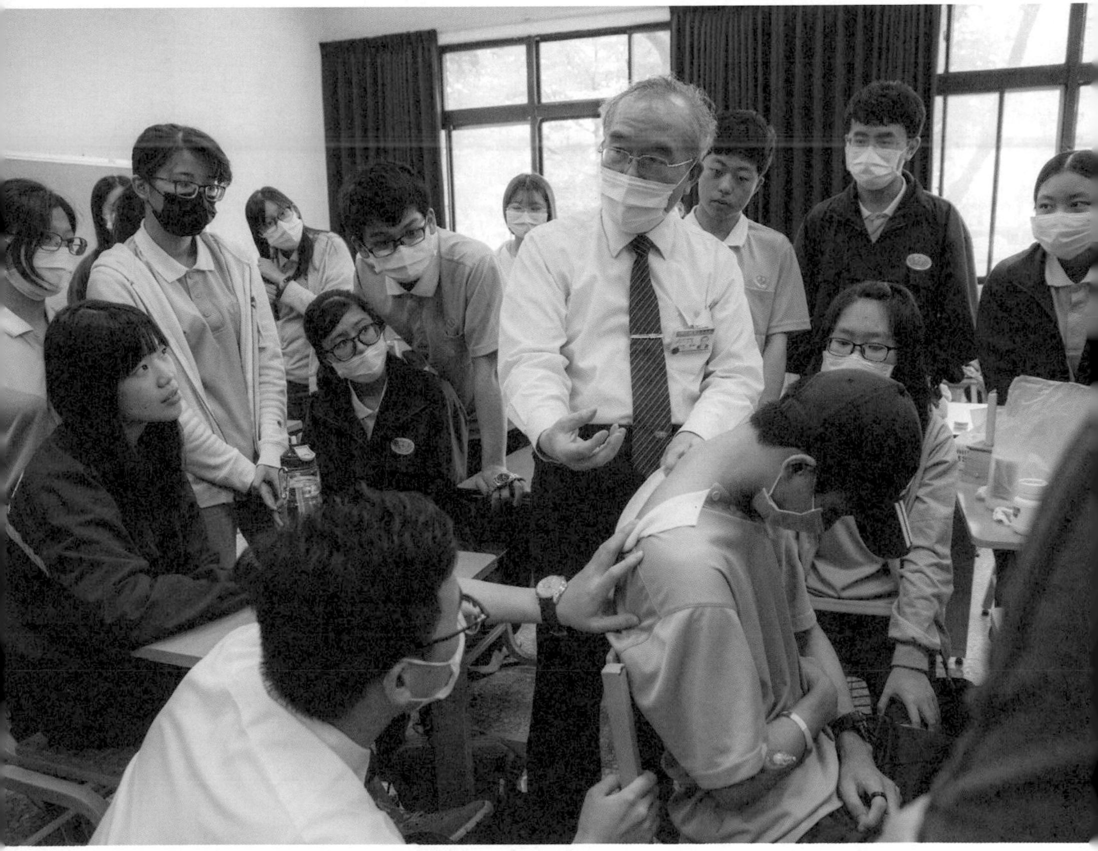

疫情的封鎖，大量的線上課程，讓許多學生開始懷念起在教室上課的日子。圖為花蓮慈濟醫院中醫部總醫師龔彥綸解說「刮痧」的臨床應用，林宜信教授（中）現場示範。（2020.05.07，攝影／曾繼鋒）

COVID-19／紀事三十／

●二〇二一年六月七日

李炳輝 分享
慈濟人文志業中心總務主任

疫情下 分流堅守崗位

嚴重的疫情下，人心惶惶，很多人為了是否要施打疫苗，有不同見解，以致發生許多爭端，造成社會的不安。

證嚴上人指示人文志業要「報真導正」，安撫社會的心靈。總務室能夠做什麼？總務室擔負守護人文志業的安全，與作為同仁的後盾支援，所以提出因應疫情的辦法，讓同仁無後顧之憂，能夠安心在這棟大樓工作。

實施上班分流 全面消毒防護

一、實施上班分流制。

分流制讓工作場所人員減少，也減少同仁跟同仁間的接觸，避免如果有同仁感染時造成人力停擺，會導致電視播映受阻。

人員因為上班分流，分有A、B兩班，所以上班進出動線也會做分流管制，非當日的排班人力，也無法進入志業體。

在嚴峻的大環境下，疫情的發展沒有人可以掌握，只有嚴密防範；所以人員分A、B班上班，公務車輛也是分A、B班調度使用。A班同仁使用公務車輛外出採訪，車上會放A班告示牌，讓管理車輛出入的保全人員知道是A班同仁使用，進出大樓也能很快判別管制。

此外，公務車輛外出都是新聞部及節目部同仁採訪使用，都是屬於風險較高的狀況，所以駕駛同仁在車輛使用前與使用後，依規定都要清消一次再還車，減少病菌互相傳染。

二、開放停車場使用。

在大臺北地區，交通一向便捷。顧及到同仁搭乘捷運、公車，很容易因為交通工具有接觸而染疫，所以將原先在臺內一位難求的停車位，採取彈性調整開放。

因分流上班，地下停車場有一半的車位空出來，開放讓原先沒有停車位的同仁，也可以開車上班，避免跟大眾接觸，減少染疫的機會。政策執行之後，也增加了近七十位同仁能夠自己開車安心來上班。

三、消毒用品靈活運用。

總務室平時就儲備很多酒精，所以酒精的數量都是足夠的。當三級警戒實施後，新聞部及節目部同仁都需要外出採訪，會到醫院、市場、社區等高風險區域，所以原先也希望他們每個人外出採訪時都能備妥酒精。但後來連帶同仁接觸過的清消器材及設備，都需要使用酒精來消毒，在很短的時間之

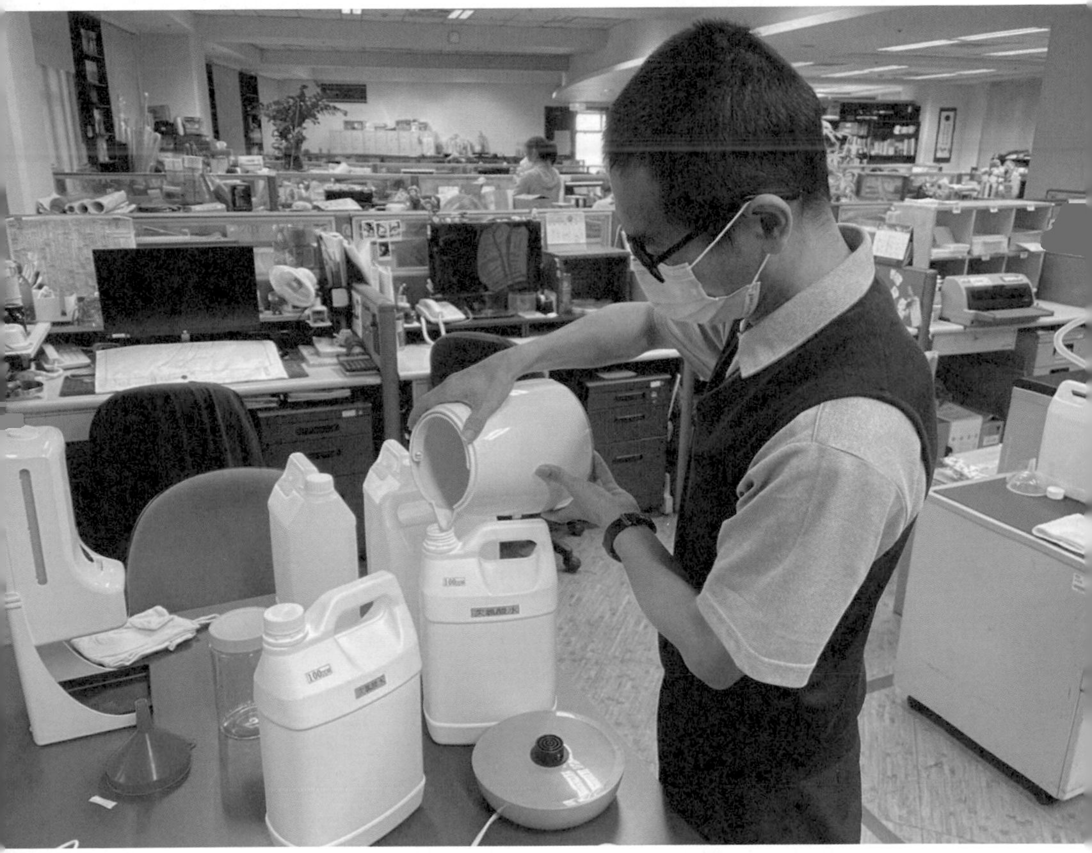

人文志業中心總務同仁調製消毒用劑。（2021.06.06，照片提供／李炳輝）

內，新聞、節目、工程等部門都陸續來申請四公升一桶的酒精，一、兩個禮拜下來，造成原庫存快速減少。

經討論宣導後，酒精使用彈性處理，只優先提供作為同仁進入大樓及人員外出攜帶使用；擦拭桌面、清潔攝影器材及環境清消可用次氯酸水；擦地板就用漂白水擦拭，由此也確定了清潔用品分類使用原則。次氯酸水由總務同仁自己製造供大眾使用，酒精及漂白水對外採購。有足夠的清消物資讓同仁使用，無論是在臺內或出外採訪，大家才能安心上班。

四、用餐便當各樓層送妥。

因為大愛二期工程仍在進行中，沒有廚房場地可以煮食。原本已規劃借用臨近的蘆洲靜思堂廚房煮飯，但後來靜思堂也停止對外活動，一時之間沒有地方可以煮食。為了供應三百多位同仁安全衛生的餐點，也希望大家能夠吃到很豐盛的素食，所以在附近幾家素食餐廳挑選一家合適的，協助製作美味素食的便當，每天供應中餐、晚餐讓同仁享用。

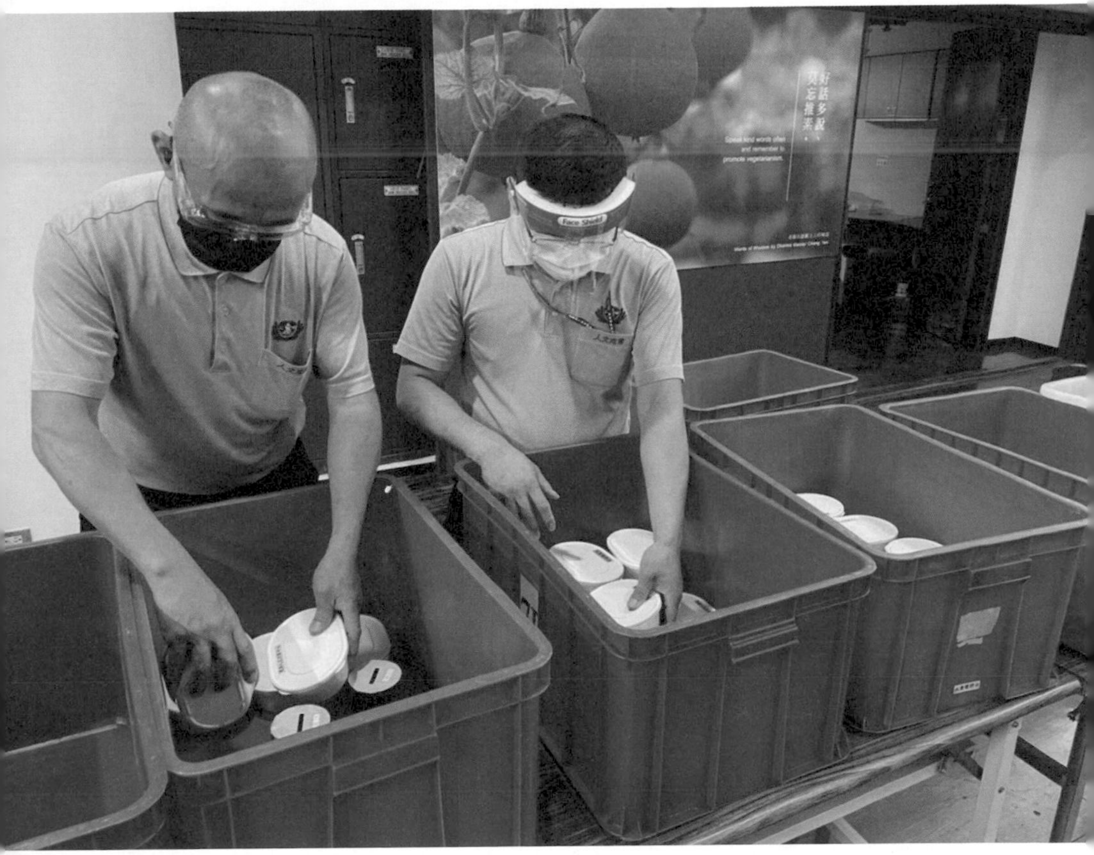
好話多說、
莫忘推素。
Speak kind words often
and remember to
promote vegetarianism.
Face Shield

總務同仁將便當分送各樓層，減少同仁群聚用餐的機會。（2021.06.06，照片提供／李炳輝）

為了避免同仁們不必要的聚集，總務同仁也一一將各樓層訂購的便當，分送到各樓層，讓同仁在自己座位用餐，避免同仁到齋堂群聚，並減少各樓層同仁接觸，讓大家安心用餐。

五、清消工作日日不間斷。

上班前，清潔班同仁會將人群接觸最頻繁的一樓與電梯間地板全面用漂白水擦拭，任何有按鍵的地方，例如握把、扶手也都用酒精擦拭。同仁下班前，呼籲各樓層同仁用漂白水擦拭地板、用次氯酸水擦拭門把及公用桌面，同仁自主管理環境清潔消毒。

每一週總務室的同仁，也會固定用次氯酸水清消整棟大樓，每次清消都是避開同仁上班時間，利用晚上下班七點過後到十二點，讓辦公環境達到防疫清潔功效。

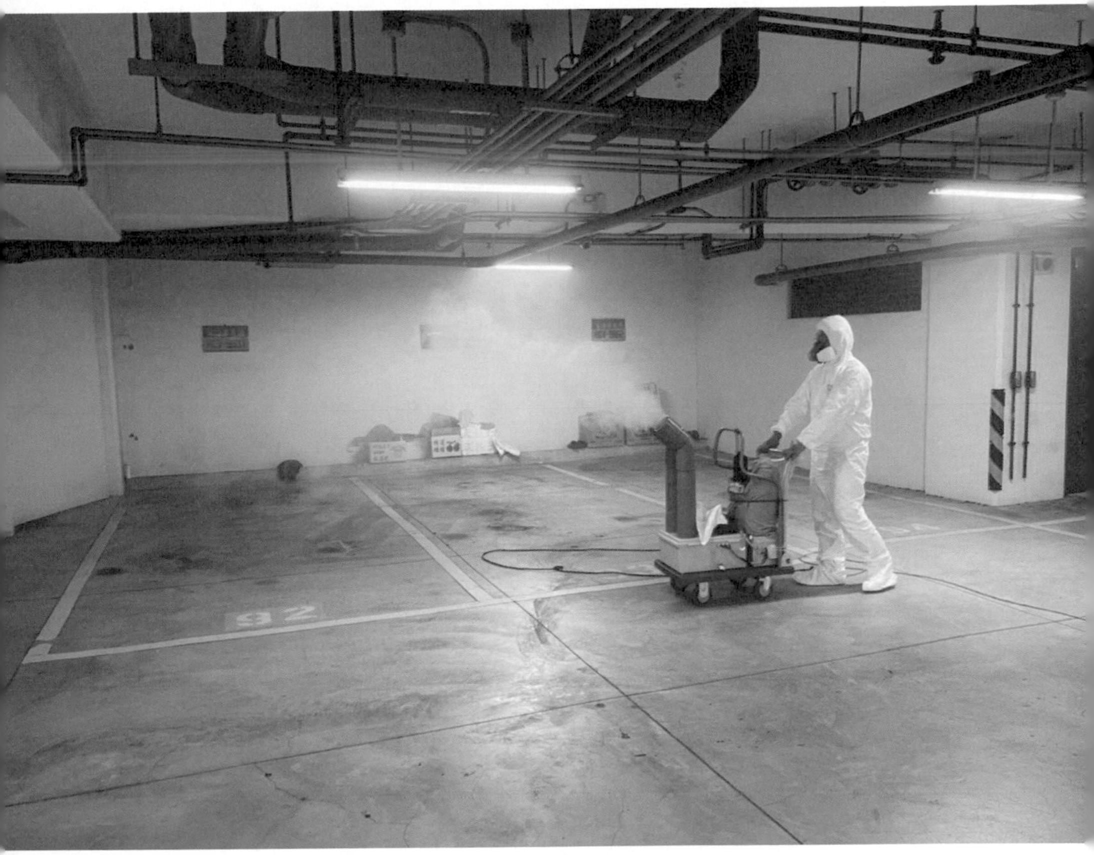

總務同仁利用晚間時間，到地下停車場做清消工作。（2021.06.01，照片提供 / 李炳輝）

在家自主隔離　公司順暢運作

五月十八日上午十一點多，我接到兒子的電話，「爸爸，你快回來。」我問他：「發生什麼事情？」他說：「媽媽前幾天搭計程車，計程車司機確診，她跟計程車司機有接觸史，你趕快回家，不要暴露在大愛臺辦公室裏。」

我家師姊跟確診者有接觸史，為了讓同仁安心，不要擔心惶恐。當下我跟總監請了假，馬上回家。

詢問一九二二疫情指揮中心，師姊需自主隔離十四天，我跟兒子只需自主健康管理。但我們用高規格的標準，三人在家都是自主隔離十四天，各自分三個房間隔離，每天我負責煮飯，兒子負責清潔地板，師姊安心地在房間隔離。

十四天來我都在家中辦公，用電腦連線處理公文，以電話協調工作，用歡喜心接受十四天的隔離，也平安度過十四天，我又回到了工作崗位。

在我請假的十四天當中，總務同仁分A、B班上班，上班人數減少了，但工作量並沒有減少，同仁們自主性互相補位完成每項工作，同仁間彼此合和，不用讓我擔心、煩惱。

尤其讓我感動的一件事，當疫情嚴峻之際，何建明副總監指示辦公環境要全面清潔消毒。積極詢問幾家清潔公司後，都是得到清潔公司回覆，現在清消工作很忙，沒有辦法當天配合，需要預約三天到一個禮拜之後。

眼前的清消工作是不能等待的，只能由我們自己處理，經詢問幾個會所後，臺北分會可以借用噴霧機使用。

機器工具借到了，也一定要有人可以執行才妥當！當時我是在家隔離，打電話問了水電同仁：「阿光，借了一臺噴霧機，你可不可以加次氯酸水試試看，機器能不能運作使用？」

他二話不說推著這臺機器就去測試，次氯酸水是弱酸，經過機器霧化噴灑在整個辦公區塊消毒，所以必須穿上隔離衣及戴上護目鏡及防毒面具，對噴灑的人員才有保護作用。偏偏這時採購防毒面具也是缺貨，同仁阿光不以為意，也說他可以先戴兩層口罩就好，並且主動表示：「這份工作要利用下班時間噴灑到半夜，以後就由他來承擔執行。」

清潔消毒的工作不是他的分內事，儘管工作條件不佳，他也勇於承擔，樂於配合，讓我真的很感動。

十四天的隔離沒有在電視臺上班，每位同仁平安正常上班，電視臺也正常播映，這都是全體人文志業同仁配合遵守防疫規定。願大愛電視在這不安的大環境，達到淨化人心，祥和社會。

COVID-19／紀事三十一／

●二〇二一年五月二十五日

蔡芳玲 分享
臺北慈濟醫院護理長

到底誰能先被放棄？

急診護理人員，總是走在最前，堅持到最後，不願意放棄每一個人。

這個案例有母子三位，最小的貝比只有九個月，她的兒子大概十歲左右。她們大約是在新北市中和地區感染，媽媽跟小貝比已經確診，但屬於是輕症。那個十歲大的弟弟則未染疫。

原本媽媽於外院確診，因為是輕症故在家中居家隔離，但因高燒不退已多天，感到很不舒服，於是她就來了我們慈濟醫院。

醫師幫媽媽照了X光，檢查並沒有肺炎。那個小貝比也沒有發燒，只有媽媽發燒，燒到三八、三九度，無喘或其他症狀。醫師認為是輕症，向媽媽病情解釋：「目前看起來X光肺部無變化，血氧濃度正常，開個藥回去吃，在家裡隔離症狀治療就可以了。」

媽媽後來是透過總機轉至公傳主任詢問可不可以幫幫她？公傳主任來到急診跟我說：「我知道輕症目前是不需住院，那可以給那位媽媽心靈撫慰一下嗎？電話那頭聽起來感覺有點無助。」因為媽媽也知道，若只是輕症雖有發燒，並不符合入院的條件。

於是我就走出去戶外篩檢站跟那媽媽交談一下：「我知道您很不舒服，很需要幫忙，但您目前是輕症，又沒有肺炎。在病床很緊縮之下，回家隔離的機會比較大。並衛教媽媽關於新冠肺炎變成重症有哪些症狀及如何處理發燒不適症狀。」

結果媽媽就哭著說，因為她已經反反覆覆燒了幾天，她真的很不舒服，還有兩個孩子要帶，也很擔心自己跟小孩在家發生什麼事。

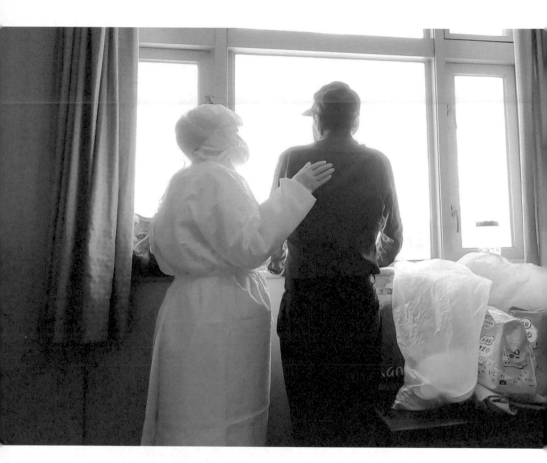

臺北慈濟醫院專責病房裡，準備出院的莊先生望向窗外，訴說劫後重生的感恩之情，護理師鼓勵莊先生透過幫助他人，將愛傳出去。（2021.06.29，照片提供／臺北慈濟醫院）

我問說：「那爸爸有在家裡，可以幫忙一起照顧嗎？」她說，因為先生出國工作，只有她一個人帶著這兩個小孩子，希望能住院。

接著我請同仁先幫她量個體溫。體溫將近三十九度了，我跟媽媽說：「我先去請醫師開個藥，讓燒退下來，或許會比較舒服一點。」順道去辦公室多拿幾瓶礦泉水給媽媽，並叮嚀現在戶外天氣炎熱，請她跟小孩要多喝點水。

其實大家知道，雖然發燒好像不是一個會致命的症狀；但是當自己身體狀況在很不理想的時候，其實根本無法好好地照顧小孩。拿退燒藥給媽媽服下之後。我跟媽媽說：「我會盡我所能幫忙您，但是目前確診重症的患者比較多，床位資源有限，如果無法挪出床位，要麻煩您體諒了。」

媽媽點點頭說：「謝謝妳！」

接著，聯絡了控隔離床的護理部的副主任，講了這母子家裡的狀況，並詢問可以讓他們住院嗎？雖然我知道病床跟人力皆有限，或許應該要把資源給更需要的人，但是因為爸爸不在家，自己生病還要帶小孩確實也是辛苦。副主任二話不說表示：「給我一點時間，我來跟病房協調」。另一頭院長剛好打電話來，表示讓這三位母子直接住院，最後很順利圓滿地住上病房。離開急診上隔離病房前，媽媽滿懷感激地謝謝我的幫忙，讓她能安心養病。

隔天，我接到公傳主任傳來這三位母子在病房的照片。潘主任說，現在她們一家人，在病房受到很棒的醫療照顧，母子安好。心想，只要他們平安就很欣慰了。

孰輕孰重 天人交戰的抉擇

確診重症患者日漸激增，床位資源有限之下，每天媒體不斷報導快樂缺氧在家突然猝死的新聞，不免讓人看了膽顫心驚。雖然政府因應有限床位資源，設立條件，希望能讓有需要的人使用，但藉由這個事件，我在想，每個家庭或許會夾雜其他複雜情況，不是我們一分為二想得如此簡單。雖然輕症不符合住院，但是自己身體在不理想狀況是事實，孩子需要照顧是事實，身旁無支援也是事實，也無法保證輕症回家後不會變重症……

這讓我想到，二〇一九年新冠肺炎引發的疫情，全世界除了中國，就屬義大利最嚴重，死亡率高達百分之六點七。義大利北部貝加莫省的七十二歲牧師貝拉德利（Giuseppe Berardelli）確診新冠肺炎卻犧牲自己，將僅剩的呼吸器讓給另一名年輕病患，因此不幸去世。多家媒體不斷報導，說在醫療資源有限的情況下，義大利醫護人員會優先救治最有機會存活的病患。

換句話說，年紀大就有可能會被放棄救治，在醫療資源捉襟見肘的此刻，義大利麻醉學和重症監護學會，主席佩特里尼在受訪時，表示當需要插管的病患比呼吸器多的時候，應該先把呼吸器讓年輕或是沒有重大疾病病史的人使用。佩特里尼也強調，這是一份技術性指導文件，目標使用者是專業醫護人員，並不是拿來供大眾公開進行檢驗的。主要目的是讓第一線醫護，在必須做出無奈選擇時，有所依循，不必承擔自己一人，做出重大決定的壓力。

在有限的資源之下，到底要如何抉擇先救誰？身為醫護人員面對這種抉擇是痛苦的，因為，對於「救命」是醫護人員的天職及使命，不管是老人或年輕人，我們第一個優先的選擇都是——不願意放棄任何人……

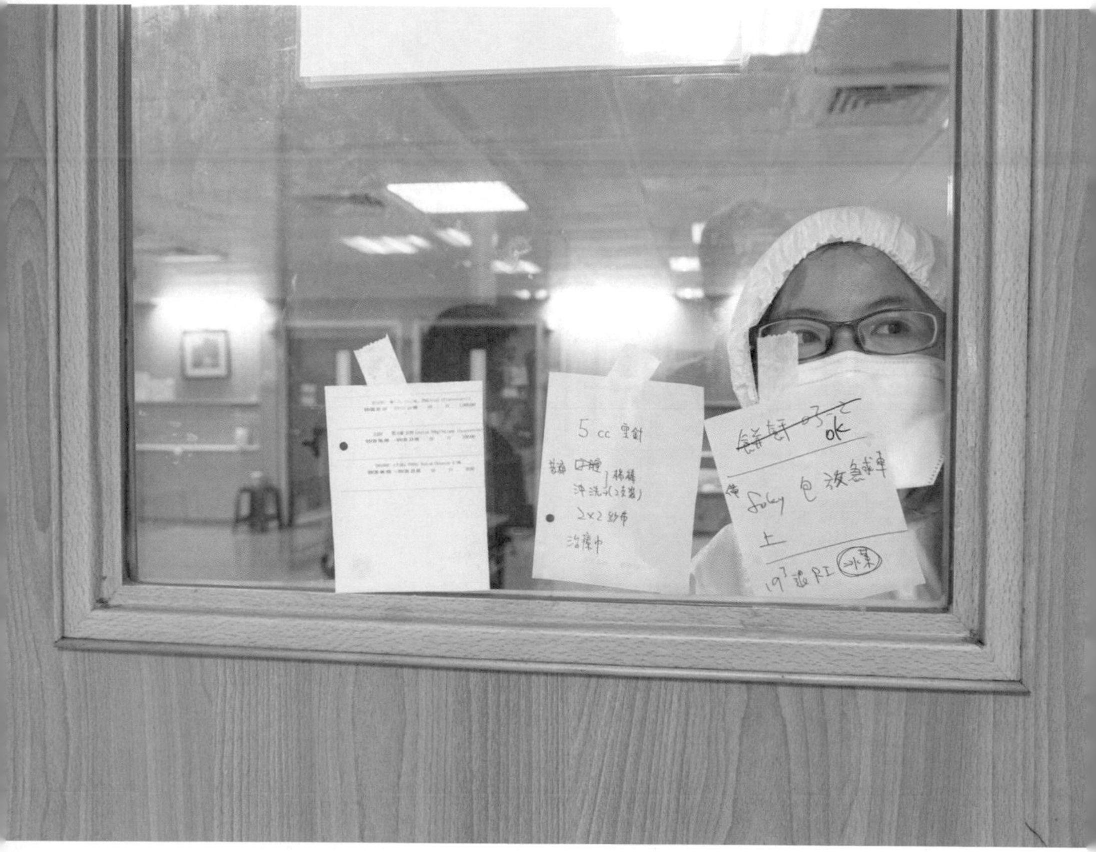

臺北慈濟醫院一位醫護人員進入專責病房後，隔著門對外向同伴交託事務；在玻璃窗貼字條是他們常用的溝通方式，避免頻繁進出。（2021.06.02，攝影／蕭耀華）

COVID-19／紀事三十二／

●二〇二一年六月十一日

陳淑琴 分享
臺北慈濟醫院護理部護理長

如何慎防院內感染

從五月開始，雙北的疫情非常嚴峻。其實從五月十五日開始，疫情就爆發了。醫院做了哪些動作呢？

第一個就是外科病房，我們本來有四個病房，然後就把它降低醫療的量能，就縮成三個病房。然後到了五月十七日的時候，因為專責病房需要更多的護理人力，所以我們就讓同仁自願去，一個去快篩站，一個去專責病房。

到了五月二十二日，因為確診病例愈來愈多，又增加了一個外科病房去做專責病房。因此，我們單位就作為普通病房，但是收治了需要在醫院治療的嚴重病人。

醫院知道疫情非常嚴峻，必須要嚴格把關每一個病人，所以不論急診病人要入院，或者門診要住院的病人，我們都要先做快篩。只有當對方是陰性，我們才會收容住院。手術病人也一定要做篩檢。他如果是陰性，才可以進手術室。另外陪病的病人家屬，我們也都是嚴格的把關，他們在進入我們醫院之前，一定要有篩檢的證明，才可以入病房。

經過這樣嚴格把關之後，但是在病房還是發生了一些事情。

在五月十八日的時候，有一個六十歲的婦女，她因為急性腹痛，就到急診來掛號。醫師診斷是急性膽囊炎，小夜班就直接到手術室。當然她也經過了篩檢，就是快篩是陰性，然後就去開刀。可是隔了一個晚上，就喘起來了。醫生趕快給她照X光，結果馬上發現她兩邊的肺部已浸潤。醫生就很緊張。當然所有的工作人員也會擔心害怕。經過感染科醫師看了X光片，他認為這是重症，需轉加護病房。我們也趕快轉到加護病房去觀察。

五月二十二日，又來了一位七十歲的病人。他只是做了泌尿道的震波碎石術。可是做完了以後，也是呼吸很喘。泌尿科醫師給他照了X光，也是發現了肺部浸潤。他想想，短時間，怎麼會這麼進展這麼快。那也會診了胸腔內科。醫師就說，你給他抗生素先治療。

因為五月二十二日我們是把所有陪病者的家屬做了快篩。不幸的是這個陪病的兒子竟然快篩是陽性的。因為經歷過兩個病人，其實大家都很緊張。我們後來就把他做了ＰＣＲ，還好ＰＣＲ是陰性，我們大家喘了一口氣。

接下來，因為我們在雙北，也身負了非常重要的角色，就被通知說還要再增加專責病房。關於專責病房，我就被通知，你們單位，病人只出不進。意思就是要淨空，準備接招這樣子。

我身為護理長，就會想除了硬體設備之外，我還要去瞭解我需要哪些物資？我需要做些什麼準備？

五月二十五日才跟我講淨空，五月二十六日馬上接收到說不需要了，暫停，原來是政策大轉彎。一個大的病房可以接兩個病人，因此床位數就明顯增加，所以我的病房就是繼續再照顧一般的病人。

為了避免前面兩個案例造成人員的恐慌，我們就讓同仁上班的時候，戴髮帽戴護目鏡，宣導要勤洗手，少移動。放假日在宿舍，不要到處走動，也希望避免人跟人的接觸。另外的話，單位的同仁也在五月全部完成了疫苗的注射，希望提升每一個免疫性，然後有抗體。

我覺得在這疫情當中，有慈濟懿德爸媽他們的鼓勵跟加油，我覺得非常地窩心。院部每天都會送不同的物資來給同仁加油打氣，同仁感受在心，也覺得我們不只有精神的糧食，我們還有實質的鼓勵。

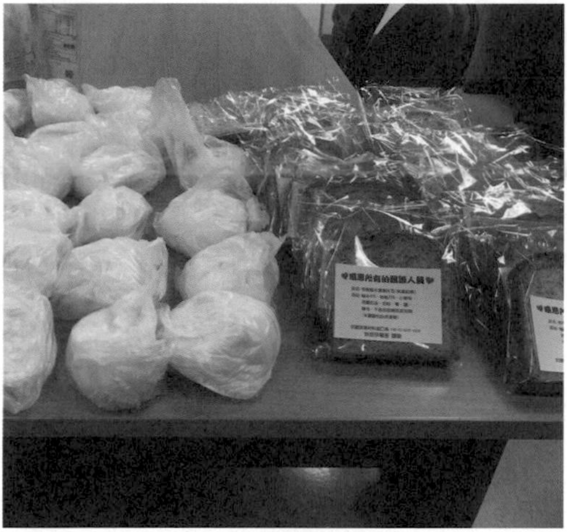

院方為醫護人員打氣的，不只是有精神食糧，也有實質的美食提供。（照片提供／臺北慈濟醫院）

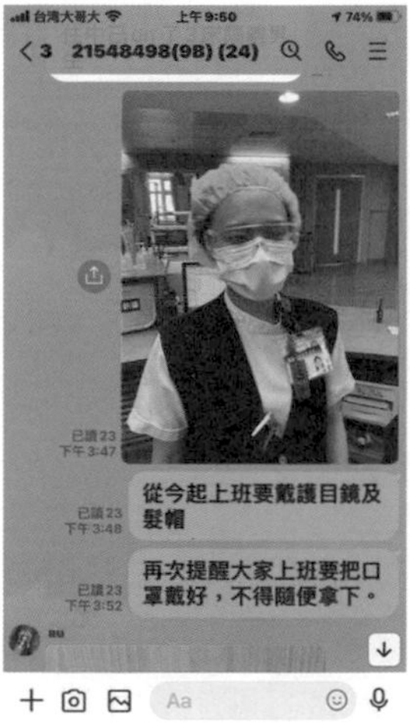

為避免病患和工作人員恐慌，臺北慈濟醫院要求醫護人員戴髮帽及護目鏡等，加強防護，並宣導勤洗手、少移動，避免人跟人的接觸。（照片提供／臺北慈濟醫院）

COVID-19／紀事三十三／

●二〇二一年六月十六日
張恒嘉 分享
臺北慈濟醫院副院長

最有愛的疫苗接種站

這裡要分享，我們最近在新冠肺炎防疫總動員裡面另外一個面向，就是慈濟靜思堂的疫苗接種站。

二〇二一年六月二十五日，在新北市民政局的臉書官網，有公開表達對慈濟的感恩：「慈濟靜思堂，化身新北疫苗接種站。」所以靜思堂其實不只是宗教集會的場所，也是一個道場，而現在更化身為疫苗接種站，民政局很感心地說：「長輩們安心的笑容，就是最真實的回饋。」

自從新北市開始設置疫苗接種站，在新北市總共有五個慈濟靜思堂，包括新店、雙和、板橋、三重、蘆洲，配合新北市疫苗的接種計畫，我們真的是

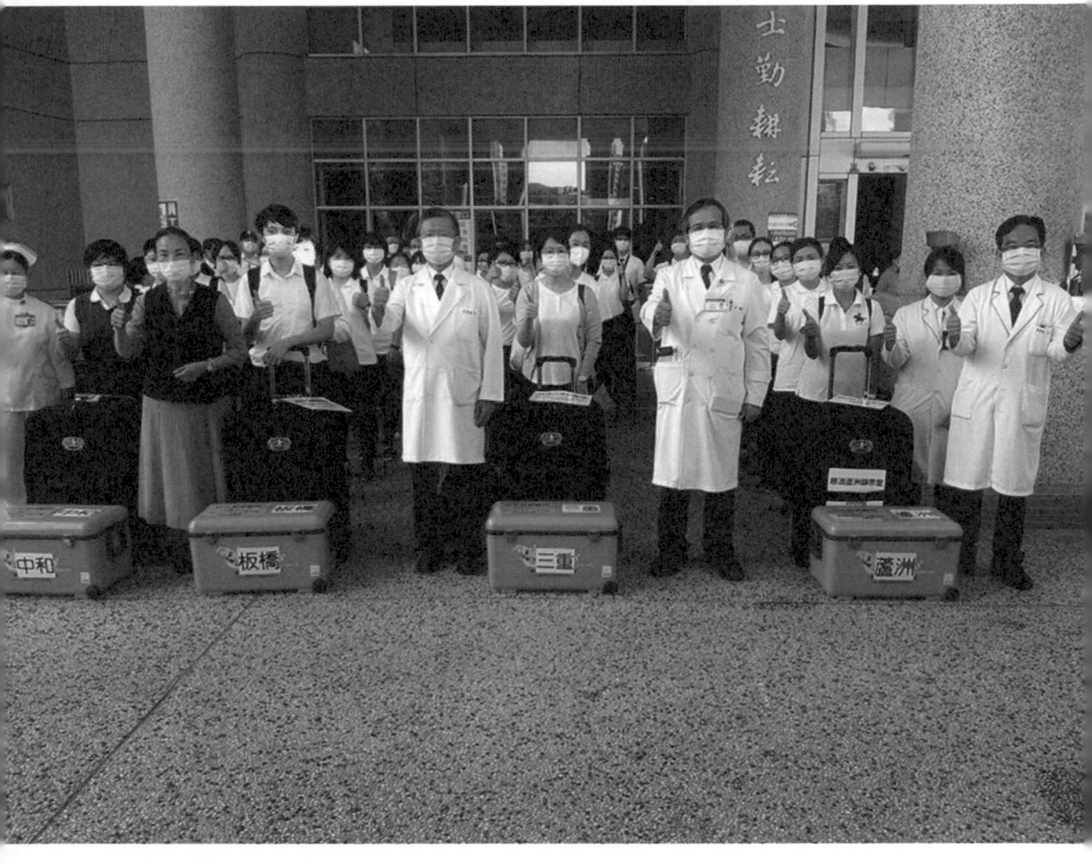

慈濟基金會提供全臺靜思堂及園區作為新冠病毒疫苗施打場所。臺北慈濟醫院團隊一早就整裝出發至各注射站，希望早日讓大眾獲得健康。（照片提供／臺北慈濟醫院）

全力配合。因為是一個全新的任務，隨時都有新的變化球，可是從上個星期二（六月十五日），就是端午節過後的那一天開始，一直到現在，我們靜思堂所有的師兄、師姊們，在每一個靜思堂都全力以赴承接了這個任務，各種變化球，我們也都處理得非常好。

侯友宜市長也曾來到雙和靜思堂，對我們的志工們的表現，讚譽有加。我們看到他們官網裡面的照片，你可以感到說，長者來到我們的靜思堂裡面，受到非常高規格的疫苗接種的接待。

包括有一個九十幾歲的老伯伯，開著他的四輪電動車，一路從家裡出發，來到我們的靜思堂，我們幫他登記，然後做接種疫苗，接種完了，他又開著他的電動車離開靜思堂。從這案例，就可以知道，靜思堂的空間是完全無障礙，可以讓一個老伯伯，即便他是一個人開著電動車來的，也可以順利完成接種。而且當這些高齡長者打了疫苗之後，至少在我們的接種人數，可以因為這樣，讓染疫或是染疫後得重症的機會可以減少九成，這都是我們非常歡喜的事情。

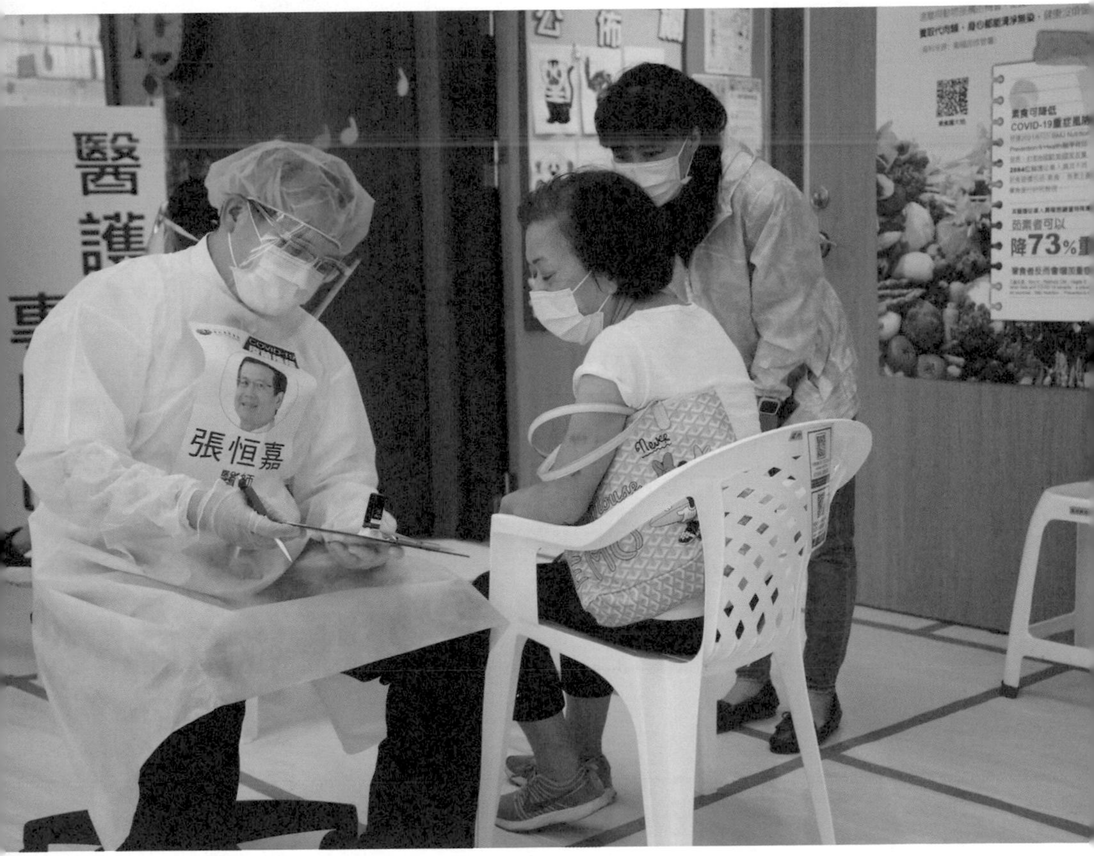

蘆洲靜思堂內，為 70 歲以上長者施打莫德納(Moderna)疫苗。張恒嘉副院長為民眾評估是否適合施打。（2021.07.08，攝影 / 張長勝）

回顧接種站的設立，把歷程往前推，在六月十一日，我們知道要設接種站，所有五間靜思堂的所有的志工們，統統來到我們臺北慈濟醫院。我們就為了這件事，我們在星期五、六、日、一這四天，要把我們的接種站，從一個靜思堂，一個聚會的場所，變成一個功能完整無障礙的疫苗接種站，事實上考驗著我們的智慧。

有師兄、師姊們熱情的參與，而且考慮得很周詳，大家一一詳細地討論，討論完，有了共識之後就馬上回去準備，分秒不空過。

三重靜思堂對接種站的安排非常用心，刻意搭出相連的三個帳棚連出來。因為接種工作從早到晚，早上這邊是太陽照過來，到了下午，太陽移到西邊，所以一天不同時刻要有不同的日照點，保護民眾不要曬到太陽，所以我們加了更多的遮陽帳棚。

從報到地點一直走入靜思堂，沿路可以看到，連擺的椅子都非常整齊，那個距離，還有擺設位置都是十分有道氣，我們可以看到整個靜思堂的空間都

已經準備好了。而且剛開始我們並不知道有個日本「宇美町式」的打法，可是到了端午節的前一天我們知道的時候，我們馬上把我們的動線，也更改成像是日本的「宇美町式」的打法。也就是長者不動，我們醫護人員移動的方式來進行疫苗接種的工作。

端午節那一天，雖然是國定假日也是重要的節日，但是所有的師兄、師姊們都放棄了休假，只用兩天的時間，我們把所有的設備——電腦、文具、放疫苗的地方，以及所有的動線都考慮好，甚至連急救的動線也規劃完整。六月十五日，我們在臺北慈濟醫院的疫苗接種團隊，早上六點五十分，我們就整隊出發，真的是起了一個大早，因為我們必須要在長者來到之前，我們就要到位，因為很多長者其實都是很早就出門準備要接種疫苗了。

以三重靜思堂來說，因為這一段時間，我大部分時間在三重靜思堂，才知道原來三重市的人口有四十多萬，比一個花蓮縣的總人口還要多。所以每天的接種疫苗的人數也是最多的。

在接種站的現場也可以看到有我們臺北慈濟醫院搬過去的輪椅，意思是說，我們事先都想到了，我們知道會有很多長者行動不便，所以一到報到的時候，我們的輪椅就在旁邊了。還有我們志工在幫忙這些長者，因為他們視力不好、聽力不好，手抖，所以要填這些表格，對他們來講不一定是容易的事情，而志工們耐心的陪伴就能提供最好的服務。

另外在行的方面，可以看到說，靜思堂因為是無障礙空間，所以有些時候可能會有些坡道，所以只要是看到長者有問題，我們的志工或是我們的職工，都可以去幫他們扶一把。因此他們來到靜思堂接種疫苗，其實是得到最好的服務。

而且，你可以看到，我們的疫苗接種站，大眾坐在這裡時，是非常的不混亂、很安靜，因為我們整個動線都非常的好，也很有道氣。

下午的時候，來了一位長者來，那時候打疫苗的人很多，可是這位長者無法下車，我就趕快出去外面車上跟他評估看診。他真的是無法下車，因為不只是關節不好，他還有心臟衰竭的問題，雙下肢水腫。直接去車上評估，直接坐在車上接種疫苗讓長者不用下車，打完就在車上觀察，三十分鐘之後，一切穩定，我們放心地就讓他回家。高齡長者的狀況很多，但是在靜思堂的疫苗接種站，任何的狀況，任何的需求，我們都可以承接。

當然中間還是不免有各種狀況，例如當第一天我發現，其實長者坐輪椅來的，實在是太多了，我們本來設的輪椅接種區是不夠大的，所以一個晚上之後，馬上就變出一個新的輪椅接種疫苗的通道。改過來之後，輪椅一臺接一臺地來排，也可以一臺接一臺順利地離開。

另外，這種無微不至的照顧，其實還是不只是在靜思堂裡面，靜思堂外面，你可以看到，中午的時候真的非常熱，我們師兄很機動，也不用特別指示，他們只要感受到有人在那邊等待的時候很熱，他們就會趕快來幫忙灑水，還有加冰塊、冷風扇，這個都是讓長者來這邊打預防針都非常地平安順利。

我們也持續在那邊推動素食，在所有的靜思堂，他們在打完疫苗觀察的時候，院長、副院長們與志工們、人醫會志工們都持續地推素。讓來打疫苗的大德們可以知道，齋戒茹素真的可以讓瘟疫遠離，這還是真的有醫學研究的報告。

也驗證了古時候的智慧，當瘟疫來臨的時候，古時候的國王都要全國一起齋戒茹素，我在推素的當下，大家當然說他願意茹素，但是我想到一個問題就是，未來新冠肺炎過去的時候，難道就不會再有另一個瘟疫嗎？所以應該是說，我們不要只為了新冠肺炎而吃素，而是說，我們要永遠、永遠長期地茹素，這樣才能讓我們更加的平安。

不只是對接種疫苗長者的優質服務，其實我們臺北慈院的同仁們，也都受到靜思堂的師兄、師姊們無微不至的照顧，不管是愛心的咖啡、果汁、水果與早午餐，傍晚離去的時候，還加贈當作晚餐的便當，這真的是太窩心了，可說是所有的細節都照顧到手。

真的很感恩，上人的法，師兄姊們法入心、法入行，這些無所不能的志工菩薩，成就了我們在新北市靜思堂疫苗接種的工作，真的是非常地感動。

COVID-19/紀事三十四/

●二〇二一年八月二十九日

鄭幸嘉 分享

花蓮慈濟醫院護理部急診護理師

你挺臺灣，我挺你

這裡我們先來介紹「檢傷護理師」。什麼是檢傷？就是急診病患要來掛號，第一個遇到的護理師，就叫檢傷護理師。他的工作就是將眼前的病患，用專業的判斷，將他判成第一級到第五級。

第一級就是需要立刻急救的病

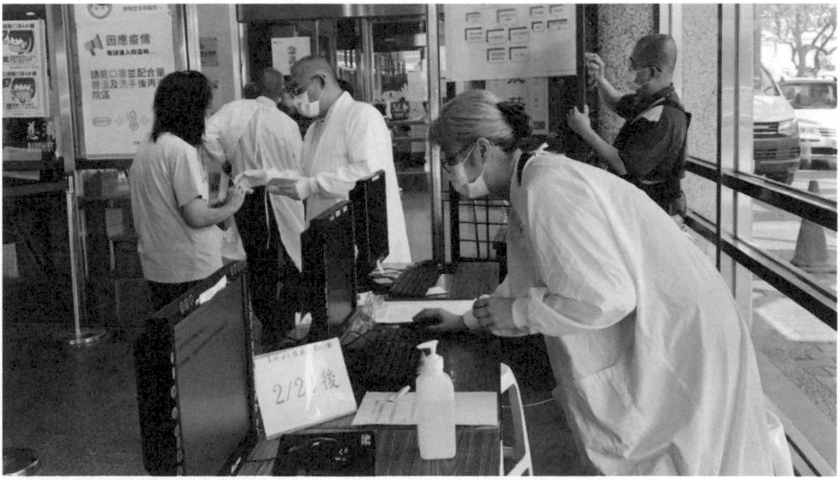

花蓮慈濟醫院設置在急診的篩檢站，由同仁、退休同仁投入門禁管理的值勤行列。圖為檢驗醫學部主任張淳淳。（2020.3.16，照片提供／花蓮慈濟醫院）

患；第二級、第三級，可能到第四級、第五級就是相對來講，病情沒有這麼的危急，甚至可以轉介到門診的病患，這個是檢傷護理師的工作。他的每一個判斷，都會影響到這個病患後續所接受的治療，所以要坐在這個位子上，必須要有兩年以上的經歷，也必須要通過一個專業的課程，他才可以去坐在那個位子上。

為什麼要向大家介紹這個呢？因為當時疫情剛開始的時候，我剛好被分配到的那個位子，就是檢傷護理師。因為疫情的關係，我就必須要全副武裝，髮帽啊、護目鏡啊、手套啊、隔離衣等等的。

坐在那個位子上，其實壓力非常的大，而且因為分艙、分流的關係，所以當你被指派為檢傷護理師的時候，一做就是兩個禮拜，甚至一個月，我在那個位子上做了一個月。

大家可能覺得說，「也還好啊，整天就只要坐在那個位置上，也不用顧病人，也不用送加護病房，也不用跑來跑去。」其實不是這樣子，其實那時候的壓力非常非常的大。

在我擔任檢傷護理師時，身後的那個地方，就是急診的門，在那後面就是檢傷櫃檯後面的那個位置，它是一個負壓隔離艙。當我遇到需要可能被隔離採檢的病患，會直接往那個隔離艙送，就不會到急診診間去，就是做一個分流。所以我的每一個決定，都可能會有不同的影響，如果做了錯誤的決定，可能會成為防疫的破口，所以那時候的壓力真的非常大。

而且又加上每天都有不同的標準，可能今天標準是這樣子，所以我這個病人檢進去沒有問題；可是隔天或是下午，標準又改了。所以我每天都需要去接收新的、不同的標準，包括要問病人很多、很多、很多的問題，檢傷的時間就會去拉長，可能也會造成一些民眾的反應，例如可能有人會不耐煩等等。

有時候，醫病區的護理師因為只有一位，他真的忙不過來的時候，我也要進去裡面去幫忙。那時候的裝備又更複雜，手套需要戴兩層，口罩需要N九五加外科口罩，然後髮帽啊、護目鏡全部都要進去，其實是非常悶的。

一進去，可能少的話一個小時、兩個小時；多的話，可能一整個班都在裡面。一整個班在裡面，當然就是沒有辦法喝水、沒有辦法吃飯、沒有辦法上廁所，所以進去裡面，醫病區的護理師也是很辛苦的。

還記得，曾經就是剛好疫情剛爆發的時候，有很多人因為疫情的關係，有一波人潮從國外回來。那時候也沒有所謂的十四天居家隔離，所以有些人因為緊張，或是有一些小症狀就覺得很緊張，要來醫院掛號，那時候就已經非常地忙碌。

包括還有一些社區監測的個案，所以曾經就是有一個家屬推著輪椅，上面坐著一個奶奶進來，然後跟我說，奶奶有發燒、有咳嗽、有流鼻涕、咳嗽有痰。其實那時候依照那個標準，我就必須讓她進去做隔離，然後去做後續的治療。

家屬其實當下是沒有辦法理解的，然後，老人家被隔離之後，她也變得很緊張，覺得：「我為什麼被隔離了？」所以她到了隔離區裡面，就跟裡面的護理師說：「我沒有，我沒有，我沒有發燒，我沒有咳嗽，我只是今天頭有點暈，血糖有點高，我沒有剛剛的那些症狀。」最後不得已之下，又把阿嬤推出來了。

那時候我正在處理其他的病患，所以就也沒有辦法及時地去跟那位阿嬤溝通。後來輪到那位奶奶的時候，家屬就很不耐煩了，然後就說：「你們有必要搞得這麼麻煩嗎？花蓮這麼安全，你們為什麼要搞成這樣？」然後就指著我的鼻子，就是破口大罵。

其實我那時候壓力，因為已經真的已經非常緊張，非常大，所以我聽到這一句，我其實是心裡覺得很委屈，然後也覺得說，就是開始在懷疑自己的努力，然後當下其實是眼眶有紅了。不過後來這件事情，也就這樣子過去了。

這個照片，大家可以想像，在醫病區裡面一整天下來，護理師狼狽的樣子，就是臉上開始有些壓瘡啊，然後披頭散髮，臉上怎麼都是油光什麼的。某日有一個記者就是無預警地出現要採訪。

他問了很多問題，其中有個問題我印象非常地深刻，後來也有被報導出來。他就說：「是什麼原因，讓妳在這麼辛苦的狀況下，還願意留在這裡？」我當下其實也沒有想太多，我就是直接回他說：「至少我們現在花蓮還是最後一片淨土。」就是在我們所有人，大家的努力之下，花蓮到現在都還是維持零確診。

也就是因為回應那一天家屬跟我說的：「你們搞得這麼麻煩！」因為這樣子我們可以守護花東、守護民眾、守護大家的健康，那這就是我們為什麼要搞得這麼麻煩，就是還堅守在這個崗位的原因。

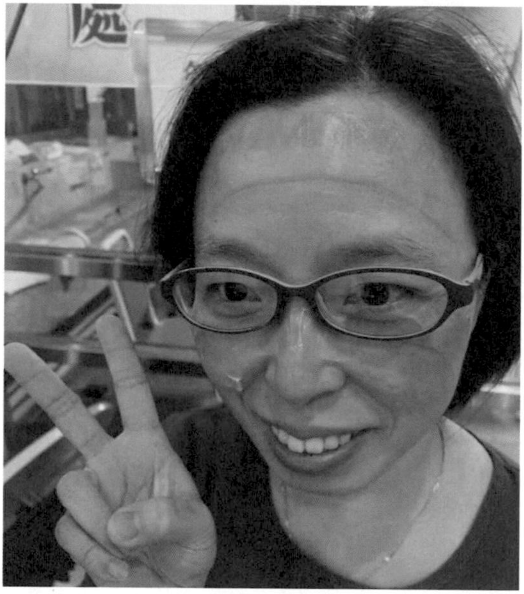

長時間全副武裝的穿戴髮帽、隔離衣等防護用具，不僅悶熱，臉部也會被N95口罩壓出很深的印痕，因此醫護人員常常需要在臉上貼人工皮，減輕壓傷造成的疼痛。（照片提供／花蓮慈濟醫院）

其實護理師非常地玻璃心，很容易因為人家幾句話就心碎，可是護理師也很容易被討好。那時候，因為就是疫情的的關係，麥當勞送給我們每個人一份餐點，那個餐點上面，都有一張不認識的民眾寫的小紙條。

還記得我的小紙條上面寫的是：「你挺臺灣，我挺你！」短短七個字，我一看到眼淚就掉下來，就是很容易被感動，不知為什麼?因為我覺得，其實大家都這麼辛苦，可是我們後面是有一群民眾在支持我們，有一群民眾在理解我們，所以是非常感動的。

臺灣目前到現在會這麼的安全，都是因為在座各位大家的努力，也謝謝大家都一直堅守著這個崗位。大家都辛苦了，謝謝大家！

COVID-19／紀事三十五／

●二〇二一年六月九日
洪裕洲 分享
花蓮慈濟醫院復健醫學科副主任

眾生共業 扶持共度

這一次的COVID-19疫情很嚴重，我們復健科其實是一個被衛福部叮嚀，屬於比較高風險的一個科別，腎臟科也是一樣，因為腎臟科洗腎的病人也是群聚的概念，而且都是一些共病、慢性病患，所以也都是高危險的。

我們復健科做復健的這些人，則都是年紀大的老人家，有中風、有高血壓、有糖尿病的，並且也是屬於所謂的三密：「密閉的空間、密切的接觸，以及人員密集。」所以其實我們也被衛福部叮嚀要降載。

目前科內是三個主治醫師，原本有三個門診，就降為兩個門診。其實不用

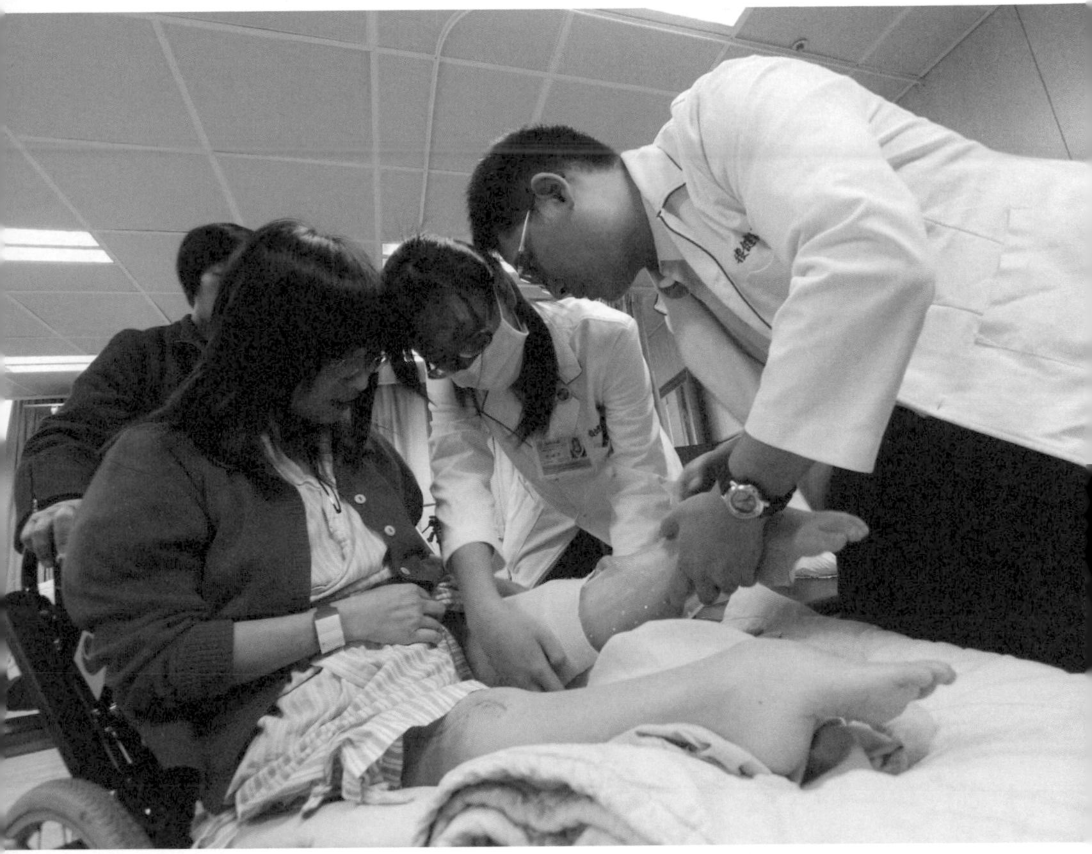

來自大陸福建廈門，罹患「先天性雙膝反曲」的陳團治至花蓮慈院接受治療。圖為復健科物理治療師為她量身打造副木。（2014.04.14，攝影／魏瑋廷）

衛福部叮嚀，病人就自動降載了；大概原本一個門診，也許有三、四十個病人，可能就變了十來個左右。

在這樣子一個降載的狀況下，其實也很想說，對這次疫情能夠做些什麼？我們復健科在這兩個月，就被分配到五次的快篩站，要去幫社區的民眾做快篩的檢查。我想，既然降載了，而且 COVID-19 我們確實也應該要幫忙做些什麼，那我也分擔了一次。

在那一次快篩站裡面，我們剛好是在牙科後面那個區域，是小房間裡面有冷氣，所以其實還滿舒適的，我們也幫四、五十個病人做快篩。平常我們走路過去，或騎腳車過去，看快篩站外面好像都只有兩、三個病人，病人其實是陸陸續續的，所以一個早上，真的會篩到四、五十個病人。

除了快篩這件事情，我們可以幫忙以外，另外在門診的時候，因為病人也降載了，所以我們有更多時間跟病人分享防疫的一些概念。

很多長輩他們非常怕打疫苗，怕疫苗有副作用，例如血栓或其他狀況。我

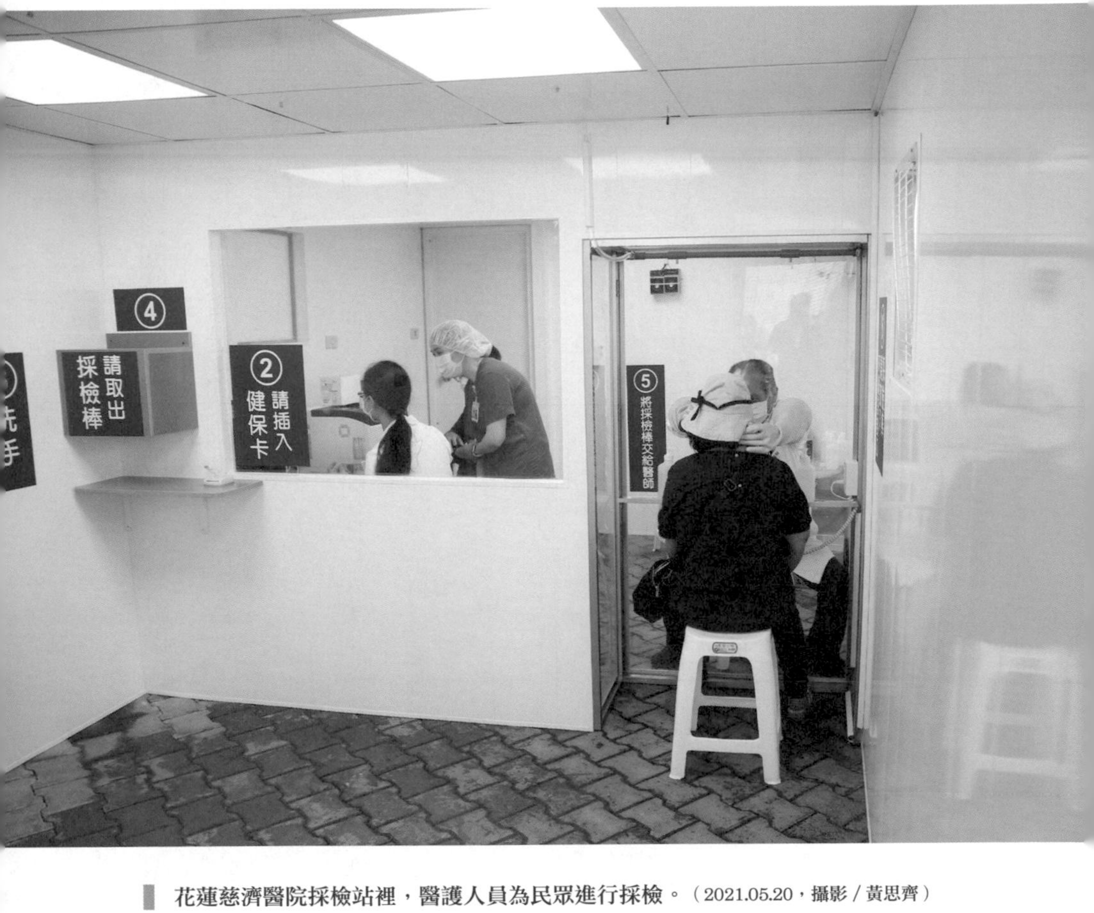

花蓮慈濟醫院採檢站裡，醫護人員為民眾進行採檢。（2021.05.20，攝影／黃思齊）

們也會藉由門診的時間跟他們溝通，因為社區民眾對疫苗有很多的困惑，有的不知道該打 AZ 或者是要莫德納（Moderna），或有人害怕血栓。我也會跟他們溝通，有疫苗能打就是好疫苗。

你也不要想 AZ 有血栓，AZ 的血栓它如果到腦部，那會有頭痛，到胸部會有胸痛，到腹部會有腹痛，所以這些都是可以偵測到，也有辦法處理治療的。也不要想說，莫德納（Moderna）有多好，莫德納（Moderna）其實也有心肌炎的副作用。其實它的風險相較於得到 COVID-19 肺炎來講都是很小的。這次的疫情真的需要每個人從自身做起，不要再挑三揀四，有疫苗就是好疫苗。就像英國，它就是不管怎樣，就是努力地打 AZ。

這一次的疫情，讓我們了解到眾生共業，希望大家能夠靜下來，做該做的事情，讓這次的疫情快快結束，我們臺灣、我們全世界都能夠平安地度過。

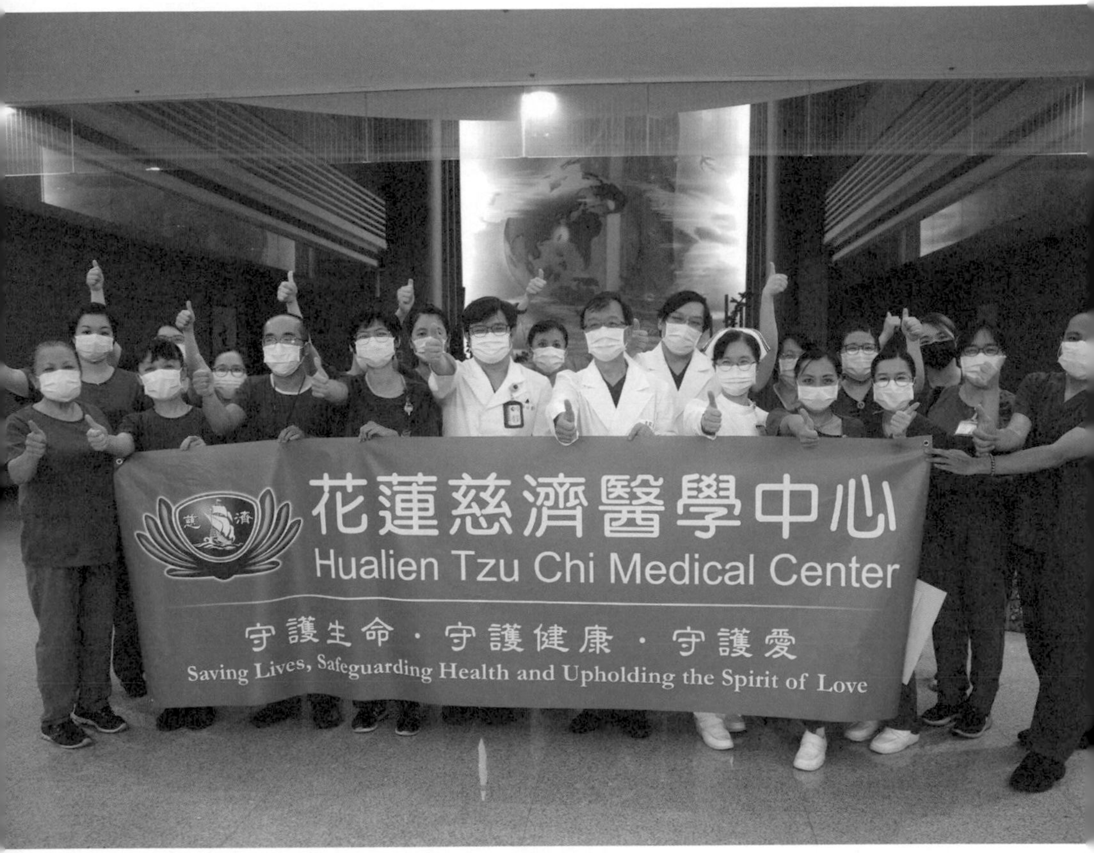
花蓮慈濟醫學中心
Hualien Tzu Chi Medical Center
守護生命・守護健康・守護愛
Saving Lives, Safeguarding Health and Upholding the Spirit of Love

花蓮慈濟醫院組成醫療團隊前往富世村富世多功能集會所，協助亞泥員工及附近民眾做快篩。（2021.06.22，攝影／江家瑜）

第五章

疫難忘 見真情

所謂患難見真情，
COVID-19為人類帶來了苦難，
但也讓我們看見人性最光明的那一面。
許多警消、醫護人員冒著染疫的危險，
搶救生命；
生離死別之下，
更是上演著許許多多不捨的親情流露。
所以，疫情下，
我們看到更多的是真情。

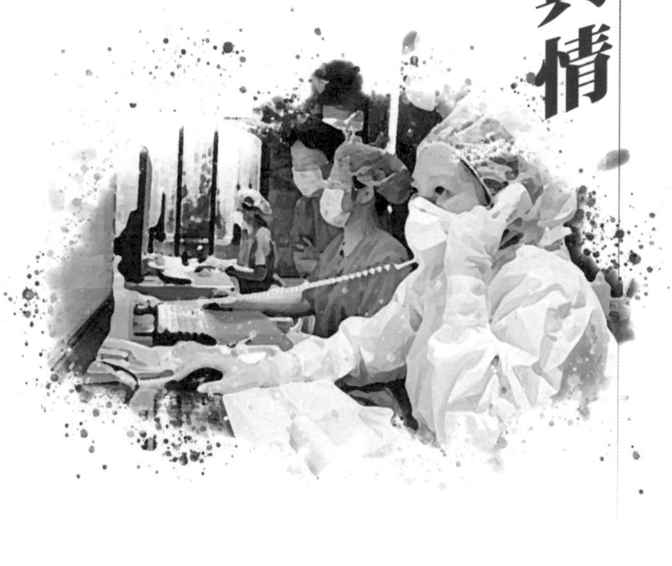

COVID-19／紀事三十六／

●二〇二一年六月三日
楊緒棣 分享
臺北慈濟醫院副院長

第一位染疫孕婦的生產記

今天要講的是一個新冠肺炎陽性的孕婦，在慈濟醫院這邊做剖腹產後續的故事。

這個媽媽已經在六月一日順利拔管，也就是說，本來她的新冠肺炎是非常嚴重的，如果不插管趕快做各種積極的治療，可能就會往生。剖腹產以後，媽媽現在已經恢復得很好，她的小貝比沒有被新冠肺炎感染，所以也不需要做插管，之後也是密切觀察中。

這個媽媽，其實是在五月二十四日，由三重的聯合醫院轉過來的，因為這

位孕婦他們不敢收治。來到我們醫院的時候，其實每分鐘呼吸是三十六下，非常喘，血氧濃度只有百分之七〇到八〇，不插管其實命可能就不見了。晚上送進來，隔天值班的醫師收治了以後，一直很猶豫，覺得應該幫她插管，可是病人說我不要插管。因為插管以後可能就要用很多藥，怕會影響到這個小baby，在媽媽的堅持之下，我們進退兩難。

值班醫師問黃思誠副院長說，不插管的病人可以進加護病房觀察嗎？黃副院

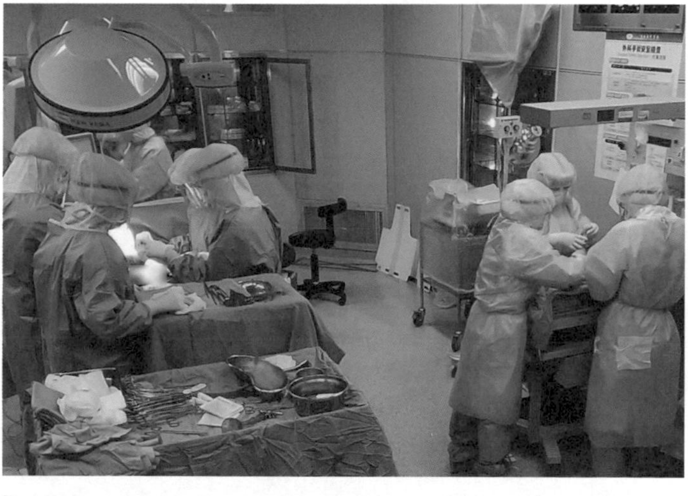

臺北慈濟醫院收治 1 名懷孕 32 週的確診孕婦。團隊於具有負壓前室的正壓手術室內，以全身麻醉的方式插管進行剖腹生產。耗時 30 分鐘，1565 公克的小女嬰平安出生，母子生命徵象穩定。（2021.05.27，照片提供 / 臺北慈濟醫院）

長想說這是一個大事，就打電話給邱勝康醫師，他就說不然我來看一看好了。

就在五月二十五日凌晨一點半，黃副院長到達了醫院，邱勝康醫師也從家裡趕來看，所以兩位醫師都是從家裡，凌晨一點半來看這個病人。再加上婦產科的值班醫師，深夜病房的值班醫師，有四個人就在那邊會診，討論下一步要做什麼？這個是當天凌晨的狀況。

當我們知道可能要採取剖腹產的時候，我們就要趕快知道這個胎兒的狀況是什麼？母親子宮的狀況是什麼？當夜，第三年的住院醫師毛芷苓醫師，還有第一年的住院醫師劉謙慧醫師，就以保鮮膜包覆超音波儀器，著PPE防護裝，再親自推超音波進去幫他們做檢查。

做完檢查以後，其實還有更進一步的工作要做，因為你要小心地再把超音波儀器外膜拆除、清潔。什麼地方沒有包紮到？輪子。輪子不能包紮，所以輪子的消毒就要特別做。這些都做完了以後，再用紫外線消毒。就是非常小心、謹慎地來執行超音波檢查與清消，確認我們如果要做剖腹產應該可以把

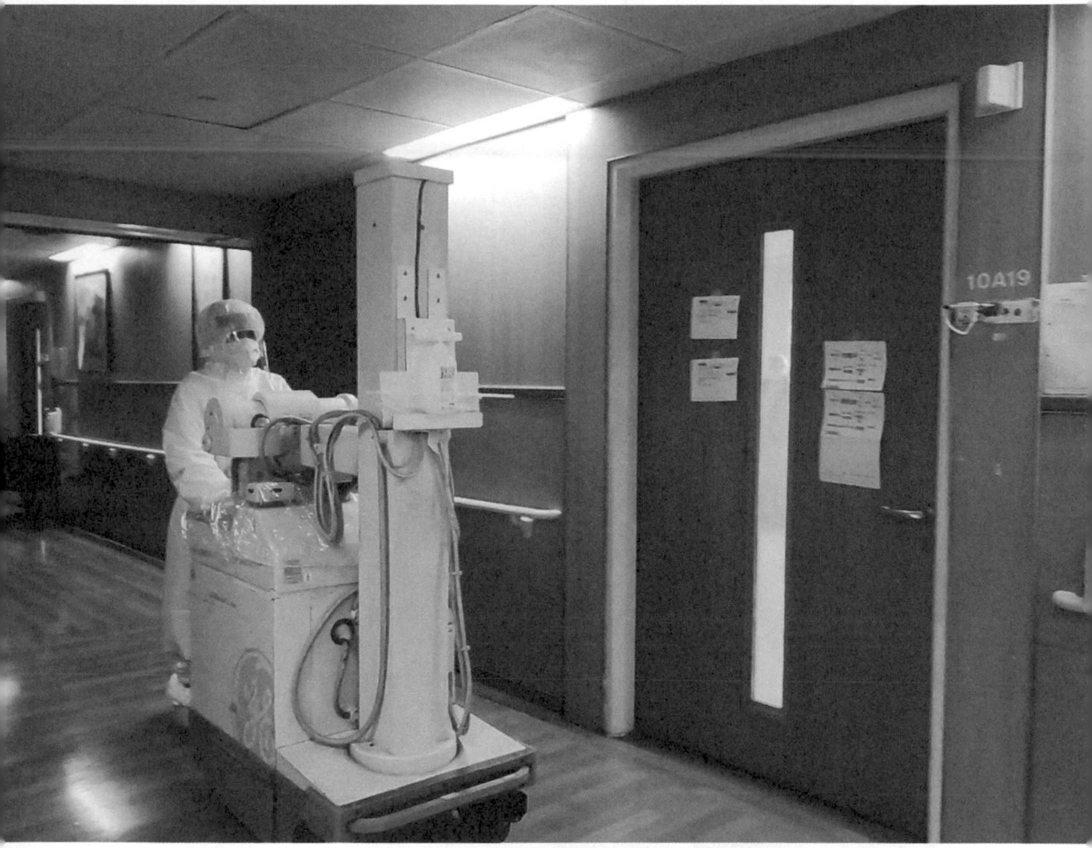

疫情期間，臺北慈濟醫院影像醫學部，服務確診患者，執行任務，人員必須穿上防護衣，將機器包防護膜，每天推著移動式 X 光機穿梭於專責病房。（2021.06.28，攝影／范宇宏）

媽媽、寶寶都保住。

故事還不只這樣，這麼重大的決定影響了媽媽還有小貝比，她的先生也因為新冠肺炎陽性在做隔離。所以我們開了一個跨團隊會議，共十七個人，那十七個人來決定，到底這件事要怎麼處理？

參與的醫生們有黃思誠副院長、劉謙慧、邱勝康、趙露露、邱馨慧、許曜仁、陳介絢、吳明祐、夏遠萍等九位醫師。當然還有護理、感染管制、社服等等，十七個人，開了快兩個小時的會，就是要跟媽媽、爸爸討論，這樣做好不好？

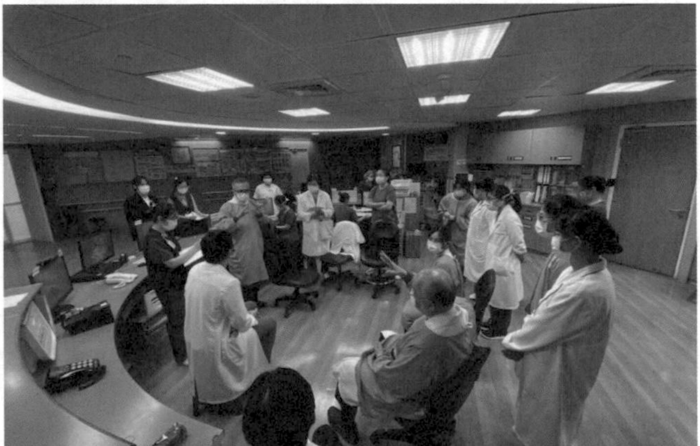

臺北慈濟醫院醫療團隊會診婦產部、兒科部、麻醉部討論醫療計畫，並與家屬、病人三方視訊後，決議 5 月 27 日一早於具有負壓前室的正壓手術室內以全身麻醉的方式插管進行剖腹生產。（照片提供／臺北慈濟醫院）

這個困難的決定，我們給先生解釋了一次，可是家屬還是滿猶豫的。為什麼我們不讓她自然生，不讓她繼續懷孕，然後強迫她要做剖腹產。其實我們沒有強迫，我們只是建議這樣做比較好。

因為媽媽還在猶豫，隔天我們又再召集第二次的會議，這次來了十五個人，由黃副院長坐陣指揮。

因為一開始只有邱勝康醫師有表示，怕病人覺得我們不夠專業，我們再請胸腔科主任藍胄進來跟她說明。婦產科預定要執行手術的張銀光主任，我們也請他來了，其他像是麻醉醫師也要跟她說明，我們到底要採取半身麻醉、全身麻醉？好處、壞處是哪裡？開刀房全體要做什麼樣的準備？病房要做什麼準備？都是要溝通的。

當她同意手術以後，其實是另外一場硬戰，所以我們全面準備。

為什麼我們可以做這個決議？二〇二〇年的五月二十日，婦產科醫學會出了第四版的指引。也就是說，懷孕三十二週，有呼吸窘迫，為了保住媽媽跟胎兒，應該要做剖腹產。那剖腹產之前呢？要以類固醇來促進胎兒肺臟的發育，這樣出生以後才不會呼吸窘迫。所以我們先要給她打類固醇，本來預訂的手術時間是在隔天的中午，我們覺得這樣子媽媽會不會喘不過氣來，我希望是早上八點。

在討論完了以後，後來開刀房的護理長說八點不行，因為這個時候會跟別的病人動線會有衝突，怕傳染給別的病人。結果我們又延到九點，這是我們覺得可以最早的、最佳的時間。所以這個討論是一步又一步，非常細密。

早上九點的時候，大家都著裝完畢，我跟黃副院長就去給大家打打氣。本來九點希望病人要來，可是等啊！等啊！怎麼還沒到？九點半了，還沒有來？原來在裡面的護理師，穿著隔離衣要跑來跑去張羅一些東西，才半個小時，到護理站來就已經是汗流浹背，要我們幫他擦汗，因為這個時候也不能脫。所以準備的時間，其實還蠻久的，因為從病房到開刀房這中間，還有交通管制、電梯管制、人員管制、清潔等等的配合，所以本來大概五分鐘、十分鐘的工作就變成了半小時。

總算病人抵達了，抵達的時候，我們有四位人員護送，包含三位護理師，一個醫師。這個時候，我看到邱勝康醫師，怎麼他衣服後面寫著密密麻麻的字，原來他寫的是：「祝福母子勝利安康，10B 為您加油。」10B 就是這個病房，她本來所在的病房。我問邱勝康醫師說，「你怎麼寫這個？」他說，「這個是美惠護理長在我出發前幫我寫的字，我們大家都一起祝福母子均安。」

在開刀房裡面，有十個醫護人員，再加上清潔人員，就有十一個人。這件事有上新聞，在新聞報導裡面，有提到我們到底是正壓手術室，還是負壓手術室？其實正確講我們是「正負壓手術室」。從外表看我們這個開刀房的外面有一個紅燈，叫做「負壓手術中」。那這個意思就是說，在手術室裡面的房間是正壓，大概是二十個帕 (Pa)，帕 (Pa) 就是一個壓力的單位，反正總之就是這裡的空氣是由天花板往地上吹，然後再從下面，這個綠色地方的前室，把它抽吸上去，這樣的話呢，就是所謂的這個「正負壓的手術室」。

因為是正壓，細菌不會到病人身上，因為負壓，所有的空氣都被排出去了，所以病毒、細菌不會跑到負壓室的外面去，因此除了用水泥牆包覆之外，氣密的門非常重要。

因為有這樣的設備，這個空氣就可以往上抽，抽到天花板去。我們為什麼會得到特優級的一個正負壓手術室？因為這個抽出去的空氣必需遠離主建物五公尺以上，很多醫院做不到，我們做到了。所以得到新北市最棒的一個正負壓手術室。

開完刀，大家早上開到快十二點，結束了。我們下午兩點又再召開一個會議，這個時候的目的是什麼？我們要看看這一次有沒有做對什麼？做錯什麼？這樣的手術，我們有做到正確嗎？一樣又是十五個人來會議。親身參與手術的邱筱宸醫師，就來說明這一次如果我們有什麼設備更好一點，我們會做得更安心。

在這個手術當中，例如從病房傳遞到開刀房這個路上，警勤跟總務都要做交通的協助等等。所以其實不是只有醫療，而是全體的人都要動起來，這樣子我們才能夠把病人照顧好，才不會造成環境汙染，保護所有同仁。

開完刀以後，當然最主要是婦產科的照顧，但是胸腔內科邱勝康醫師也在隔天去看病人，我也把外科加護病房的楊福麟主任找來，那我也去看她。我們三個人就在這個病室外看病人。然後就用我隨身帶的這個巡房系統去看——喔！今天的血氧好像還不是很好，需要再做一些調整，我們要再給她多一些營養，雖然有貧血，但是暫時不要輸血等等，在那裡三個醫生趕快再交換一下意見，希望讓這個媽媽恢復得更快一點。

現在大家都喜歡講超前部署，其實我在今年的一月一日，就知道我們有一天要做這件事情，所以其實我已經演練過一次了。

那一次是一個疑似感染的個案，還不是陽性。那個時候是輸尿管結石、腎功能損傷。所以我們要傳送這個病人呢，從病房到開刀房的時候，動線要怎麼清空，要使用拋棄式的布單，那要覆蓋所有裡面的設備。然後把這個開刀房，本來很多櫃子的東西，通通要拿走，才能完成消毒等等。這些動作我們演練過一次了，第二次再做，就順手多了。

手術必須做得簡單又明快，所以當時執行這個手術的徐竣凱醫師，我跟他說，十分鐘之內，你要把石頭打碎，打不碎你就放個引流管你就趕快走，不要浪費時間，造成大家的感染。所以這個在新冠肺炎期間的手術，其實它是要不一樣的。

最後，我要感恩所有參與照顧的醫護團隊、行政支援團隊，我們動員了五十七人次以上，有紀錄名字的、沒有記錄名字的加起來，應該有上百人了。這樣一個合和互協的照顧，終於讓媽媽、孩子都很健康。

COVID-19/紀事三十七/

●二〇二一年六月三日

楊曜臨 分享
花蓮慈濟醫院麻醉部副主任

穿著防護衣進開刀房

這邊要來分享麻醉科醫師在疫情爆發之後的一些防疫生活樣貌。

大家這段時間，其實都經歷非常多的恐慌，還有不方便，而開刀房是一個非常重要的地方，絕對不可以有任何醫療人員被感染，因為一旦感染，開刀房的醫療人員被隔離的話，大家可以想像這是一個很大的災難，許多急診刀沒辦法開，那會是一個非常可怕的事情。

所以疫情爆發之後，不管是開刀房的護理師或是麻醉科的護理師，大家都很努力地在那邊練習穿脫防護衣，要把自己保護好，也保護病人。

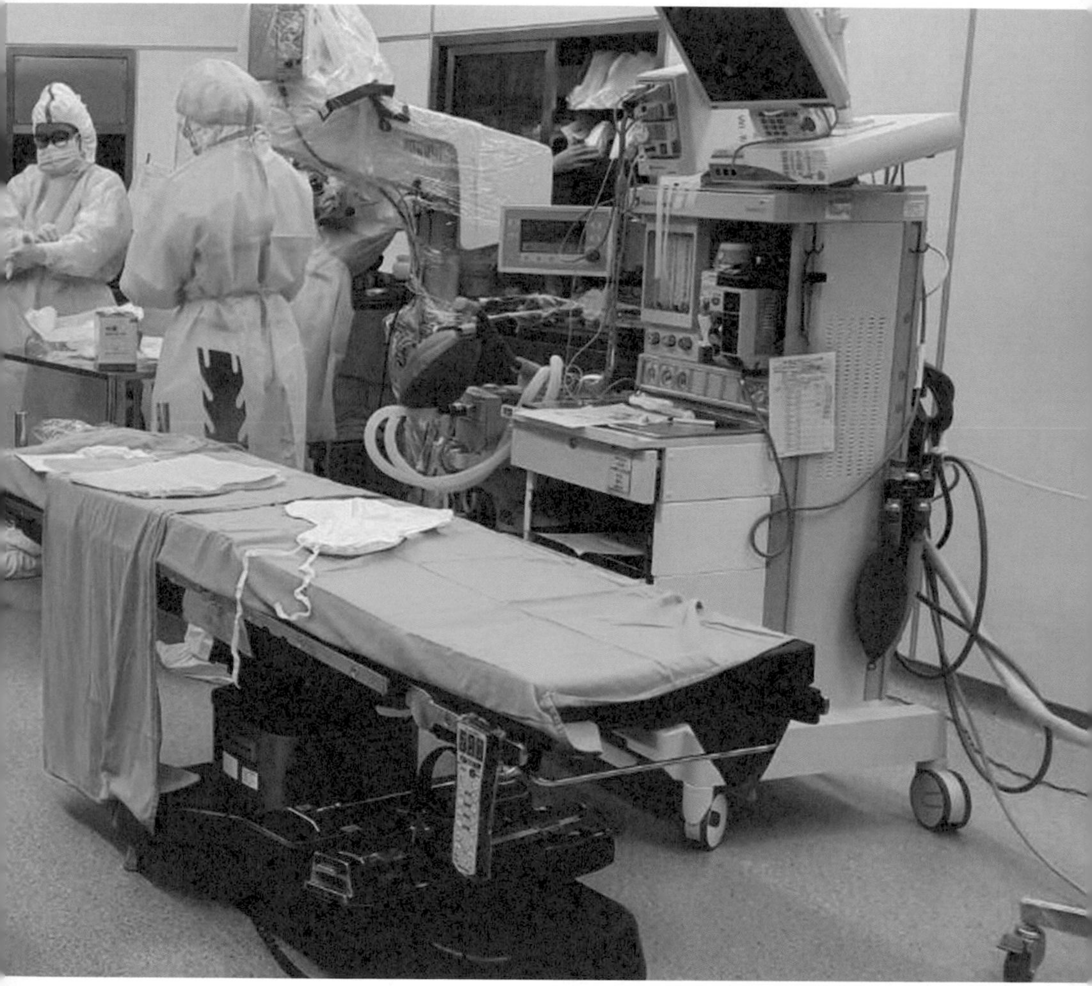

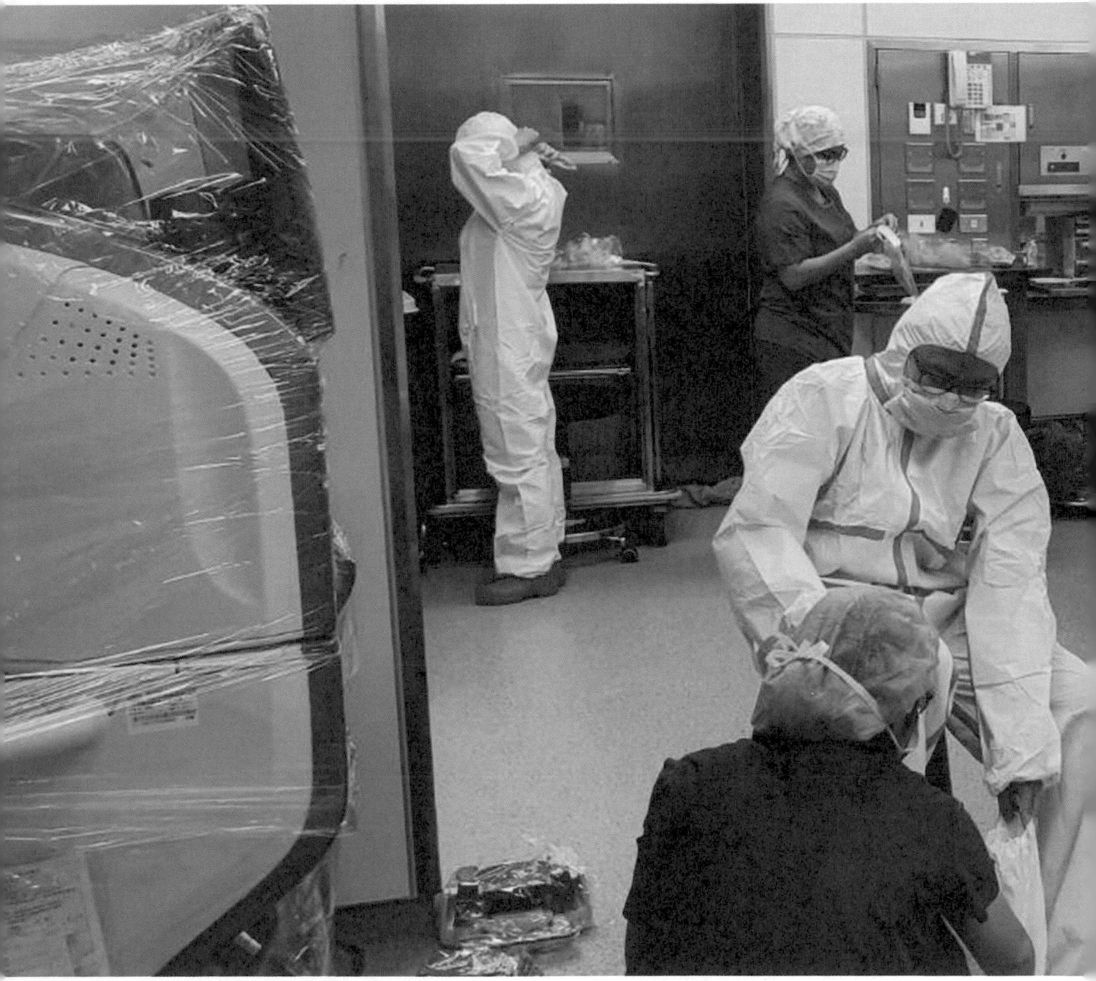

疫情期間要進行手術，所有手術室工作人員都必須穿著防護衣外加防水隔離衣，並戴上兩層手套、護目鏡與面罩。（2021.06.01，照片提供 / 臺中慈濟醫院）

疫情爆發之後，其實有很多的民眾，都不敢出去外面吃飯，平常不做菜的，現在都必需要開始學習做菜，由於做了算是超過自己能力的事情，不小心就會把自己的手切到，要來醫院報到。所以要請大家要非常小心，因為疫情已經非常忙碌了，假如你們還讓自己受傷的話，就會很慘。

也曾碰到有緊急手術，根本來不及篩檢，因為太緊急了，而且他有接觸史，所以高風險。醫療人員都須全副武裝，頭戴著面罩，穿著防護衣，外面還要穿著隔離衣跟無菌衣。

像這樣的手術，一開就好幾個小時，都不能夠出來，不能喝水也不能上廁所，不敢出來，你一旦出來之後，不但要重新刷手換衣服，而且有可能會把病菌帶出來給其他的同仁，所以大家就一直要待在裡面，其實是非常辛苦。

後來因為花蓮也開始爆出大量確診的病患，有好幾個病人需要插管，我們要去插管之前就開始要穿防護衣，要去幫確診的病人插管，說不害怕是不可能的，因為你一定還是會擔心。

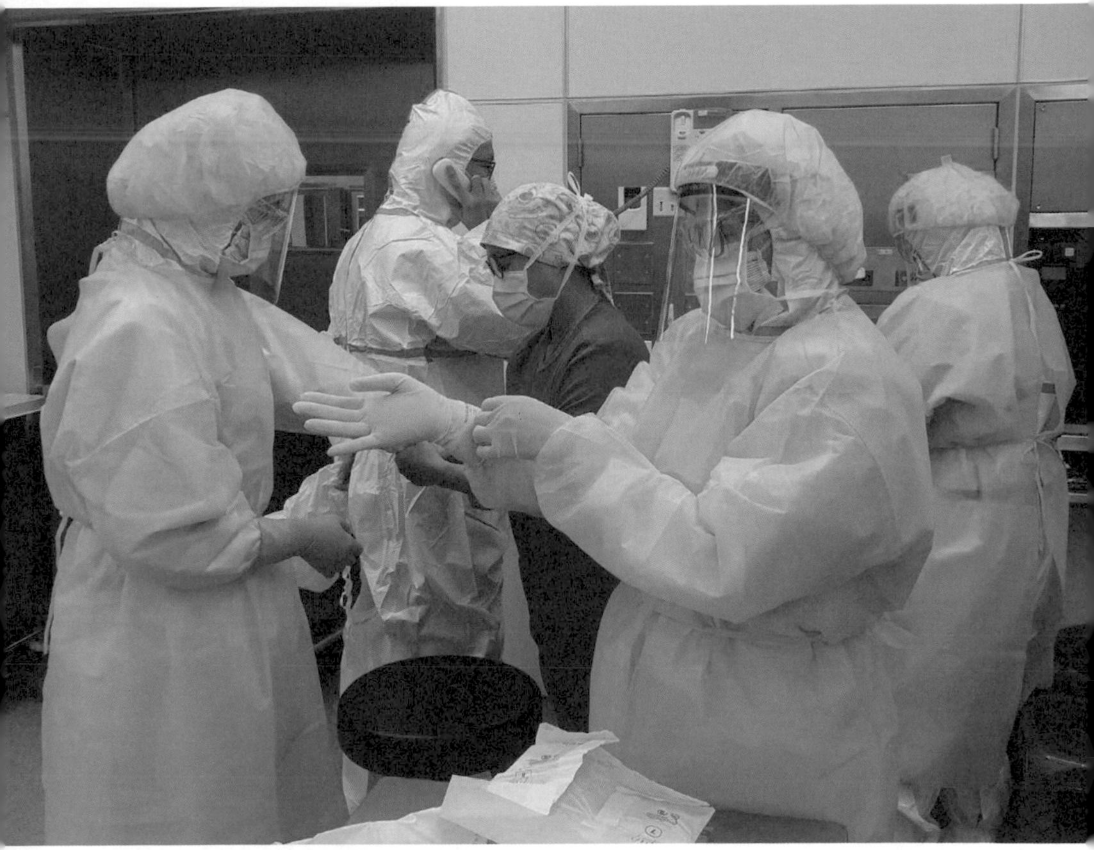

醫護人員穿著防護衣等，準備進入手術室。（2021.06.01，照片提供 / 臺中慈濟醫院）

一進去之後，雖說你穿了很多的防護，然後還打了疫苗，但是這個疫苗也不是百分之百有效。所以你會覺得進去插管的話，若不幸受到感染，甚至可能把這個病毒帶回去家裡面，這真的是一件壓力非常大的事情。但是當病人有需要的時候，不管多麼危險，所有的醫療人員一定都會把那些憂慮拋開，**都還是會很盡力地投入在拯救生命這件事情上面。**

從著裝接著進去插管，到最後出來換衣服的時候，當穿著防護衣，站在負壓隔離病房，其實是非常、非常熱。一個人進去可能才大概十幾分鐘而已，很快地整件衣服都變濕，真的好像掉到游泳池內再上岸一樣。

我平常有時候會去慈善寺拜佛，跟那邊的師父還蠻熟的，那邊的師父也知道我們醫療人員正面臨一個非常、非常大的挑戰。有一天晚上他竟然ＬＩＮＥ我，說希望我要小心，然後跟我說，我已經在行了，他們還在學佛。

看到訊息時，我非常感動，因為師父平常帶領教導我們很多，師父對我來講是一個就是無上的存在，而他竟然說，我已經在做佛事了，他們還在學佛。

我就想起了《法華經》裡面，有一個〈常不輕菩薩品〉，描述常不輕菩薩遇到眾生的時候，他就會說：「我不敢輕於汝等，汝等皆當作佛。」這就好像師父在鼓勵我說，你們現在，在做佛事，我們還在學佛這樣子。

那天晚上我非常感動，師父給我非常的力量讓我繼續走在這一條路上。

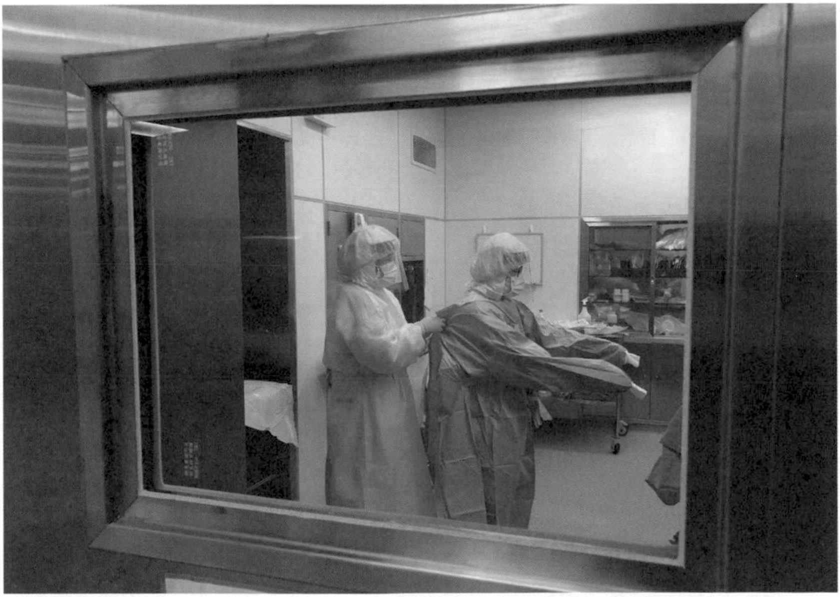

許多防護衣的穿著，還必須要有其他人的協助，才能順利穿戴整齊。（2021.6.1, 照片提供／臺中慈濟醫院）

COVID-19／紀事三十八／

●二〇二一年六月十四日
藍胄進 分享
臺北慈濟醫院胸腔內科主任

加護病房 防疫五虎將

慈濟醫院一直是最有慈悲心的醫院，一開始疫情相當嚴重的時候，有些醫院可能還很害怕這樣的病患，例如有些病患常常狀況已經很嚴重了，卻沒有醫院想要收治，慈濟醫院發揮人溺己溺、人飢己飢的精神來者不拒，所以我們一開始就收了相當多的病患。

收完這些病患之後，我們全院一心，

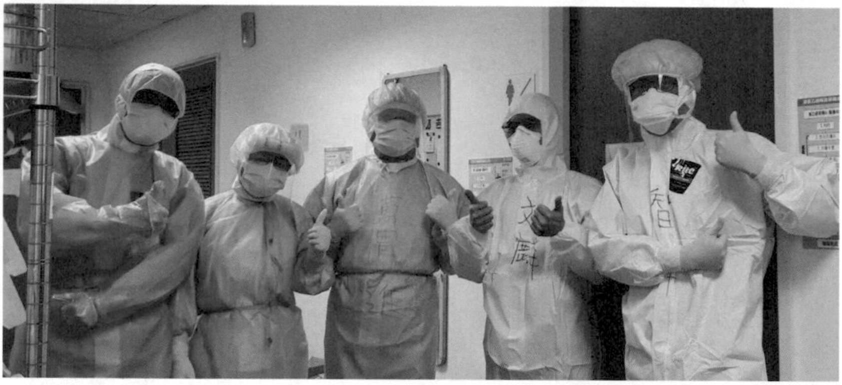

疫情變化快速，病患陸續增加，協助照護的醫師也需要增加，胸腔內科主任藍胄進帶領四位醫師，走入加護病房，並將這個團隊稱為「五虎將」。（照片提供／臺北慈濟醫院）

同舟共濟來治療這些病患，接下來我就分享我們這樣的情況。

為救生民，五虎將義無反顧

我們目前加護病房胸腔科，剛好是五位醫師，所以我把他們叫做重症防疫「五虎將」。其實一開始的時候，我們胸腔科在加護病房只有三位醫師，也就是在平常沒有疫情時，我們只有三位醫師，照顧著一般的重症病患。

去年在新冠疫情變得比較嚴重的時候，當時是由重症的加護病房蘇文麟主任，他肩負這個重症病患的照顧。那時疫情沒有像今年（二〇二一年）這麼嚴重，所以他一個人負責照顧第一加護病房裡面將近九間的負壓隔離病室是足夠的。

可是今年疫情變化太快，很快的，九張病床都滿床了，而且九張全部都是確診患者，全部都插管。很快地我們就發現加護病房不夠，必須往第二加護病房那邊延伸，我們趕快就把第二加護病房這邊做準備，做出隔間。

很快的隔間隔好之後，第二位醫師就進去了，又很快的，這六張病床就滿床了，我們必須繼續規劃接下來六間、十間。此時，僅有三位胸腔科醫師在照顧重症部分就顯得不足，必須要從病房調派人力下去，我第一個想到的是楊美貞醫師，因為她的重症醫治能力很好。

在某個禮拜一早上，我跟楊美貞醫師說，「我們加護病房人力不足，我可能要請妳下去，妳可以嗎？」沒有第二句話，她直接說：「我去。」真沒有任何推辭，也沒有問我，為什麼要指定是她？讓我相當感動。

楊美貞醫師下去照顧之後，接下來我們又開了十床。這時候還必須要找到第五位醫師，我在思考有哪位可以下去？考量人選有兩位醫師，這兩位醫師私下都私訊我說：「我去！」一位是陳欣怡醫師，一位黃俊耀醫師。

我在想，我們胸腔科已經有一半的醫師在裡面做防疫，我必須要跟大家在一起，後來我就親自帶領著我們其他四位醫師，一起走入加護病房，這是守護重症患者的第一道防線。

蘇主任的眼淚

加護病房的護理人員，雖然大家都很辛苦，但士氣依然高昂。往往白天班進去照顧病人，中午就不吃飯了，因為換裝很麻煩，一開始就打定好裝束進去之後，盡量就把時間花在病室裡面照顧病患。

雖然很辛苦，可是每天他們進去這個病室之前，他們還是樂觀開朗，這讓我很感動。

這天，我們的蘇文麟主任，落淚了，為什麼呢？

有位五十九歲的先生。他其實跟往常一樣，跟家人一起吃早餐，跟家人道別之後，因為覺得喉嚨不舒服，就來慈濟醫院看診。在耳鼻喉科那邊，很快發現他有發燒，在還沒正式看診就發現他已發燒，於是立刻把他轉到急診去。

去急診一照，發現X片非常嚴重。當天下午，他就在我們臺北慈濟醫院這邊做插管了。我們其實很難想像，很多病患都像這位先生一樣，早上都還是很如常跟家人道別，結果傍晚就可能沒有辦法回家。

這位先生剛好又是一個困難插管，所以當時加護病房蘇主任還有另外一個黃醫師，以及住院醫師林醫師，和麻醉科醫師、耳鼻喉科醫師都來了，甚至我們的檢查師都推著內視鏡，準備來幫他做插管，因為他是一個困難插管。最後是在這個耳鼻喉科緊急做氣切的情況下，把這個呼吸管放進去。當時情況其實相當的嚴重，血壓已經呈現不穩定休克的狀況。所以蘇主任，馬上就聯繫家屬，因為這個病患早上都還好好的，也就是一個平常活動力都還不錯的一位患者。

蘇主任覺得很不捨，希望幫這位患者做葉克膜的治療，想不到家屬他有一位女兒也是在美國執業的醫師，他跟蘇主任說，「我們知道，一旦用上葉克膜之後，這個預後的情況都不是很樂觀，我們不要浪費醫療資源，我們把這個資源留給其他人。」家屬如此地貼心，所以蘇主任在掛完電話之後當場就大哭。當天晚上，他醒來想到這位病患，又哭了一場，蘇主任跟這為病患真的是讓我們覺得相當的不捨。

英雄與英雌

楊美貞醫生是這次我們五位重症醫師裡面其中一位。在醫院裡面，她治療病患其實是又快又準，我們看不到她溫柔的一面，可是回到家裡面，她其實是一個溫柔的媽媽。

我記得她在一開始進去防疫的時候，她就跟我説，她覺得自己很危險。因為她是胸腔科醫師，但是她得照顧確診患者，她有兩個兒子，她就把比較小的那個，

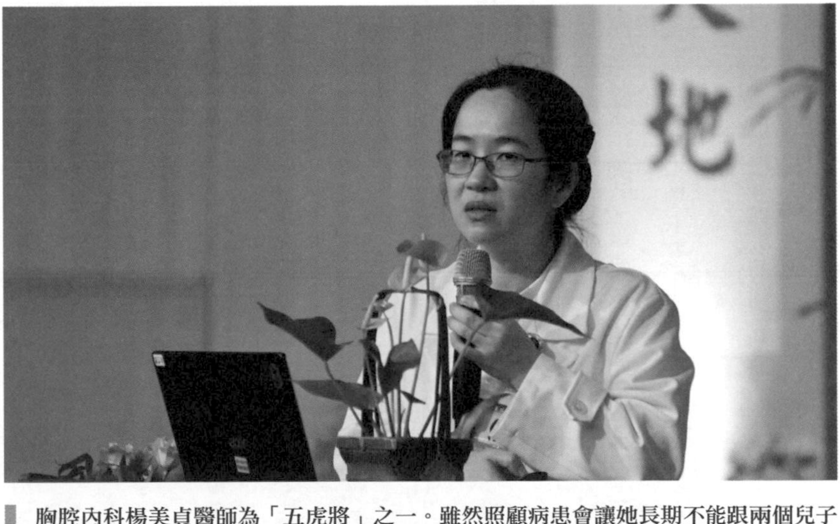

胸腔內科楊美貞醫師為「五虎將」之一。雖然照顧病患會讓她長期不能跟兩個兒子見面，仍毅然決然加入專責病房，守護病人的生命。（2020.02.19，攝影／吳碧華）

還是在小學一年級的兒子，交給了她姐姐照顧。比較大的那位兒子已經國三了，念書要準備考試，她就留在身邊。

她一直照顧病患，大概有長達兩週她都沒有辦法見到他兒子，一直到上禮拜六，她自己做了篩檢確定是陰性的，她才敢把她兒子接回來照顧。那天我剛好和她聊，問她：「妳有多久沒有見到妳兒子？」她就寫了這段話給我：

「昨天篩檢是陰性的，今天下午接回來玩玩，明天下午再送回去給我姊養。小龍昨天晚上抱抱睡的時候，問說為什麼只回來一個晚上，然後就一直哭，還問我說到底是把他借給阿姨養，還是送給阿姨養？我說不是一樣嗎？他說借給阿姨養還可以再回媽媽家，但是送給阿姨養就不能再回媽媽家了！

然後還問說為什麼哥哥不用去阿姨家，我說，因為哥哥有能力照顧自己了，但是哥哥沒辦法照顧自己又照顧你，你還沒有照顧自己的能力，然後他就生氣了，說我態度不好，怎麼可以說他不能照顧自己，他明明就可以！」

其實這段話我看了是覺得很酸，就是心裡很不捨，當時就鼻酸，眼睛也就不小心好像落了一滴眼淚。

她把小兒子接回來，照顧了一天之後，第二天她還是要把小兒子再送回去給她姊姊那邊照顧，因為她還要準備繼續回去照顧病患。結果小兒子就跟她吵，哭著不要，說他可以自己照顧自己，說他可以留在家裡陪著爸爸、媽媽。當然孩子不知道，爸媽其實也很捨不得把他交給別人照顧，可是為了他的安全，爸媽還是必須狠下心，把他再交回去給姊姊照顧。

還有我們的吳耀光部長，他除了是胸腔科醫師之外，也是我們的教學部部長。他是我們今年（二〇二一年）第一位進到 10A 專責病房的醫師。他其實三月就進去了，那時候我們的本土疫情其實並不嚴重，但是我們超前部署，只要有疑似，有一些接觸史，我們就會把他送到 10A 去照顧。

當然之前照顧的，最後都已排除，都不是確診病人，一直到今年的五月二日的時候，我們收到來自諾富特飯店的一位水電工。當下大家其實已經有預感，大概疫情準備要開始了，果然在五月中的時候，疫情整個爆發。吳醫師他是第一位抗疫先鋒，第一位在專責病房的醫師，他照顧最多的病人，但是他始終保持著零插管率，我們覺得他相當厲害，醫術精湛。

同時他也是我們在臺北慈濟醫院，負責提供本草飲給病患使用的臨床研究的負責人，所以我相信有他精湛的醫術，加上我們慈濟的妙藥，讓病人可以達到這個零插管率。

超前部屬的治療設備

接著談「經鼻高流量濕化氧療器」（HFNC）跟這個俯臥通氣治療，對病患相當重要。這兩項的健保獲得給付是從六月十一日開始。事實上這兩項重要的治療，我們在五月，就開始給病患做施行。

一開始，重症病患相當多，我們就很擔心呼吸器會不會不夠用？在二〇二〇年，國外也發生過呼吸器不夠，或者必須一臺呼吸器給兩個病患使用的狀況。所以當時趙有誠院長也是超前部署，本來二〇二一年就預計有二十臺呼吸器折舊，本來二〇二一年就預計有二十臺呼吸器要折舊，我們就趕快緊急採購這二十臺，也謝謝慈濟志業體全力支持，執行長、院長、主祕、採購，各單位的協助，讓這採購流程相當順暢，十天我們的呼吸器就到位，這不只是超前部署，也是超高的效率。

我們的「經鼻高流量濕化氧療器（HFNC）」，對醫院來說其實是不太足夠，不過我們也是超前部署，我們目前可以用的有十七臺。後來電視新聞報導，有一些企業家，其實包括我們的王明德師兄，募集了兩百多臺的「經鼻高流量濕化氧療器（HFNC）」提供給臺灣的醫院，所以我們其實資源都相當足夠。有夠多的機器，但也需要有呼吸治療師來執行這些治療。

呼吸治療師每次他要出動就是在救人，哪裡有插管，他就要去哪裡。插了管之後，我們最希望的是讓病人脫離呼吸器做拔管。所以他們就是負責這個緊急救人、插管、脫離呼吸器、拔管重要流程，肩負重責大任。

俯臥式治療，這也是相當重要的治療部分。我們很多病患，是被安置在專責病房，因為當時加護病房床位有限，我們雖然緊急做隔間的工程，但當時間來不及的時候，很多病患在普通病房就插管了。

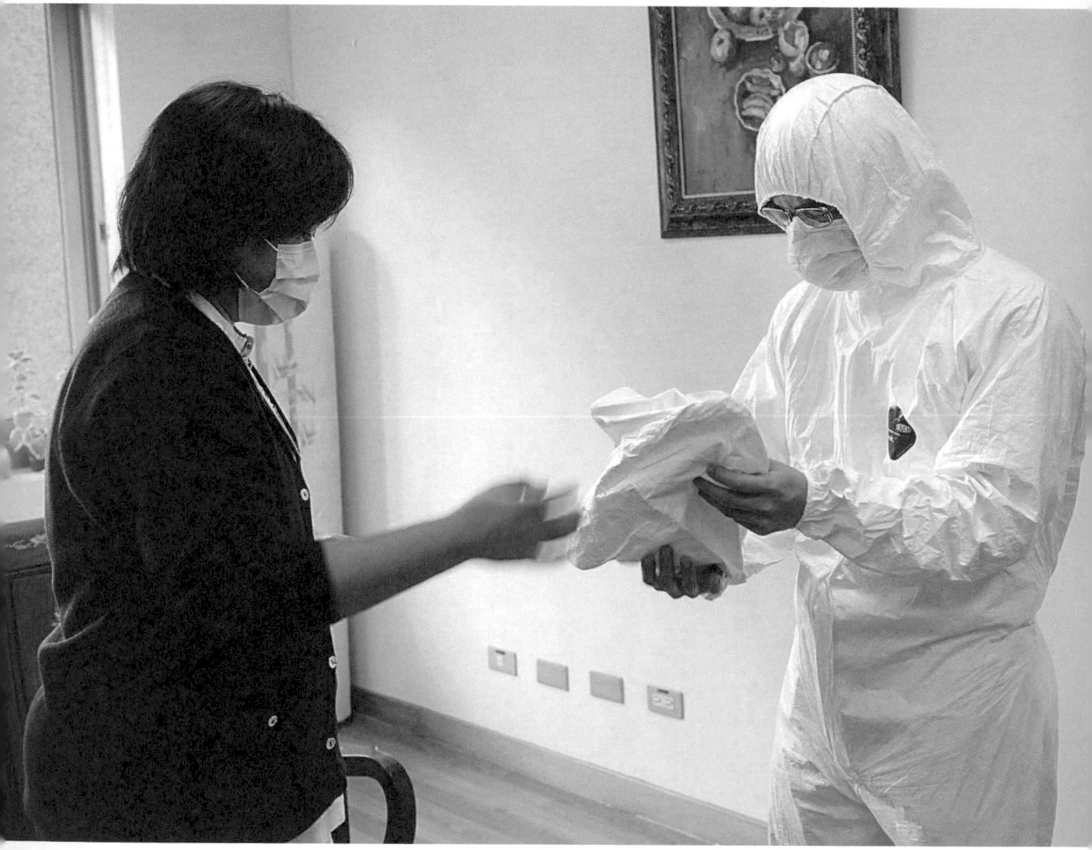

臺北慈濟醫院蘇文麟醫師（右）在臺北慈濟醫院防疫會議中，示範全套防護衣穿著。
（2020.02.19，攝影 / 范宇宏）

所以這時候我們就認為，必須趕快對樓上的醫師們做教育，因為他們很多並不是胸腔科醫師。他們可能是內科、感染科、腸胃科等等的醫師，他們對俯臥式治療並不清楚，於是我們就提供俯臥式的趴枕，但他們也不會用。我就示範什麼叫趴枕給他們看，我就趴在這上面，讓他們知道什麼叫趴枕，再寫一個簡單的program（程序）給他們，就說我們趴著要趴多久，怎麼使用。

很快，當天我們就得到有醫師給我們一些回饋說，他有一位病患，X片顯示狀況相當嚴重，這是一位藏傳師父，剛好我們的趴枕到了，他就給病患使用，到目前為止這個患者還沒進入到插管的狀況，所以我們希望可以經由這個趴枕，加上「經鼻高流量濕化氧療器」（HFNC），可以讓病患免於插管。

如果病患已經到加護病房，必須要做這個俯臥式擺位的時候，這個就是一個相當大的工程，所以被稱為「超人姿勢」。超人姿勢就需要一個超人團隊，我們五虎將，個個都充滿熱血，精神抖擻。一起為拯救病患做最大努力。

COVID-19／紀事三十九／

●二〇二一年六月二十一日

廖光福 分享
臺中慈濟醫院腸胃科主任

穿脫十三件衣服才能進去的病房

我雖然不是一個感染科或是胸腔科醫師，但是因為我們醫院收了很多確診病人，我們的感染科及胸腔科醫師，都已經疲於奔命，後來我們醫院有徵求，是不是其他科的醫師，也加入我們專責病房的照顧？所以我們臺中慈濟醫院就有包括我等四位醫師，非感染科也非胸腔科的醫師，到專責病房去照顧我們的確診病人。

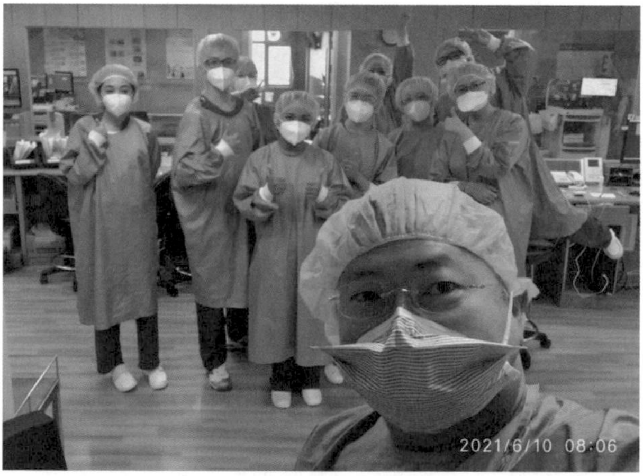

廖光福主任和照護團隊合影。（照片提供／臺中慈濟醫院）

醫護人員的裝備和基本防疫流程

在我們臺中慈濟醫院，因為有非常優良符合標準的專業部署，才能使我們就算是非胸腔科專業，也可以協助照顧病患讓他們安心。

為什麼會這樣子呢？在我們醫院，簡守信院長所有事情都身先士卒，打疫苗也是第一個。在專責病房開啟的第一天，也是他第一個先進去看，以後才換我們進去。

當然，在進去照顧之前，我們的護理同仁，事先都要做疫苗及接種，我自己做接種時，就心想要體驗一下，不論是被篩檢還是被採檢的患者，到底他的感覺是怎樣？我就自己去用，自己捅捅看，第一次先做篩檢，要進去之前一定要去做「核酸檢測（ＰＣＲ）」的檢查，也了解那過程其實還滿不舒服的。

但在專責病房裡面，大概我們一個禮拜都會採檢一次，所以說在裡面也被採檢了很多次。因為主管的用心，我們臺中院區有它的標準，照護的環境都被評定為非常優良，衛生局也都滿意，所以很多病人若從北部往南送，很多都有轉到我們醫院來照顧。

我們在進入這個專責病房之前，都要求嚴格的訓練，且進到病房裡面一定要全副武裝。

我稍微算過一下，從穿衣服，總共從外到裡面算下來要穿到十三件衣服，包括手套這些。脫的時候也要依照順序，雖然是十個動作，但是我後來發現這裡面穿的，從裡面到外面算下來十三件。例如進去治療，問完病人，然後出來還要再脫十三件，其實也是有些辛苦。

我們本身進去專責病房，也要有良好的生活照顧，因為我們在進去專責病房裡面後是不能回家的，大概都會住在醫院給我們準備的隔離宿舍裡面。在宿舍裡面，怕我們肚子餓，慈濟師兄姊，還有醫院裡面都幫我們準備很多點

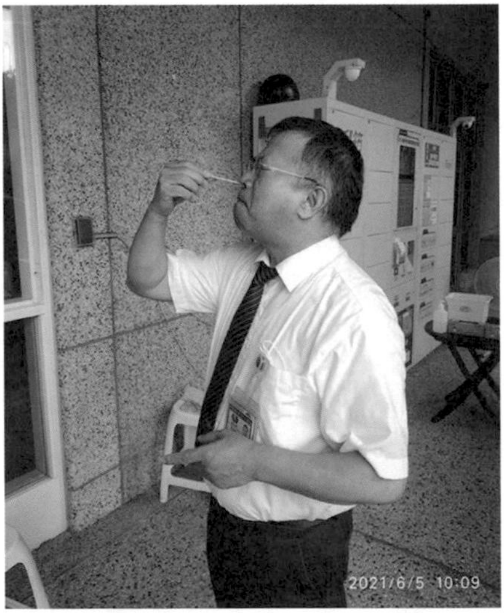

待在專責病房裡風險高，因此照顧確診病患的醫護人員，需時常採檢，監測身體狀況，降低院內感染風險。（照片提供／臺中慈濟醫院）

心。另外在專責病房裡面是不能出去買任何東西，也是我們的師兄、師姊及營養課，會幫忙做很好吃的餐點給我們，還有中區慈濟人，都會送我一些卡片給我們鼓勵，讓我們在裡面能夠安心地工作。

除了這些，我們專責病房裡面有男護理人員，也有女護理人員。我們每次在早上，有時候互相鼓勵的時候，會互相照一張相。採檢的時候，我就推著車進去，就是每一個禮拜，每天都會有不同進去的時間，都會去採檢。我們在採檢的時候，為了安全都會直接到病房的地方去幫病人採檢。採檢時有個擋風玻璃，其實那個手套蠻不好活動的，有時候不小心，就會把採檢棒掉下去。

我們看到病人的狀況，因為在住院真的非常無聊，有些病人每天就在滑手機。我們通常都會做一些小卡片，除了進去關心他們以外，我們還會進去鼓勵他們，有些阿公阿嬤進去裡面因為心情不好，不吃飯、不喝水，後來變得腎臟功能也不好，有時候我們就會做一些卡片，進去慰問他，給他溫馨提醒。

另外有些病人精神狀態不太好，我們會找精神科醫師，透過視訊做會診。

有些患者就是我們講的確診者，他真的可能因為年紀大，會一直打開負壓門想要出來，怎樣都講不聽，我們護理師後來就說請不要開門，否則開門要罰六萬，這樣病人才不會一直要去開那個門，如此就會減少感染。

我們臺中慈濟醫院還有一個好幫手，它叫做阿信，是個機器人，它可以幫我們完成了很多事情，例如幫我們送餐點，還有量體溫這些，偶而還可以送飲料，也可以去跟病人溝通，好比機器人站到到病人前面，透過機器人跟病人講話，感覺上是我親自跟他講話。

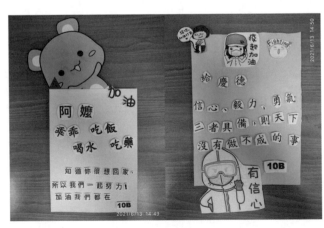

醫護人員製作鼓勵卡，祝福病患早日康復。（照片提供／臺中慈濟醫院）

阿嬤的故事

接下來跟大家分享一個慈祥多難的阿嬤，這個阿嬤已經高齡九十歲，因為一家人都確診，所以來到醫院做隔離，她住院的時候非常鬱卒。因為跟她一起住的兒子，採檢後可以出院，已經提早出院了，而阿嬤不能出院要留在裡面，她更傷心。這個兒子出去後三天，她再要採檢的時候，結果又沒過，阿嬤非常的難過，就在病房裡面大哭，我們的護理都進去安撫她，她大概哭了一整個上午。

經過十五天，也就是近兩個多禮拜後，阿嬤終於可以出院。

出院以後，她第一件事情要做的是什麼呢？大概就到臺中大坑那邊，一間她常去的土地公廟祭拜，感恩她平安出院。

我們非常感恩上人建立慈濟醫院，也要感恩家人的支持及體諒，感恩醫院主管的用心，感恩慈濟家人的護持，還有感恩患者的信任及配合，感恩專責病房的醫師同仁，方能完成使命。

就算我們不是胸腔科還是感染科，我們一起，一樣可以完成使命。

COVID-19／紀事四十／

●二〇二一年六月二日

簡守信 分享
臺中慈濟醫院院長

院長為何進到專責病房

前幾天我人在專責病房裡面，或許有人想問，身為院長會出現在專責病房，是代表出了大事了嗎？

當然，會去專責病房的確也是大事，這裡指的不是病人情況危急那類的事，而是攸關內心的事。大家也知道，新冠肺炎爆發以來，這個病毒所造成的影響，並不只是我們看到的這些數字而已，更重要是人心惶惶，這個恐懼所造成的影響恐怕是更大，而這一份恐懼、這一份不安，可能不只是一般的民眾，其實醫院裡面大家也會有一點點擔心，尤其我們照顧的確診病人越來

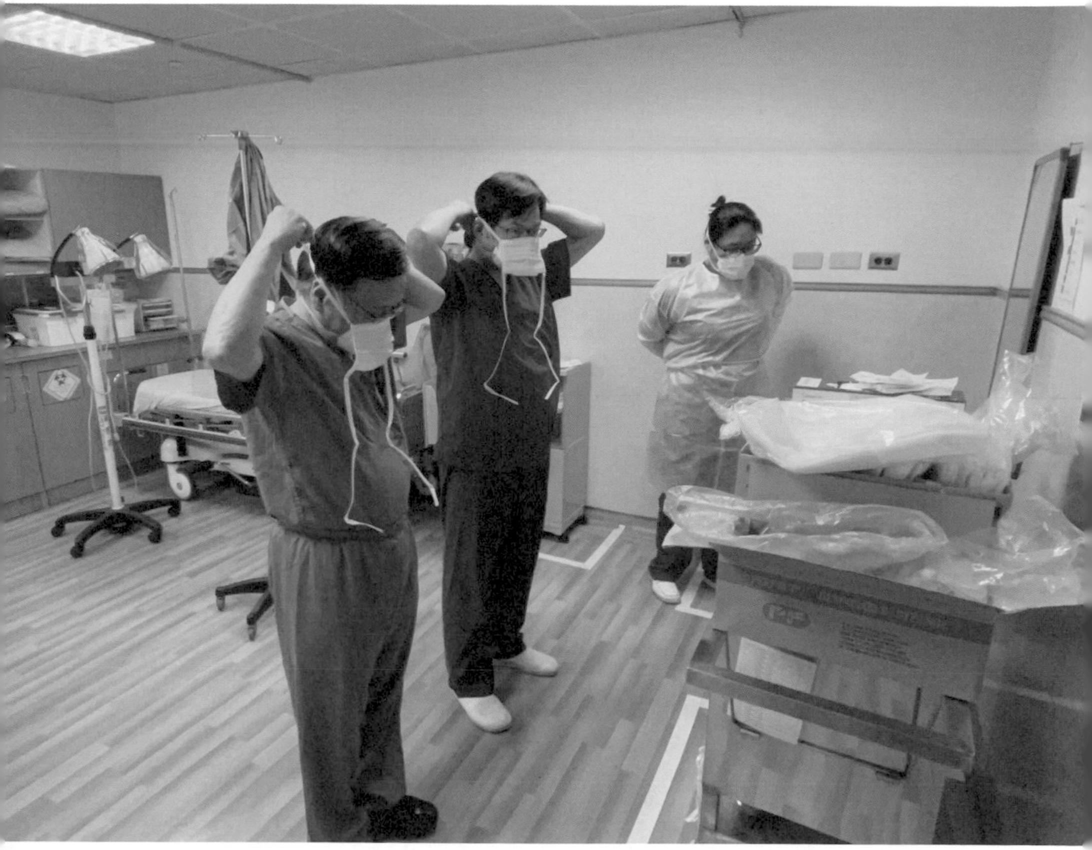

臺中慈濟醫院院長簡守信醫師穿戴防護衣等設備，準備率先進入專責病房醫治重症患者。（照片提供／臺中慈濟醫院）

越多，也必須要因應這樣醫療的服務，我們必須要開第二專責病房。

以前第一專責病房是我們胸腔內科醫師、感染科的醫師他們在負責，可是現在人力顯然不足的狀況之下，到底誰要進去這個專責病房，就有很多的想法，我想說如果能夠讓大家比較心安一點，我都可以進去，連我也可以去照顧病人的時候，大家原本那種動盪的心情，可能就會穩定一些，所以當然義不容辭就應該進去。

將心比心，了解同仁及病患的辛苦和擔憂

當然我們也會做到很好的防護，更重要就是進去以後，我可以看到實際上運作、操作，整個動線的流程，還有跟病人的一些互動等等。所以從專責病房出來以後，我就有很多的想法，除了因此可以讓這樣的安全係數提高以外，更重要的是把慈濟那一份對醫療的關懷傳達出去。不只是在病人身上，我們能夠有更多可以琢磨的地方，在我們同仁身上，我們一樣也會把這一份關心，讓大家可以知道。

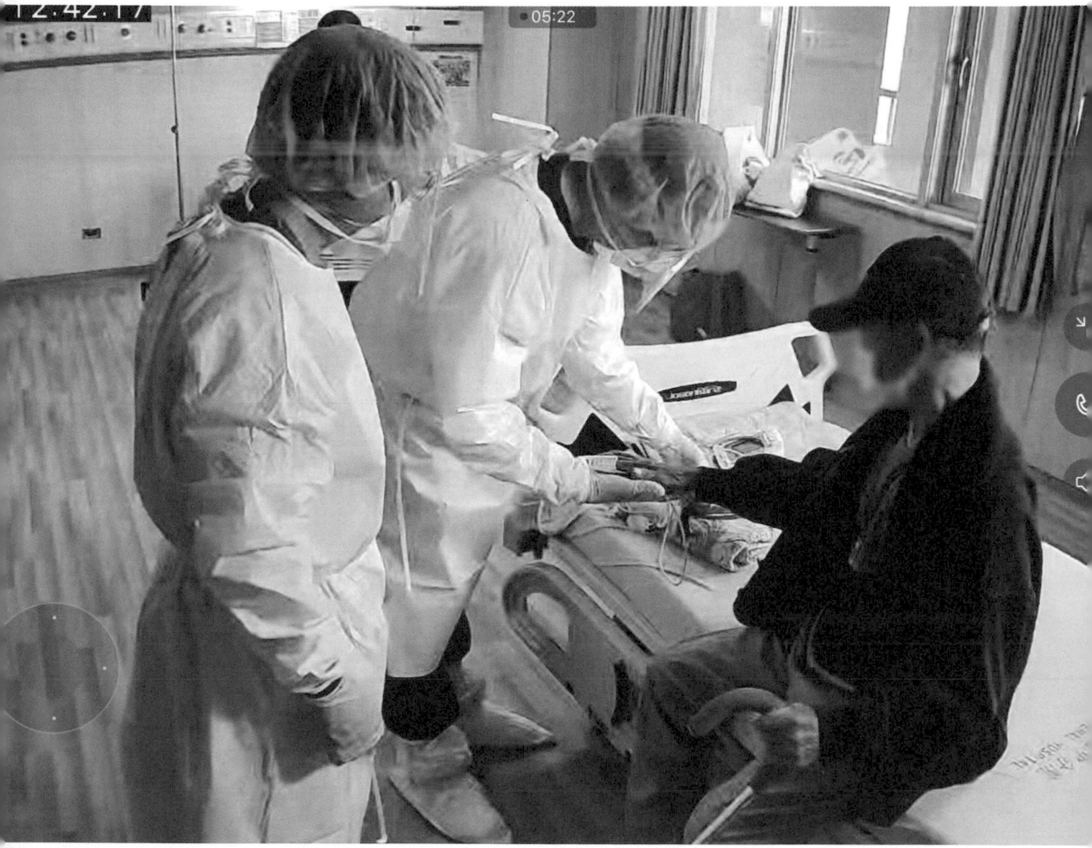

臺中慈濟醫院院長簡守信醫師穿戴防護衣等設備，進入專責病房醫治重症患者。（照片提供／臺中慈濟醫院）

我自己的經驗分享，進專責病房當然是全副武裝，著裝時先穿上工作服，再穿上防護衣，最後再戴上N95還有外科口罩，其實光N95跟外科口罩，就讓我們有一點呼吸困難，如果平常不太習慣的人，恐怕光戴這兩個就受不了，因為那個N95是非常緊密的，所以你要在那個地方呼吸，還要在場跟醫護人員彼此溝通，要跟病人溝通，這個都是需要訓練的一個情形。然後防護衣不是只有一層，還有第二層防護衣，接著戴上第一層手套，還要戴上護目鏡以及面罩，當戴上護目鏡和面罩以後，你幾乎就變成視茫茫了，當然不至於髮蒼蒼啦！但是多少眼睛看起來的一個狀況，跟我們平常看到的是不一樣的。

透過這樣經歷，我們更加能夠瞭解到，平常護理人員他們站在第一線，是如何辛苦的付出，他們不只是流汗而已，還要克服種種困難。不只是這樣子，我們還要套上防水的鞋套、髮帽，然後再戴上第二層的手套，這樣才可以進到病房裡面去。所以真的是非常感恩有這樣的一個因緣進去。

當然有些狀況若是不需人員直接進去的，可以採視訊方式，在每一間病房裡面，我們也都可以用非常尖端科技的方法，讓病人可以得到安心。

真正要進去病房，我大概是當時醫院裡面，接受核酸檢測頻率很高的人員之一，因為每次進去之前都要先確定你沒有染上新冠肺炎病毒，進去要，出來也要，出來以後每次在做鼻咽這個地方的篩檢時，那過程其實還是有一點點不舒服。所以透過這個過程，我們更能做到同理心，了解到病患的內心擔憂，就知道該怎麼讓他安定下來。不只是這樣子，一個禮拜以後，我們還要再做一次，這樣層層的把關，就是要讓大家知道，我們對於安全這件事是絕對非常重視的，請大家可以放心。

照顧病人也愛自己家人

我們要照顧病人的同時，當然也要照顧好自己家人，例如大家也會擔心，當進去過專責病房，專責照顧了確診的病人，很多人因此不敢回家，我自己也決定暫時不回家，在我們醫院十二樓有住宿空間，我非常感恩。

我們對於專責病房同仁的照顧，除了醫院提供住宿床位外，也會處處留下關懷，例如在書桌上面，擺上溫馨點心。另外我也擔心防疫完以後，同仁的體重會不會增加一些，不過總之那一分關懷還是需要的。

不只房間裡面，在房間外面，例如護理站，也一樣放了許許多多可以補充能量的東西，因為在那裡每一個人，你不可能跟人家有太多的互動，但是藉由那樣的一個空間營造出——其實這就是我們的家，我們在這裡雖然要面對看不見的病毒，但也不需要恐懼，我們需要的是彼此把心凝聚在一起，當我們一起凝聚這一分愛的時候，也就是最好的一個防護。

貼心的地方還不只這樣，醫院裡的住宿雖不等同旅館，但我們比照旅館也是會有「請勿打擾」牌子，為什麼？因為醫護人員也是分三班，當他休息的時間可能碰到清潔人員正要做清潔，有了這牌子，他們看到就不會進去打擾醫護人員休息，像這種心思細如絲的關懷，也是讓人家蠻感動。

所以不只是我，很多的醫師也住進去，還有我們的護理人員也住進去，其中有一個護理人員就在她臉書上面寫，她說今天入住慈濟大飯店，無敵夜景豪華單人房，但是她好想回家，是！真的是很想回家，她說知道前幾天醫院開始有確診病患，就已經開始跟她的小孩，兩個弟弟妹妹做心理建設，說可能哪一天，她身為護理人員，媽媽出門上班可能要好久才能回到家，結果那個妹妹一秒鐘就落淚，媽媽跟妹妹就抱著一起哭，今天早上要出門的時候，妹妹突然要求合照，可能是有感應，媽媽所說的「可能哪一天」就是今天，從今天起算，可能好幾天媽媽都不會回家。

最後就以這個做媽媽的護理人員愛心做結尾，在這裡也拜託大家一定要戴好口罩、勤洗手，沒事就待在家裏面。面對這樣一個疫情，我們看到的絕對不是只有疫情很嚴峻這一面，或大家人心惶惶這一面，其實在慈濟裡面，我們從疫情中更能讀到人性那一份的大愛，我們的醫療所呈現的，不只是這個防護衣而已，更重要是內心那一分有愛的正面能量。

COVID-19／紀事四十一／

●二〇二一年六月十九日
鄭敬楓 分享
臺北慈濟醫院副院長

防疫旅館內 上演的生命故事

從二〇二一年五月三十一日至今（六月十九日）三個禮拜，我們也已經治療超過四百多位確診病人，我這三個禮拜都負責防疫旅館，也就是「防疫醫館」，這裡不是醫院，其實旅館就是旅館，並沒有辦法像醫院那麼地安全，所以我們就要做到像醫院一樣。所以院長幾乎每天都帶著我們祈禱，而且下午都會來看我們，就是希望我們都能平平安安，戒慎虔誠。不只是我們醫護同仁，整個旅館裡的房務、客房人員還有警察大哥都一起虔誠合十祈禱。

更重要的是我們這一批大都是來自外科、加護病房、外科病房或者是一些

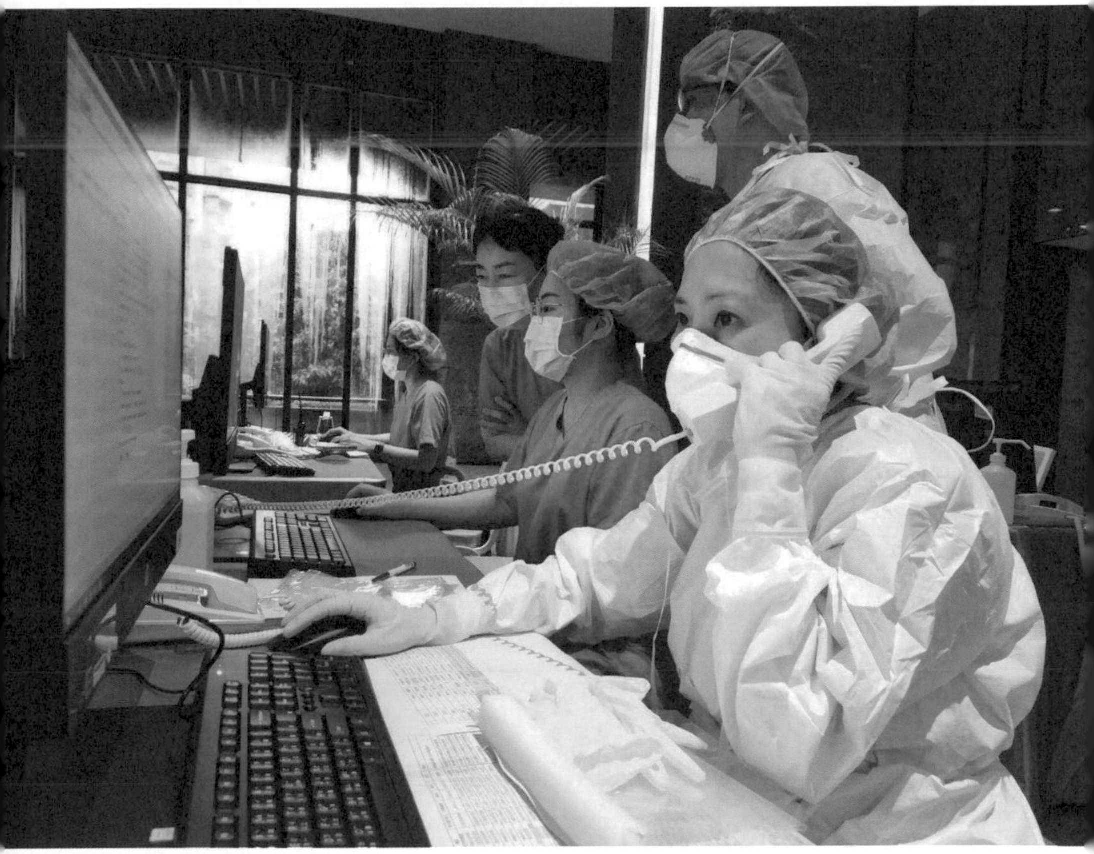

臺北慈濟醫院承接白金花園防疫旅館的照護責任，與警消、飯店人員合作，讓「住民」安心療養，健康「出院」。飯店大廳架設臨時醫護站，醫護人員每天透過視訊和電話固定向住民問診。（2021.06.05，照片提供／臺北慈濟醫院）

專師，由徐榮源副院長當指揮官。我們有醫師、有專師、有護理師，我們鬥志高昂，隨時待命準備因應緊急狀況，雖說住這裡的應該是輕症或頂多是中症，但並不表示他們不會突然轉為重症，我們須時時注意，一旦有狀況，要讓他們能夠及時轉回慈濟醫院治療。

更生青年案例

這案例我看到了戒、定、慧。

一個三十八歲的更生青年，他有非常大的煙癮，住到第三天就受不了，他可能在旅館有偷偷抽煙，煙都抽完了所以非常地不安，他經常不好好待在房間裡，而會跑到外面走道。

我們想說要怎麼辦呢？十天的隔離還差一個禮拜，我們就說幫他去買尼古清，希望能夠戒除煙癮。

他一開始心態非常負面，說：「好吧，你們就把我死馬當活馬醫好了」。

他身上也沒有那麼多錢，我們身心醫學科的督導就說：「那我幫你買這個，應該會有效，然後我們指揮官會幫你付錢。」

他聽完就很感恩地表示，其實他心裡很難過，因為自身有家庭問題，有很大壓力，媽媽本來跟他一起入住，但是健康情況惡化，就轉到臺北慈濟醫院去治療了。後來導致他惡習復發煙癮變大，他自己也非常沒辦法接受。

後來這個尼古清當然有人出錢，那人就是我，警察大哥利用下班的時間跑了好幾間藥局，找到這個能夠戒煙的尼古清，重要的是有我們護理督導，她怕這年輕人沒辦法使用這個類似藥物的煙，她幫他都先裝好，讓他能夠定時、定量地，慢慢把這個煙癮戒除。

我們有人出錢，有人出力，當然也有人出專業跟出主意。

最後這個年輕人血氧度是九十幾，心跳都五十、六十，非常沒有問題，總算是利用這次戒除一些習慣，他能夠平安地離開我們這個防疫旅館。

還有一個是開業的劉醫師，後來我們才知道，他中間有一度血氧濃度非常地低，住了十天以後他非常感謝我們。他也覺得在這過程身體有調養變好，我在視訊中跟他合十，他很稱讚我們的素食。他還分享有一度他用製氧機，血氧只有八十九，這個狀況應該要後送慈濟醫院，可是他自己也是開業醫師，他覺得自己應該有辦法照顧自己。

在藥物、飲食、以及心態調養下，他真的就慢慢好轉。**他說住這十天加上素食，讓他改變了所有的生活方式，不用應酬，不用看病人，可以好好地休息，所以他也分享了他的一些觀念，讓我們也學習了很多，有很多的感觸，非常謝謝我們的照顧，也看到「心定」讓他度過了這次的危機。**

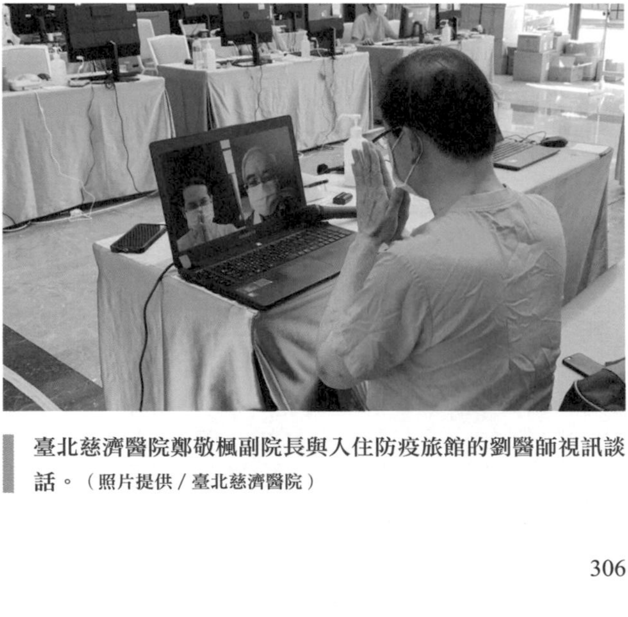

臺北慈濟醫院鄭敬楓副院長與入住防疫旅館的劉醫師視訊談話。（照片提供／臺北慈濟醫院）

有辛苦也有溫馨

我們每天在線上幫病人看診，萬一有咳嗽、臉色不好、氣喘等問題都可以詢問。不論是老人家或小朋友，都有醫師很親切地照顧。中間我們也會給他們一些本草飲，有一位女士是我自己開的藥，一天三次，比照我們住院的病人，小朋友就半量處理。

其中有一位是進住時身體還沒有改善，她很辛苦，因為她還帶著二個小孩，小孩是沒有症狀的，媽媽是確診個案要轉慈濟醫院治療，那怎麼辦呢？在新北衛生局群組貼出來後，我們慈濟醫院當然就是做溫馨接送，媽媽被送到醫院是坐救護車，我們護理師大姊姊則帶著小朋友坐防疫計程車，將孩子帶給外公照顧，然後防疫計程車又把護理師接回來。

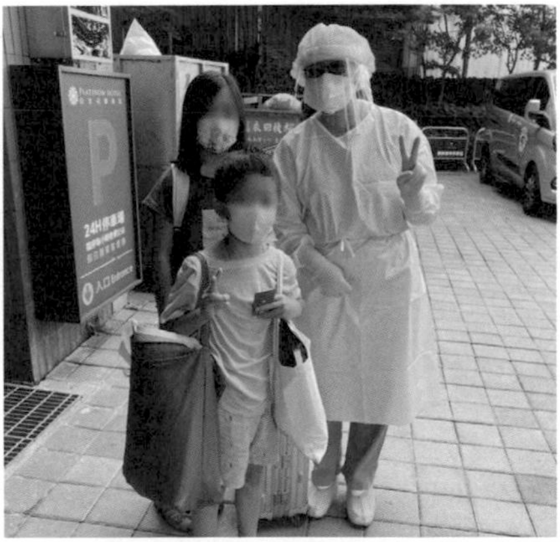

臺北慈濟醫院協助媽媽確診的小孩溫馨接送到別處去。（照片提供／臺北慈濟醫院）

其實姊姊跟弟弟的眼神是非常開心，也充滿了感恩，外公是我們慈濟人醫會的師兄，所以他也非常地感恩。我們平安順利地送他們到家，外公自己下來接，因為孩子的爸爸也在居家隔離不能出來，所以我們也就扮演著接送的角色。

六月十一號我也看到國際知名的《英國醫學期刊（British Medical Journal, BMJ）》報導，內容有說新冠肺炎確診的病人如果是素食的話，可以減少百分之七十三轉為重症的風險。這個期刊對我們來講真的是太好了，因為我們全部素食。

一開始可能有些住民還不太習慣，但是有了這篇文章，我們馬上製作精美的單張，告訴他們說，我們給你們素食是當作藥物在治療你的新冠肺炎，請他們也安心。

有了這個國際期刊的佐證後，從此沒有人對素食有任何的抱怨，而且是吃得非常地開心。所以我覺得這就是天助、自助、人助，我們堅持素食這個答案，真的在新冠肺炎疫情期間非常重要，我們也把它放在便當上，讓他們在吃便當的時候，仔細地閱讀素食對他們的影響。

六月十四號端午節，我們收到住在裡面的小朋友畫的卡片，祝我們端午節快樂，鄰居也寄了好多飲料要讓我們過端午節，慈濟醫院院長特別帶來二百多個粽子，相當地溫馨，大家都很感激。

有二個兄弟，哥哥十四歲，弟弟九歲，沒有大人，就這樣住十天。中間弟弟有咳嗽，我就幫他買了個切藥器。他們非常地乖巧，也非常地能夠互相照顧，哥哥還會放水晶音樂讓弟弟睡不著的時候可以聽。我覺得這個青少年很勇敢，也非常地乖巧，我們的護理師姊姊就自己買了一些點心，要鼓勵他們二個兄弟。

也因為規則的改變，本來小朋友或大朋友只要住滿十天就可以順利離開，可是現在規定每一個人離開前還要再做一次核酸檢測，那就很辛苦。因為在旅館不像醫院，你要有非常好的防護，每個都要做。到現在已經做了五十幾個，大概都是我跟值班醫師一起做。

碰到小朋友怎麼辦呢？那位小弟弟九歲，他就自己下來，哥哥沒有下來陪他，他說他很勇敢，他可以自己來接受核酸檢測。真的是很佩服他，一動也不動就讓我從鼻子那裡幫他做鼻咽的採樣，也都沒哭。最後他還跟我以及洪醫師合照，他說要比ＹＡ嗎？我說要比ＹＡ，因為你真的很勇敢。也因為他的ＣＴ值比較低，表示病毒量蠻高的，他其實是要住到十四天才能夠回家，所以我們還要跟他共同度過四天。

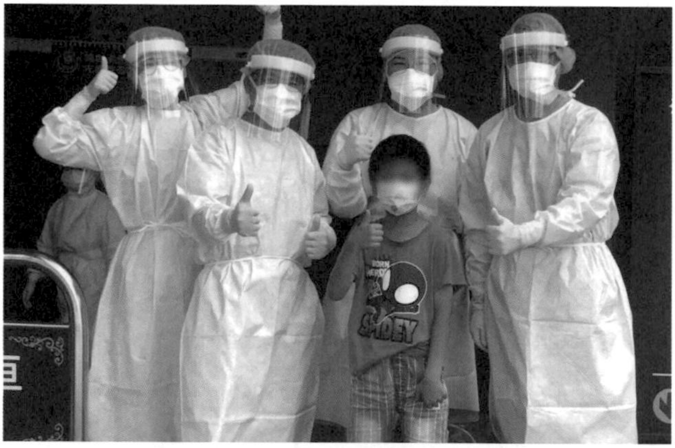

勇敢的 9 歲小弟弟自己來接受核酸檢測。（照片提供 / 臺北慈濟醫院）

當然也不是每個都那麼乖啦！也有掙扎了很久，看人家哭哭，他也哭，然後大家抓得很辛苦，但是採檢完，他在旅館，媽媽還是寄了一張卡片，上面說：「謝謝您們的幫助！」所以其實小朋友真的很可愛。

另外一個是入院的時候，媽媽身上抱著一個一歲的妹妹，哥哥四歲，弟弟是三歲，身上揹著尿布，走進去就覺得很辛苦，因為媽媽一個人要帶三個小孩。要準備奶瓶、奶瓶消毒鍋、還有嬰兒床，因為旅館的床並沒有圍欄，還特別請旅館幫他們準備圍欄，以免小朋友睡一睡掉到地上去。

九天後幫她做了核酸檢測，即使我們穿得很像恐龍或者是怪物，一歲妹妹好像也很安心乖乖地看著我們。我們也很高興能夠幫他們做採樣。

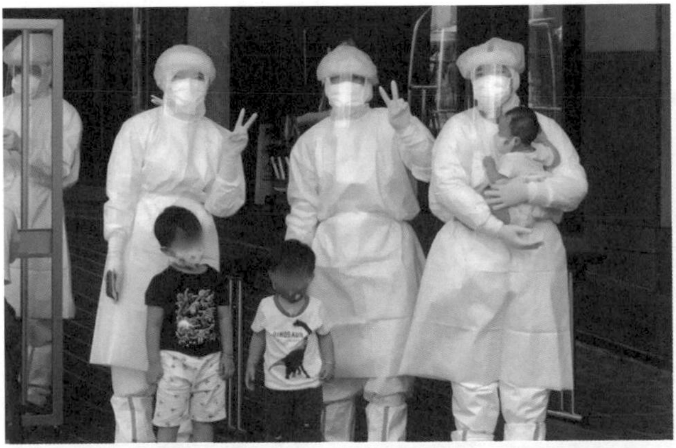

一位媽媽帶著三位小孩入住防疫旅館，入住期間卻能將心境從負面調整為正向，令人佩服。（照片提供／臺北慈濟醫院）

真的要比ＹＡ，因為他們家真的相當的辛苦，他們家四個人在這邊，還有三位長輩，包括爺爺在臺北某個醫學中心往生，所以她覺得很遺憾，沒有辦法參加告別式。但她差不多在十一點到家，跟我們報平安的時候，她訂的飲料也已經寄到來慰問我們醫護人員了。這中間我的感覺就是能夠讓她心境，從很負面變成正面，其實是很不容易的，也很佩服這個媽媽的勇敢。

這將近三個禮拜的防疫旅館，到現在已經住進了四百多位確診病人，晚上都會來一批病人，院長每天跟小張

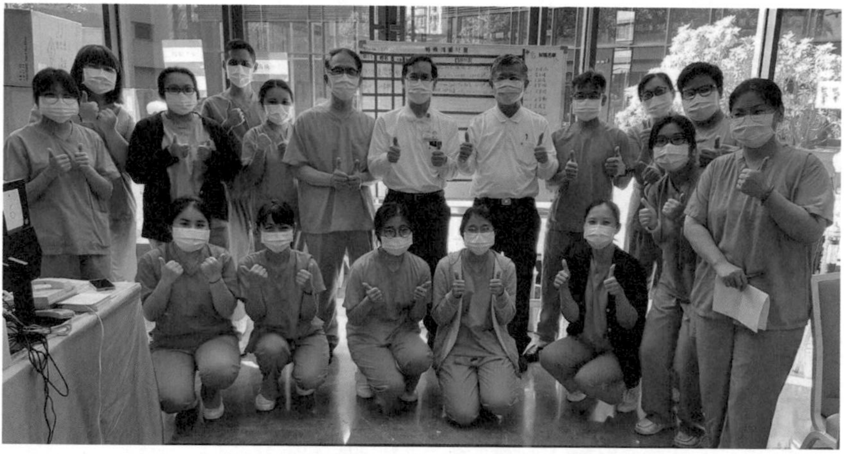

守護防疫旅館的臺北慈濟醫院醫護人員。（照片提供／臺北慈濟醫院）

副、徐副，我們都會在這邊再看一下情況，有沒有危急的病人需要後送慈濟醫院，我們一共也轉了八十六位，大概百分之二十是需要治療的，不能夠住在旅館。

中間也解隔了二百多位，因為每一位只要離開之前，都是由我打電話，也從這二百多通電話裡面，看到了很多家庭、社會，很多、很多的問題，也知道這些人都不願意得病，可是因為這樣不得不進來住十天，真的有的時候很辛苦。

從這個防疫旅館，我覺得證嚴上人答案早就告訴我們，就是要喝本草飲，很重要的是要持戒、定、慧，不管是戒煙青年，或者是劉醫師的心定，最重要是這對小兄弟的智慧。我們也看到住在裡面的人也有這種戒、定、慧，我們醫護人員更應該要有戒、定、慧來處理這樣的事。更重要的就是要齋戒茹素，我用「喝本草飲，持戒定慧，齋戒茹素」這十二個字來給住在防疫旅館的住民，給所有照顧他們的醫護同仁，也送給大家。

COVID-19／紀事四十二／

●二〇二一年六月二十一日
邱勝康 分享
臺北慈濟醫院感染科醫師

確診病人教我的事

我是二〇二一年三月進入臺北慈濟醫院服務，當時有三本很好的書影響我，其中有兩本是趙有誠院長在面談的時候送我的。

第一本是《愛是人間最好的藥》，第二本是《靜思語》，第三本是《彈唱生命的樂章》。

《愛是人間最好的藥》講述臺北慈濟醫院創院以來的故事，包含在院長帶領之下，合和互協度過各項評鑑，還有很多志工、社工協助一些貧苦病患的故事，當然還有海外賑災。其中讓我最印象深刻的是對糖尿病患者「來者不鋸」的故事，還有院長說這是一個賺大愛的醫院，不是賺大錢的醫院，這都很吸引我。

第二本書《靜思語》當然就是一本充滿人生智慧的書，每次當我們碰到任何困難的時候，只要一翻開來，很快就會找回初發心，還有智慧。

第三本是王端正副總寫的書，這本書講述生命、歡笑、學習、愛這四大主題，裡頭的文字都很優美，筆調也很輕快，讀起來讓人心生嚮往。

父子互動案例

這波的疫情，大概是在五月十五日開始加溫，我也從那時候開始進入專責病房做服務。

印象比較深刻的就是在五月十七日，那天下午我們參與員工的 COVID-19 疫苗的施打。在一個下午的診次，就打了六百六十七人次，以一般我們平常一個診約看一百人，一百五十人就已經很多了。

我們也開始在隔離的專責病房裡面工作，我們要進去的時候，就會穿全套的隔離衣服，包含雙層的隔離衣、口罩、眼罩。我們進去探訪病人，也是一樣要問診、身體檢查，最重要的是病情解釋，安撫他們的心情，然後定期的幫他們做鼻咽的採檢，確認他的核酸檢測（ＰＣＲ）結果。如果病人狀況不穩定的時候，我們就必須要幫他插管，或是轉送加護病房。

工作一個段落出來以後，衣服已經全部都是濕的，外觀看起來全部都是深色的，沒有淡的顏色，都是可以擰出水的那一種。所以當我們走出加護病房的時候，我們很需要補充水份。有個簡易的方法，寶特瓶的水加上我們淨斯本草飲的濃縮液進去，然後我們就會拿起來喝，不但補充水份，也有補充上人給我們的良方妙藥。

接下來分享幾個案例，這個案例是一對父子，先轉送到白金，因為爸爸的肺炎狀況嚴重，所以又轉回我們的醫院。

事實上他們家，媽媽也是確診，大概是住在另外一家醫院。所以當這兩位父子來到我們醫院的時候，我們本來想安排他們在同一個病室，可以互相照應，可是我們進去查房就發現這對父子都不講話，坐得遠遠的，然後兒子一直滑手機，當我們跟他解釋病情，他也是愛理不理的。

父子都問我們一些很特別的問題，好比說，是誰傳染給誰的？他得的是哪一國的變種病毒？他什麼時候會好？以後會不會有傳染力？

我記得在那個病房，大概就解釋了半個小時。後來出來以後，我們就轉念，同理他們，認為他們可能因為路途上的奔波，然後又得到這樣的一個疾病，感到很無奈、很焦慮，我們就突發奇想，也許可以送我們的《靜思語》給他們讀。

隔天陳美慧護理長就拿出我們「靜思語」的這個籤卡，還有證嚴上人的祝福信，把這些很用心地護貝起來。像這樣上人的祝福信，我們以前都是在病人出院的時候，連同祝福禮包一起送給出院者，但當時我們覺得要等到那時候，可能為時太晚，所以我們就提前準備，帶了進去。

這個靜思籤卡，最主要我們看他兒子是年輕人，一直在玩手機，我們就給他一個手機遊戲讓他玩，看他能不能增加一點互動。

這個靜思語口罩更有意思，那是我們平常就會給病人一些新的口罩讓他替換，外面有一個夾鏈袋，我們的同仁就在上面寫上了一些靜思語，送了進去。

當我們送進去以後，我親自把上人祝福信的一些重點都念給他聽，也陪著他們玩這遊戲。後來發覺他們已經對我們比較不那麼有距離，那些不信

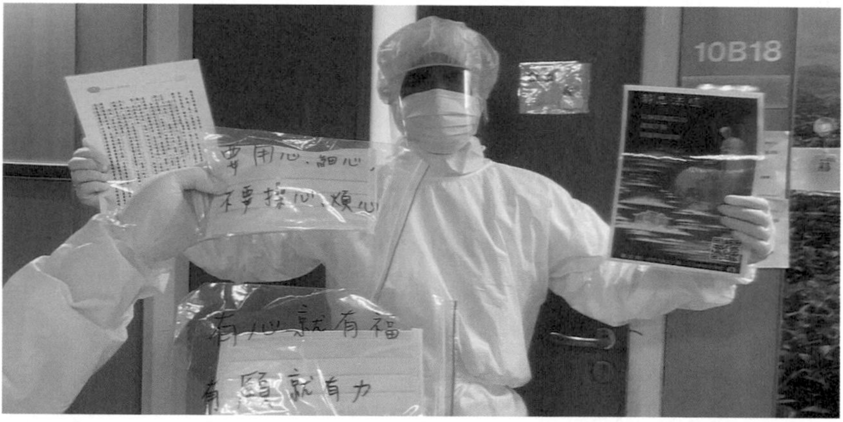

臺北慈濟醫院醫護人員在送給病患的口罩袋子上，寫上《靜思語》鼓勵病患。（照片提供／陳美慧）

任感也已經化解。父子之間有了互動，有了破冰的感覺。

這是個透過增加醫病互動，傳遞愛的能量的案例。

恐慌阿嬤和酒癮男子案例

接下來的案例是有關一個患有恐慌症的阿嬤，主要是當她處在一個幽閉的空間裡面會感到恐慌，一直想要衝出來。

有一天早上，阿嬤甚至都已背好背包，一直衝到門口了，我們在外面都看到這個門被推動，甚至裡頭有想要撞門的感覺。

我們覺得這樣不行，雖然我們先前已經給她服用藥物，並且我們還由護理長從社工那裡借了一個兔寶寶娃娃，希望能夠安撫她，結果效果還是不好。

於是我們就突發奇想，用我們手邊現成的隔離衣，還有一些廢棄塑膠袋充氣，做成一個娃娃，然後在手套上畫上表情，充當一個人偶。當下畫完也是覺得不曉得會不會有效果，還好後來就有發揮了效果。

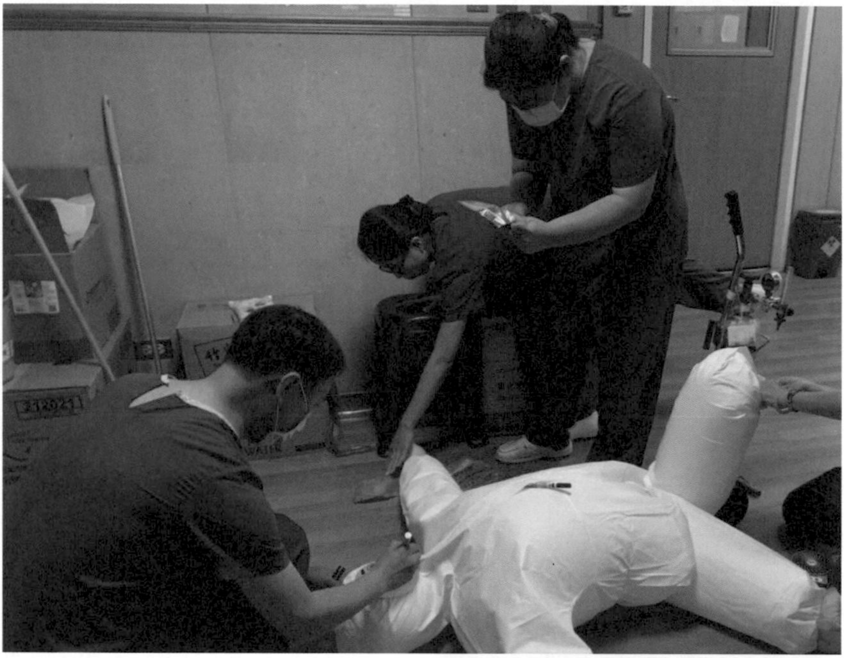

臺北慈院陳美慧護理長（右 1）跟感染科醫生邱勝康（左 1），一起用隔離衣還有塑膠袋充氣娃娃，用手套做人臉、在上面畫表情，希望藉由假人安撫阿嬤的心情。（2021.05.01，照片提供 / 陳美慧）

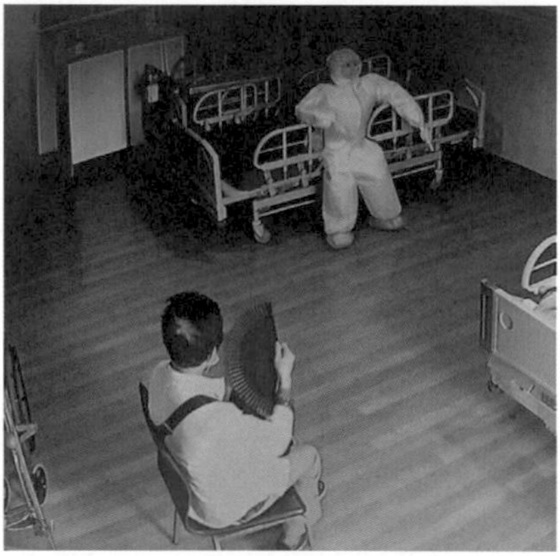

醫護人員使用既有素材，充氣自製了一個真人大小的充氣娃娃，放在隔離病房裡，果然阿嬤就安靜了下來，終於可以專心養病接受治療。（2021.06.01 照片提供 / 臺北慈濟醫院）

就讓我想到，我們的師父有告訴我們法不分大小、深淺、高低，只要對機，就是妙法！

第三個是很有挑戰性的個案，對方是一位三十八歲的男性，他本身有吸毒及酗酒。曾經在五月二十八日因為ＰＣＲ陽性，住到檢疫隔離的旅館，但後來已經解除隔離了，回到一般的社區。

結果他在六月十四日那一天，據說是因為吸毒，就拿了刀子，跟他同居的一個表姊夫互砍，手跟耳朵都受傷，由於那時候他也發燒，所以就送到我們急診室。那時候再驗一次ＰＣＲ，就又是陽性，所以他是 COVID-19 轉陰又轉陽的一個個案。

照道理這種酒癮、酗酒、毒品傷害傾向的病人，住院應該要住到精神科的專科醫院。很不幸地因為他同時有 COVID-19 肺炎染疫，所以精神科的專科醫院也不敢收，這時候只好聯絡轉送來我們臺北慈濟醫院來照顧。

當我在病房裡面接收到這個訊息，知道要接收這樣一個病人後，其實我們一點經驗都沒有。因為我是內科的醫師，若問照顧肺炎患者、面對COVID-19我沒有問題，但是照顧有毒癮及傷害傾向的病人，我不大有經驗。並且我很擔心他會在病房裡面鬧事，或是傷害到我們的護理同仁。

因為前陣子才發生在雙和醫院，有一位病患出病房把護理人員刺傷的新聞。當下我真的很惶恐，我就去到護理長的辦公室，跟護理長討論我們應該怎麼樣來應對？

印象很深刻，護理長辦公室有兩個座位，後面有一張上人的法相，右手邊有一本《心經》，當我失神不曉得怎麼處理的時候，突然浮現《無量義經》裡我們慈濟的主題音樂，就是「靜寂清澄，志玄虛漠，守之不動，億百千劫」，所以我們決定靜下心來，觀自在，來處理這樣的一個病人。

我們看到這個病人他的驗尿裡面是安非他命陽性，安眠藥也是陽性，嗎啡的藥品也是陽性，確實是一個吸毒的病人，他也有撕裂傷，經過縫合。所以我們就想到要會診精神科，精神科陳益乾主任給我們建議，為了避免他造成傷害，第一個進來病房之後，一定要做一個適當的安檢。然後開上一些酒癮跟這個抗精神病的用藥，這是我們當時會診的一個情景。

進來以後，我們做了什麼？

在病人還沒有進來之前，我們的美慧護理長就親自到病房，把所有病房環境都檢視一遍。把點滴架、紅燈線、窗簾線，以及所有可能造成危害的一些物品，全部都收乾淨。

病人來到我們病房以後，我們護理人員做的第一件事情是拿麵包給他吃，接著給他喝這個麥茶，因為我們知道他在急診室待了一天，可能肚子很餓。再接下來我們護理人員還幫他清潔身上的汙漬，還有一些血跡。

過程很感人，展現一個溫柔又勇敢的力量。

COVID-19／紀事四十三／

●二〇二一年六月二十五日
崔菊芬　分享
人文志業中心新創中心數位內容組組長

來自病患的真情留言

大林慈濟醫院，在日前照顧了一家三代，他們家的爺爺、爸爸跟兒子都確診。這個新聞播出之後，下面的留言出現了臺北慈濟醫院確診病患家人的感謝。這裡跟大家分享：

你好，我是新冠肺炎的患者。我是姜小姐。我女兒叫做可可。我們五月二十七日在新店慈濟快篩出陽性，住進慈濟隔離病房。我婆婆是戎小姐，我姪女是芮芮。她們在五月十九驗出陽性，先住進慈濟隔離病房。我們全家都非常、非常感謝臺北慈濟的吳秉昇醫師不遺餘力，不怕染病，常常進來診察我女兒可可的病情。在這樣人人自危的敏感時刻，吳醫師讓我看到人性的光輝，醫生的高級職業操守。

也非常、非常感謝貴院的護理師，特別是晚班的一個男生護理師，極其溫柔，極其盡責，極其細心。半夜看到我沒睡覺，發LINE提醒我要把線收好，怕用到妹妹會危險。還有其他護理師也是非常、非常地辛苦並且盡責，都常常來加熱水，並盡力幫我們買必須的物資。我們因為臨時被救護車帶走，沒有帶生活用品。

護理師和志工也是非常、非常地幫忙，幫我們買物資，然後志工免費掏錢幫我們可可買布丁。這真的太令人感動。另外有一位放射師也是非常熱心。聽到我們沒什麼東西，聽到孩子吵著想要回家，送小朋友的玩具和物資給我們，讓我們非常感動和溫暖。

另外我婆婆戎小姐、姪女芮芮也是受到醫護的細心照料。戎小姐因為快樂缺氧，一歲小芮芮出院時候，由護理師幫忙餵奶，真的很感人。護理師真的是天使。我們全家都已經康復出院回家，除了婆婆戎小姐還需要休養，我們都恢復得很好。總之非常謝謝臺北慈濟的醫護。十分、十分感恩。

新冠肺炎已經康復的患者姜小姐敬上

這是她在大愛電視臉書親自留下來的感恩的訊息。那這一家人是什麼情況呢？我們看到臺北慈濟醫院的臉書，她發這篇文，說本土疫情爆發，在緊張忙碌的氛圍裡，看見了世上最溫暖的風景。

幾天後，小病人達到解隔標準，終於可以回家。無奈是外婆出現快樂缺氧的徵兆，必須插管；但是媽媽還在來醫院接孩子的路上。護理師擔心插管畫面嚇到年僅一歲的小病人，趕緊將她帶出病房，在護理站當起保母，餵寶寶喝牛奶。

護理師用愛心照顧一歲可以出院的小病人，因為她奶奶還在醫院裡面治療，她的媽媽一時半刻又還沒辦法從家裡趕過來接她，所以我們護理師就代為當一個短暫的保母餵她喝奶。這真的是個很感動的畫面。

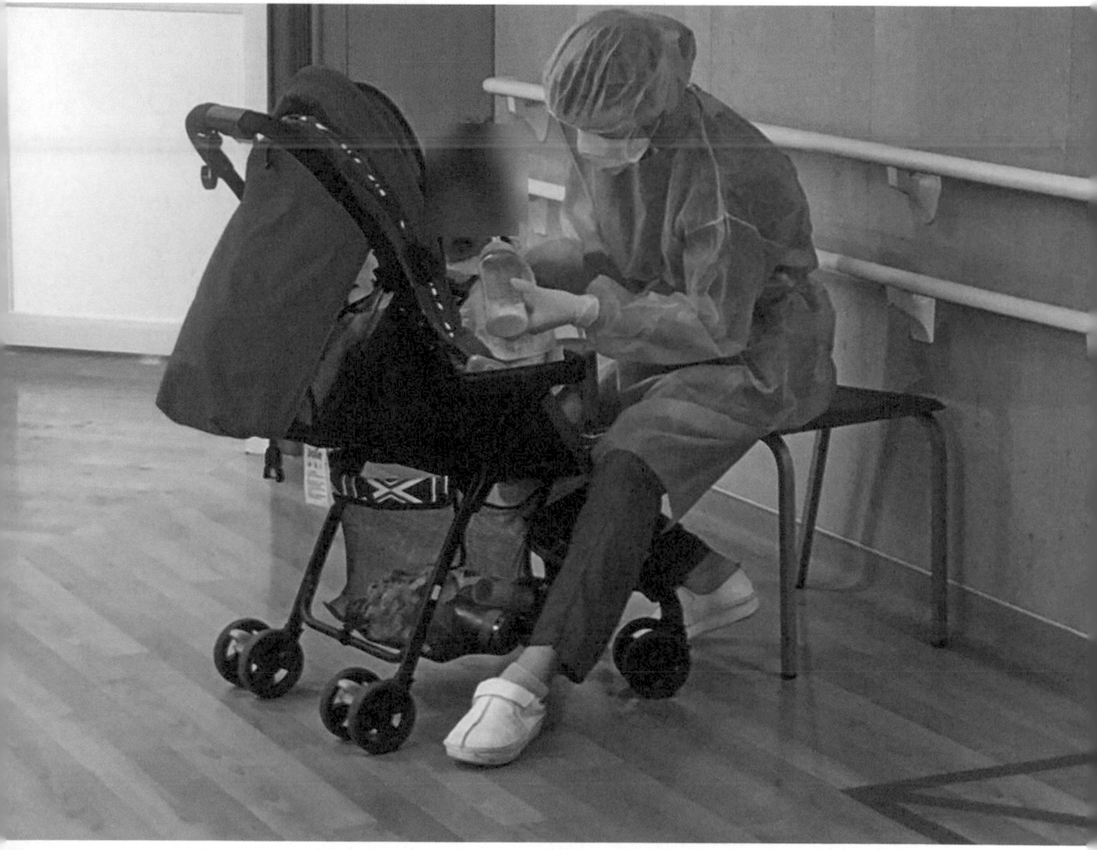

擔心外婆插管畫面嚇壞年僅一歲的小病人，護理師趕緊將她帶出病房，在護理站當起保母，餵寶寶喝牛奶。在緊張、忙碌的氛圍裡，看見了世上最溫暖的風景。
（2021.05.28，照片提供／臺北慈濟醫院）

COVID-19／紀事四十四／

●二〇二一年六月十日

李玉茹 分享
臺中慈濟醫院護理之家主任

一場沒有家屬的溫馨告別

在疫情時候，我們護理之家，因為阿公、阿嬤的家屬都不能來探望他們，我們的同仁們真的就是很用心地把他們當家人一樣守護。

守護好這些長輩，長輩們就會把這裡當成另外一個大家庭，這對我們來講，就是最大的成就。

這裡跟讀者分享的，是我們九十歲的貴貴嬤，貴貴嬤其實在二〇一七年的時候入住到我們的機構來，她本來就有一些慢性疾病，她有兩個兒子，一個是精障，一個是身障。大多數的一些醫療決策，都是由她的女兒承擔起來。

由於女兒比較沒有辦法照顧她，所以後來就入住到我們的護理之家。

貴貴嬤剛來的時候，是住在2B，她就像住在2B的土地婆，跟大家好鄰居般互動，她很有個性，並且也是逢年過節的時候就要去燙燙頭髮，對於機構的大小事都會去過問關心一下，真的是一個熱心的好鄰居。

對於可能同床，或是隔壁房的鄰居，當在生命最後一刻的時候，貴貴嬤也都會很虔誠地來跟家屬表達祝福，也會跟家屬做一些安慰，陪伴很多人走過比較傷心的時候。

對於我們這些同仁，她其實也真的把我們當成像她的孫女一樣，例如說之前有一些來院的孩子要回去了，她也都會很不捨，然後就是都會誠心祝福他們，也希望他們有機會再來看看她。

對於機構內大小的事情，她也都不缺席，真的是我們一個很好的住民跟長輩，她真的就是把這裡當成是另外一個家一樣在生活。

貴貴嬤剛來的時候，身心上是有一些困難的，我們在二〇一八年的時候，也帶著她，就是回去她老家的街坊鄰居走一走，回去的時候可以看到她真的是好人緣，看到鄰居大家互相問候的那種感覺，真的也是很溫暖的。

二〇二〇年十二月的時候，貴貴嬤的身體大概就每況愈下，她其實自己非常有大智慧，也都在有意識的時候，交待了如果發生一些比較重要的事情，她也不希望太辛苦。所以她就有告訴我們說，她就是不要插管、不要積極地做一些急救。

真的在受到病苦折磨的時候，她也會說：「啊！人生真的也是一種苦，真的希望菩薩什麼時候可以帶走她。」

在疫情剛開始的時候，五月十九日這一天，貴貴嬤開始整個呼吸很喘，經由醫師診治之後，發現她已嚴重的肺積水，我們最後決定還是幫她轉送到急診室。阿嬤在救護車來的時候，很費力地從皮包拿出她僅存的，就是一千塊的存款，交待護理師說，這是她所有的錢，希望幫她保管好，女兒來的時候可以交代給她。

我想這是真的很年長長輩的一種想要給子孫的祝福。

去到急診室之後，經過一些診療，其實貴貴嬤有再度地清醒回來，她就跟急診醫師說，她活得很辛苦，也跟女兒說她就是想回到護理之家，回到自己的家裡面。

也很感恩，急診室的醫師，在疫情底下，還是很溫暖地守護著我們這些長輩。

奶奶回到護理之家後，喝了一杯最溫暖的牛奶，她知道他自己的狀況，所以那時候照顧團隊來到她的周邊，她甚至是非常清醒的，真的就是一一地喊大家的名字，然後也跟大家說一些祝福的話，更感恩大家很細心的照顧她。這讓我想到，真的就是像我們住在自己家鄉一樣，就是在那一刻，你會覺得真的我們就是一家人，很綿密地黏在一起。

最後奶奶終於無罣礙的人生圓滿。疫情底下，我們還是做好很多的防護，最後也引導她的女兒，可以為奶奶做最後的一些事情。

照顧團隊在奶奶離開的時候，大家很恭敬地送走奶奶，我覺得這也是非常重要的一件事情。也很感恩這些生命在我們人生裡面，可以陪伴我們，讓我們能夠跟他們學習。

她女兒前幾天也稍來訊息，奶奶已經移居到一個很優美的環境裡面安住。這個很溫暖的故事，深植在大家的心中。我們真的是在一個大家庭裡面。希望疫情早日消弭，然後大家都可以早日回歸到正常的生活。

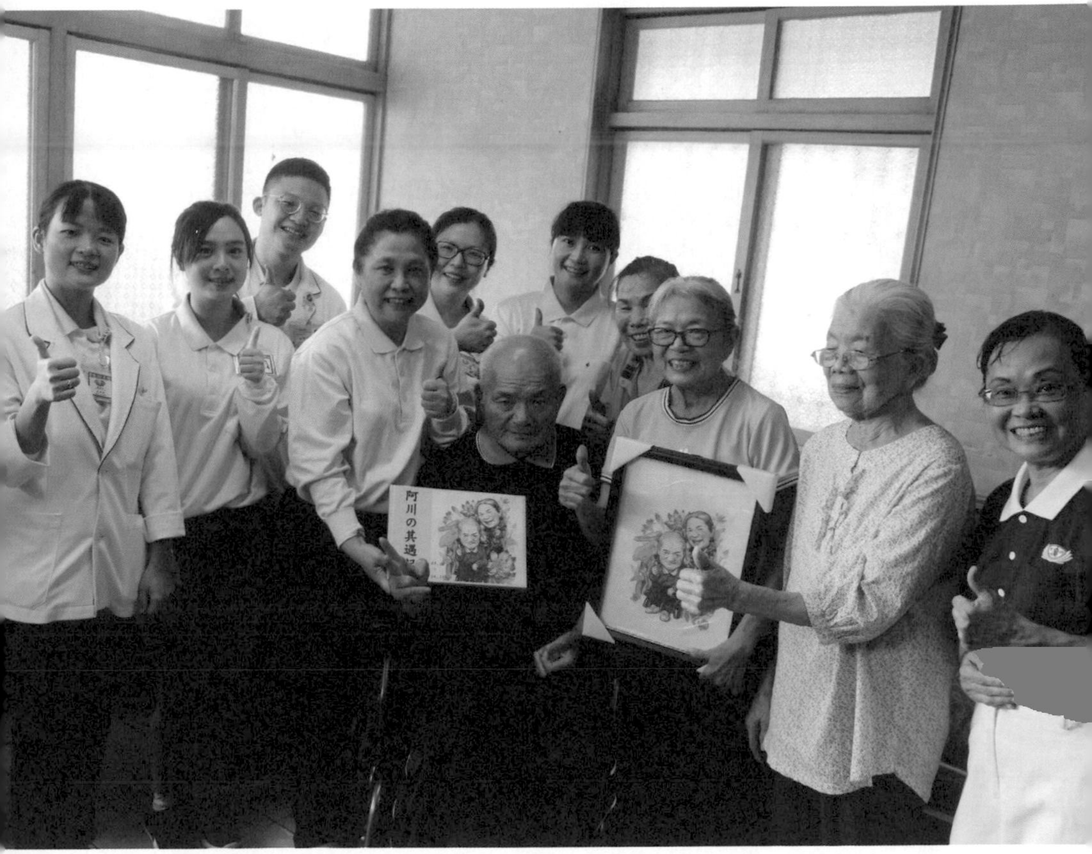

臺中慈濟護理之家用故事書繪本幫林先生紀錄入住到返家的生活點滴，由護理之家負責人莊淑婷（左四）親手送給林先生。探訪尾聲，護理之家團隊與林先生（中坐者）歡喜合影留念。（2020.07.23，攝影 / 江柏緯）

COVID-19／紀事四十五／

●二〇二一年六月二十五日

賴筱婷　分享
臺中慈濟醫院護理部護理長

這些我們的老寶貝

新冠肺炎改變我們大家的生活，大部分時間我們都要戴著口罩，保持社交距離，過著防疫的新生活。但也因為這樣，拉開了我們人與人之間的距離。不管是你不認識的人，還是你的朋友，甚至是你的家人。

在長照機構禁止探視之後，其實也拉開了每個住民和他家人之間的距離。好在現在通訊設備很發達。我們的長輩可以隨時拿起電話跟自己的家人說說話，甚至使用視訊的設備，就是可以看到彼此的樣子說說話，然後分享身邊的事物。

今年的疫情比去年更嚴重，我們也看到了每一個家屬用不同的方式想要讓自己的家人知道，雖然現在不能見面，可是他們還是很關心他的。

像我們有一個家屬，他每次帶些小點心來給爸爸吃。他每次都會在紙袋外面寫上就是要替爸爸加油，然後希望他吃裡面的東西後，能夠平安健康。我們看到之後，其實都覺得很暖心，他每一次帶來，都會寫上不同的替爸爸加油打氣的話。我們也很期待他每一次寫不一樣的內容。

也有家屬就是使用寫小卡片的方式來告訴自己的家人，外面發生了什麼事情，他們為什麼沒有辦法來看他？

我們收到卡片之後，也會唸卡片上的內容給奶奶聽，讓她知道她兒子不是不想來看她，是因為外面發生了疫情比較嚴重，沒有辦法來探視，希望他們能夠安心地住在這裡。

有一天，我們有拿到家屬送來一個小小的袋子。就覺得非常好奇，想說裡面是什麼？因為上面寫著：「打開拿出來，放在桌上。」

我們拿出來之後，發現是三朵小茉莉花。原來奶奶以前非常喜歡茉莉花，她非常愛茉莉花的香味。她的床旁邊還有一瓶茉莉花的香水。她兒子看到這個多瓣的茉莉，覺得非常漂亮，想要立刻拿來跟奶奶分享，所以他特別趕快摘了幾朵送過來。

當我們看到這個東西的時候，也覺得非常地暖心，覺得這就是家人。你看到喜歡的東西，就會想要立刻跟自己愛的人分享。

我們還有一個爺爺。禁止探視之後，他有時候脾氣變得比較暴躁，有時候不願意配合，甚至會突然大發脾氣。我們去幫他拿日用品的時候，在他的日用品裡面發現家屬有送來幾封信，原來是他兒子和孫子一起寫信要給爺爺看。

爺爺看完信的內容後，情緒沒有什麼特別的起伏。因為平常我們都是透過寫白板方式和爺爺溝通，因為他重聽情況很嚴重，沒有辦法透過視訊或是講電話的方式交流，所以我們就想說，我們是不是應該要用寫信的方式讓爺爺跟自己的子女溝通。

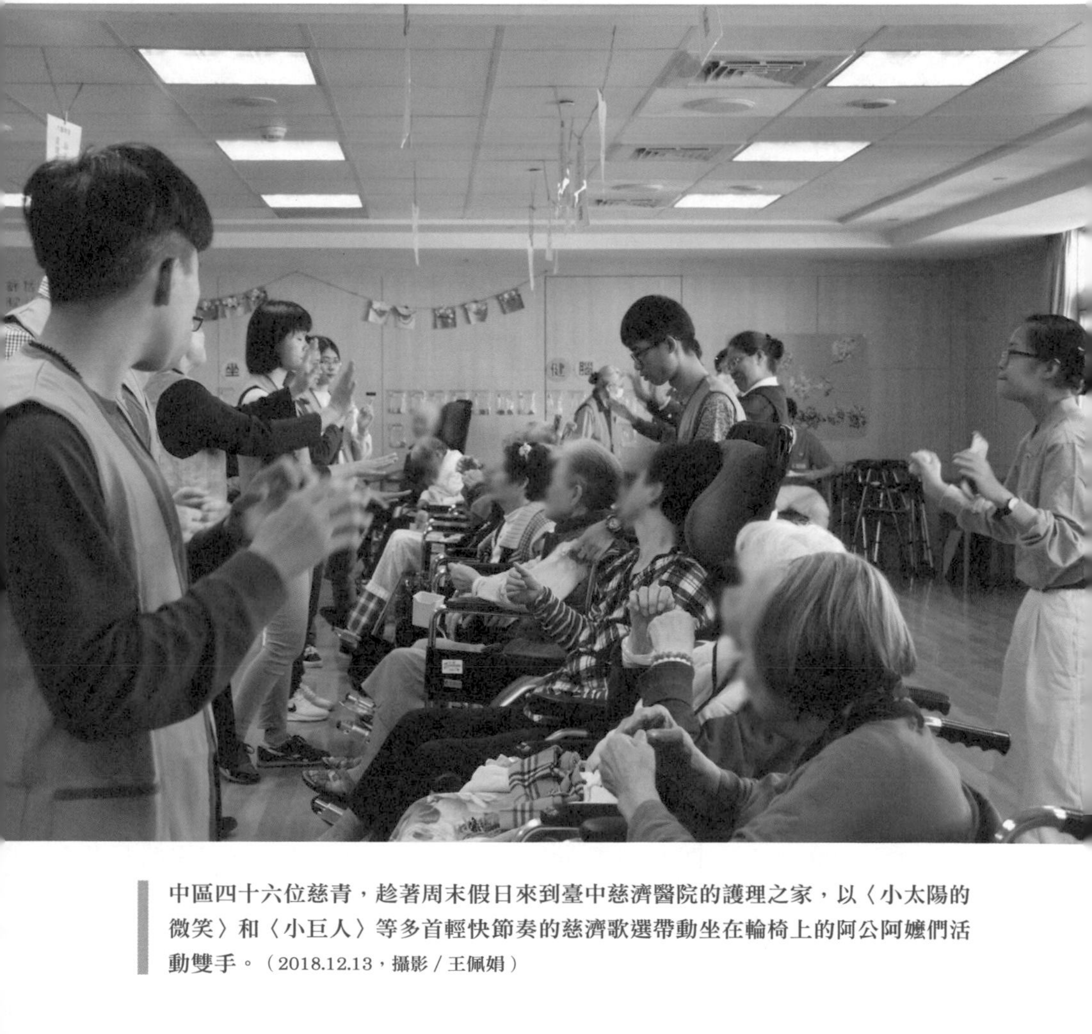

中區四十六位慈青，趁著周末假日來到臺中慈濟醫院的護理之家，以〈小太陽的微笑〉和〈小巨人〉等多首輕快節奏的慈濟歌選帶動坐在輪椅上的阿公阿嬤們活動雙手。（2018.12.13，攝影／王佩娟）

我們每天問一下爺爺要不要寫信給你的孫子、兒子？爺爺常常就是搖搖頭，不然就說現在不是時機。我們每隔幾天就問一次。

有一天，爺爺終於答應了。他就說「好！」。我們就趕快幫他準備了紙跟筆，讓他在護理站書寫。爺爺就自己翹著腳坐在護理站，慢慢地寫了快一個小時的時間，寫了兩頁的內容。在他寫的過程中，你會覺得他非常認真地在思考，到底要跟自己的家人說什麼？

當他寫完之後，我幫他打電話給他兒子，跟他說：「爺爺有回信給你們喔！而且他寫了兩頁，你們有空的話，可以過來拿。」

他兒子聽到，非常開心，也非常期待爺爺不知道想要告訴他們什麼？

看到爺爺這樣，就覺得在通訊這麼發達的時代，然後已經比較少人用寫信的方式，但是相信這些信對他們來說，以後一定是非常珍貴的紀念。這個過程對他們來說，也是一個很美的回憶。我們會持續地好好守護這些老寶貝。

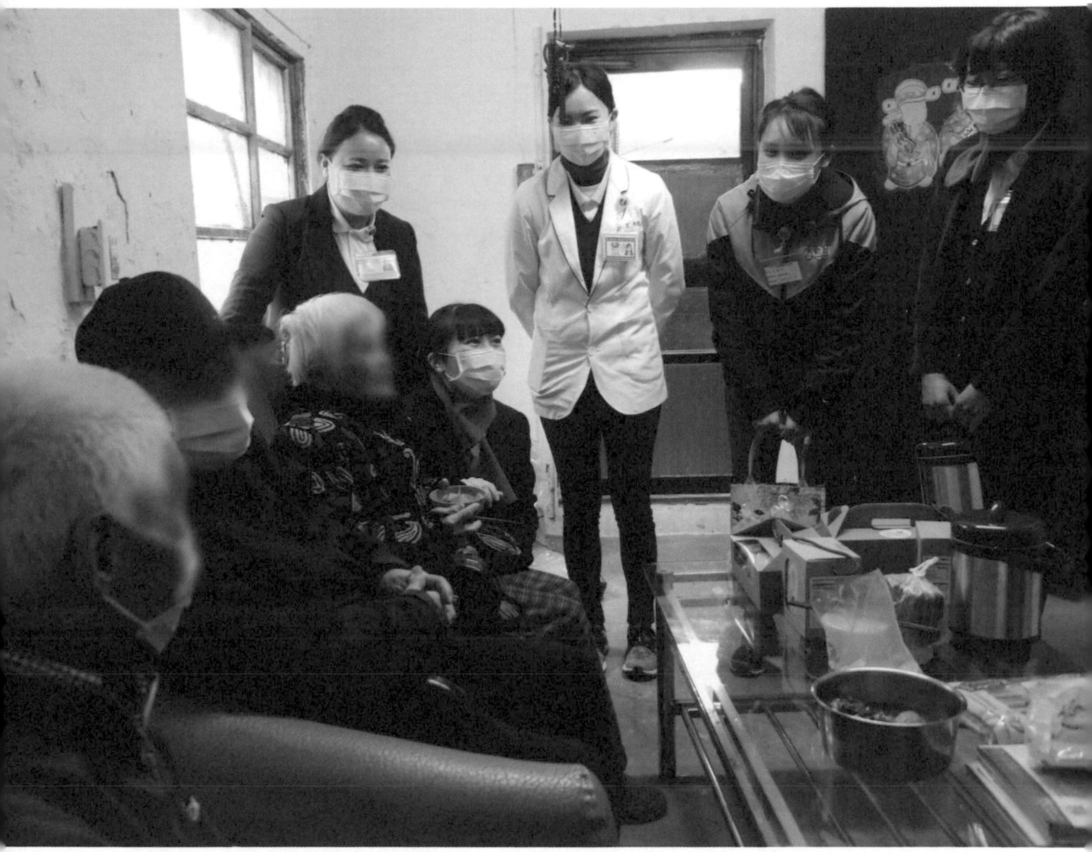

臺中慈濟護理之家的長輩們親自製作蘿蔔糕，再送到社區關懷個案家中，傳遞寒冬中的溫暖心意。護理之家同仁及住民代表大家圍坐在獨居個案家中歡喜互動。（2021.01.08，攝影／江柏緯）

第六章

疫起 走過

當疫情升溫，
有些人突然遭逢經濟困境，
生活陷入苦難；
有人不幸染疫，需要救助。
此時，有福的人，
應該要伸出援手，
幫助需要的人，
讓我們攜手一起走過 COVID-19 的危機。

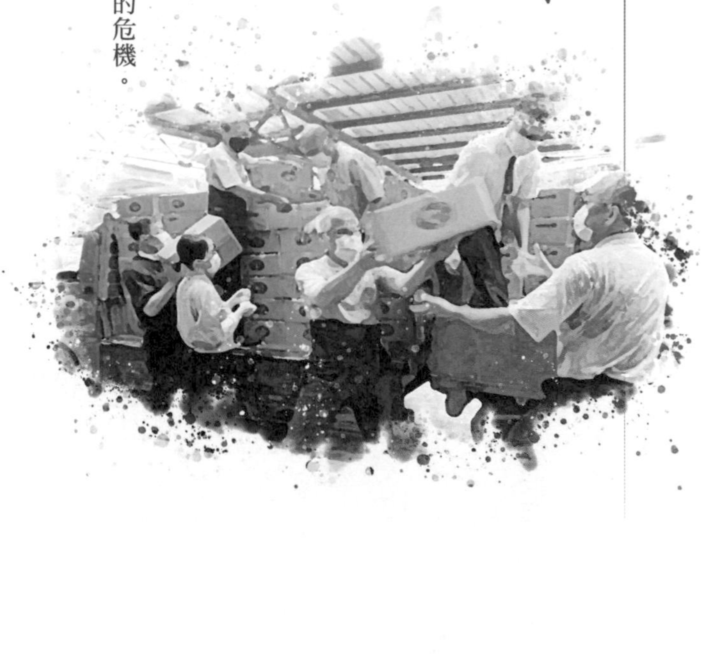

COVID-19／紀事四十六／

●二〇二一年七月十二日
張正助 分享
慈濟慈善基金會營建處副主任

打造全臺防疫篩檢站

隨著臺灣的確診案例增加，三級警戒的發布，社區快篩的需求出現了，所以快篩站的成立就被變成是一個很緊迫的，馬上要解決的問題。

剛開始的篩檢站，大概因為時間很趕，所以它一方面位在室外，二方面裝備也比較簡單，就一個普通的隔屏就開始工作了，但為了要防護這些醫護人員，所該做的防護、保護措施還是不能少，所以其實他們真的很辛苦。

我們從南到北到東，我們總共橫跨了十一個縣市，包含我們出借靜思堂的部份場地等等，我們篩檢站分布共有十一個縣市，二十五個點。

從臺北市一直到臺東、花蓮這邊都有，每一個篩檢站因應需求不同，有不同規劃。在整個興建過程當中，我們主要是兩種篩檢站，以組合屋來說，這個組合屋就像一般工地的那種工務所，其實我們在SARS期間的發燒篩檢站當時主要都是這種，這個組合屋的模式，如果有需要比較大的空間，它可以提供比較大的場地。

在我們施作的同時，我們也另外再找貨櫃型的組合屋廠商來跟我們搭配，這樣的篩檢站它看起來就像一個貨櫃屋，但是它是可以在現場組裝，配合我們的需求來開設這個採檢口，所以整個篩檢站形式，主要就是這兩種。

以下分享我們如何逐步建立篩檢站組合屋。

臺北市的篩檢站

第一個案例是臺北市的市立陽明醫院，院方有跟我們提到說，這個點就是當年SARS的發燒篩檢站，他們也是做在這個地方，因為這個醫院其實地方不大，他們可以提供的地方其實是蠻有限的，所以我們這個點一樣還是做

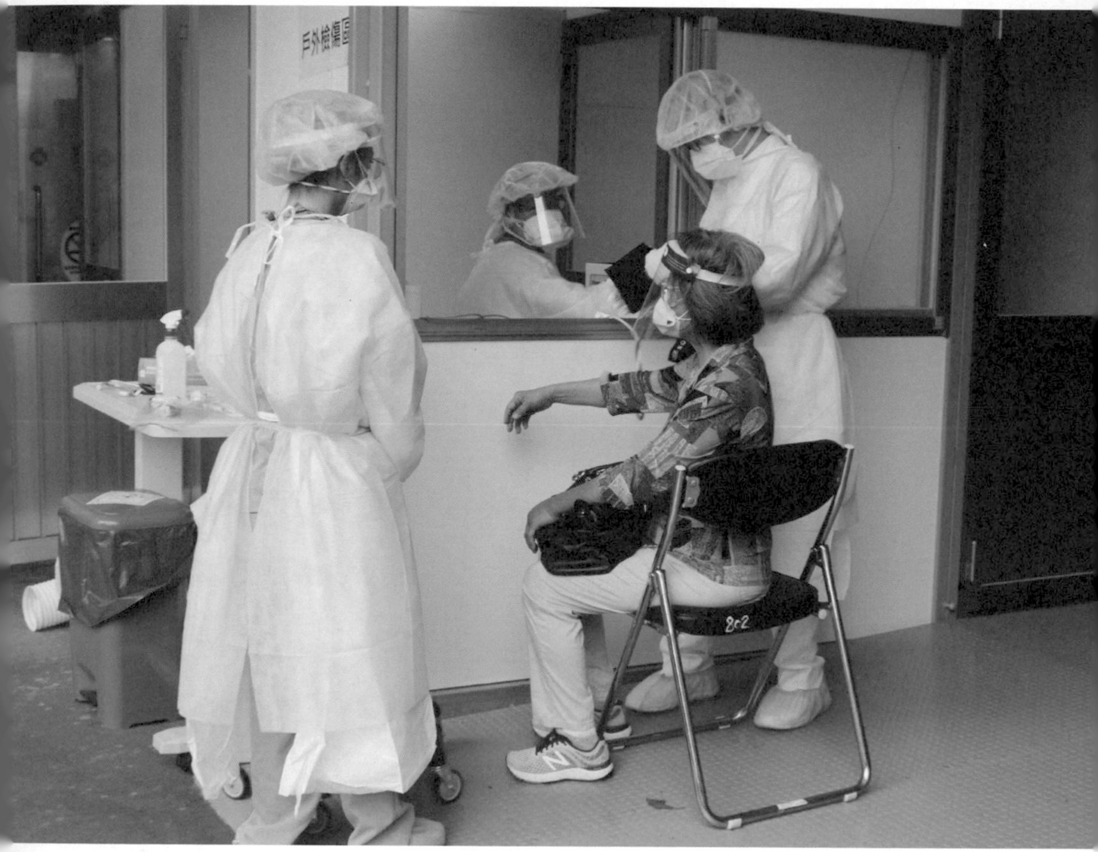

慈濟基金會捐贈 1 座篩檢站組合屋給臺北市立聯合醫院陽明院區，協助醫院提升篩檢量能，也減少執行篩檢的醫事人員穿著防護衣在炎熱的天氣下作業。（2021.06.05，攝影／吳嘉博）

在當年SARS發燒篩檢站的同樣地方，院方表示那個篩檢站前前後後放了十年才拆掉，所以因應現在的疫情，可能我們也要有放比較久的打算。

我們搭建這些快篩站的時候，正好碰到臺灣天氣是最不穩定的時候，所以我們幾乎每一個篩檢站，都碰到有大雷雨的情況，在施工的過程當中都受到雷雨影響，但因為疫情需求實在是非常緊急，所以我們所有的施工團隊大家還是持續的一直來施做。

新竹的篩檢站

新竹這部分其實是因應苗栗移工的群聚，造成在新竹還有竹科這邊的疫情恐慌，為了保護竹科這邊居

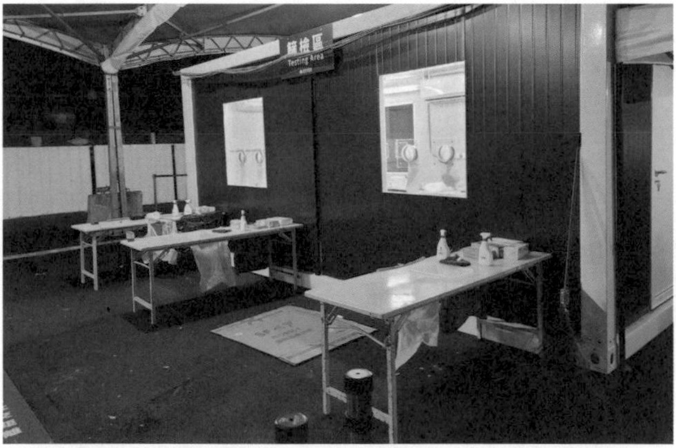

慈濟基金會捐贈新竹市香山篩檢站組合屋，提供篩檢站屋架，內部由市府施作，篩檢站在交通要道旁，方便民眾前來採檢。（2021.06.07，照片提供／張正助）

民，所以在新竹縣市跟苗栗縣，我們總共設了四個點，第一點在新竹市香山區的南愛路，因為時間非常緊急，所以我們僅屋殼給新竹市政府，內部由他們自己組裝，那一天等我們等到五點多，這個組合屋一運到現場，他們馬上接著規劃，裡面的空調燈光等等是由新竹市政府來施作的，很快地整個架設起來，第三天就開始啟用了。

再接下來是新竹縣，這邊有兩個點，一個是在幸福廣場前面，另外一個是在竹東鎮沿河街的一個福德祠，這兩個點也是我們在工廠裡面先把他們的採檢窗做好，組好之後我們再吊到現場，它的那個採檢口可以依據我們的需求，最多可以開到六個採檢口，我們整個施做包括空調然後燈光照明，做完之後交給縣政府來使用。

竹東的這個站，當初要決定這個站的時候，因為之前有一、兩個居民的抗議事件，所以這個點一直定不下來，到最後因為找到一個其實已經很空曠的公園，最後這個點才定下來，我們也趕快把這個點設置起來。

苗栗的篩檢站

接下來在苗栗縣竹南鎮的運動公園，這個點事實上是臺中慈濟醫院跟竹南鎮公所合作的一個點，設在運動公園內，然後由臺中慈濟醫院這邊來支援這個快篩的人力，包括上面有空調，戶外也有照明，室內有插座等等，方便他們來使用，這個點是從六月十四日啟用，然後到六月十九日完成它的任務之後，這個站我們已經把它載運回臺中慈濟醫院繼續使用。

臺南市的篩檢站

臺南市算是我們整個篩檢站架設進度中，比較早開始的點，這邊的兩個點就是特別經過現勘，那時候正好桃園市政府在中壢市的公園，有正式推出一個篩檢採檢站，臺南市的衛生局這邊就希望，我們是不是可以比照桃園的方式來進行，我們也就滿足臺南市政府這邊的需求，來幫他們製作這個採檢站。

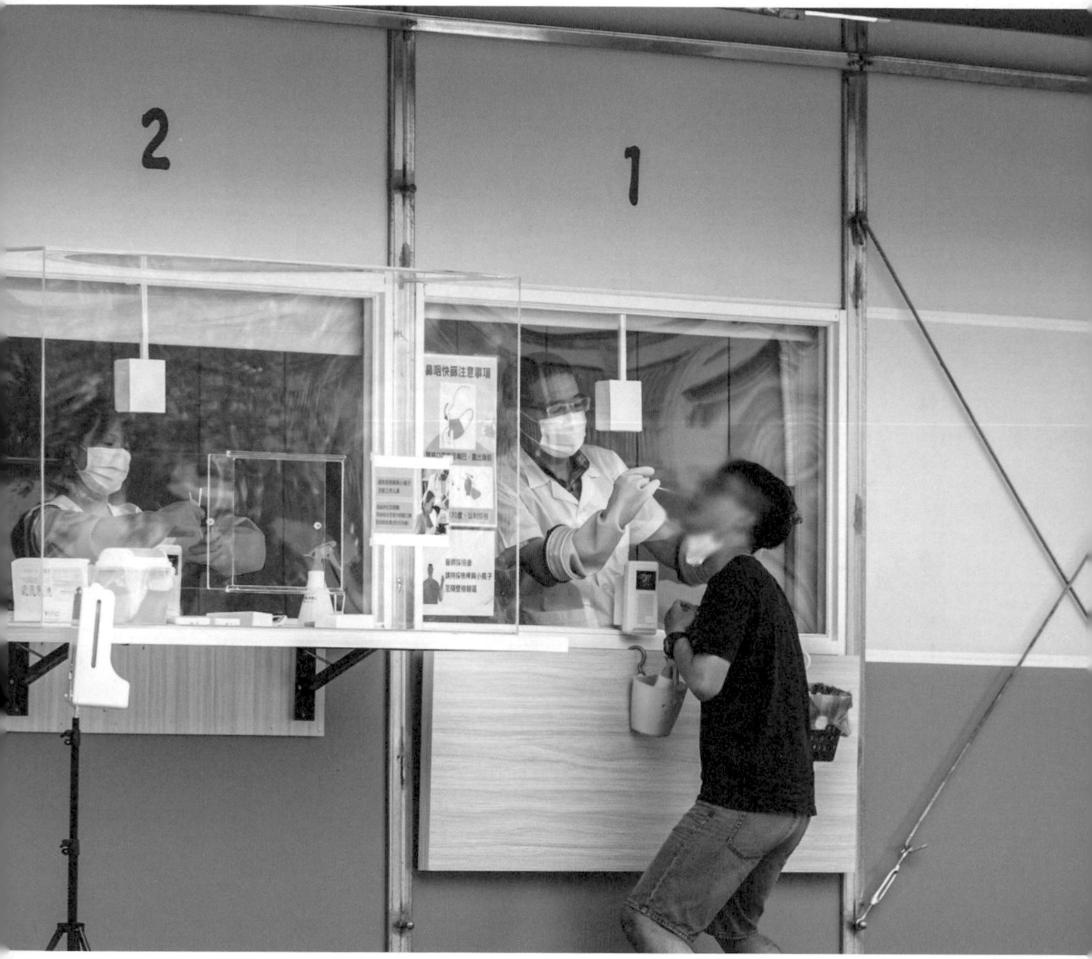
2
1
鼻咽快篩注意事項

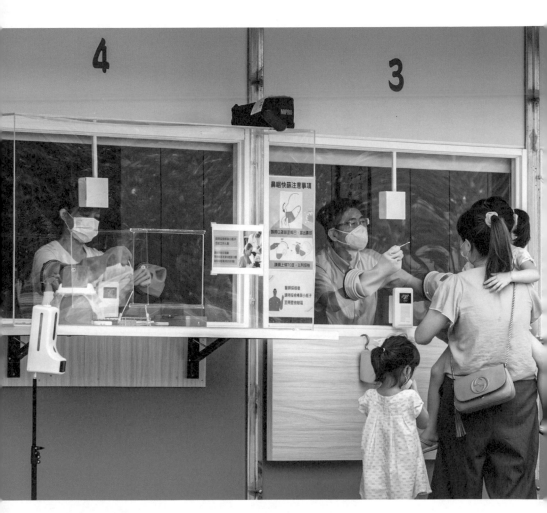

慈濟基金會捐贈 2 組篩檢站組合屋給臺南市政府，增加篩檢量能。這座臺南松柏育樂中心篩檢站，醫師在正壓室內採檢，不用穿戴防護裝備滿身大汗，也避免直接接觸，保護彼此安全。（2021.06.12，攝影／黃筱哲）

高雄市的篩檢站

高雄市大概是我們這回援建最多的一個縣市，我們總共在這裡援建了五個點，路竹、美濃還有長庚紀念醫院、高雄榮總跟三菱園區，其中長庚紀念醫院跟高雄榮總，我們是用三K乘十K的這種組合屋來幫他們做，這一段期間因為受到天氣的影響，造成我們整個的行程都受到影響，所以跟廠商討論之後，我們最後在嘉義的一個工廠裡面先預製，再把它運到高雄。

屏東的篩檢站

接下來就是屏東，我們來到屏東的離港和平公園，接到這個任務的時候，其實我們並不知道它到底有多趕，但是我們的同仁到現場去會勘之後，副縣長跟我們講說這個你在哪一天之後你就要完成，如果沒有完成那就不需要了，所以這個案子是在非常趕的一個情況之下來進行。事實上這個案子他們是連夜做，他們做到凌晨把這個案子做完，非常感恩我們南部營建室的同仁跟廠商，他們這樣和合互協，然後把這個案子趕起來，六月二日這一天早上潘孟安縣長有到現場，師兄、師姊有把鑰匙交給這一個縣長，那一天的下午衛生局接手之後，隔天他就啟用了，所以這個案子它基本上就是一個晚上連夜把它做完。

花東的篩檢站

接下來就是來到臺東縣，一個公教會館，這個案子其實是跟高雄的部分有衝突的，因為那時候剛好天氣不穩定，所以廠商根本就不敢來，沒有辦法很確定跟我們說一定哪天會到，不過最後還是敲定了在路竹這邊完成之後，我們就協調廠商直接到臺東這邊來。這個案子因為我也跟廠商第一次合作，所以我特別那天一大早開車到臺東去看這個工程的進行，這裡也是又讓我嚇一跳，因為那一組廠商在臺東公教會館前大概做到三點多，之後我以為，照表定的話他們是要休息了，但是我不知道原來他們趕到臺東關山去把它做完，這個部分大概做到晚上十一點多，我接到這個訊息他們又把它做完了，所以我想可能大概就是希望趕快把這個部份完成，接下來是玉里，玉里的部分也是同一組人，這個部分我們也配合現場來進行。

雖然用書面來描繪，看起來就是一件件事在進行，但現場實做真的結合眾人力量分秒必爭，為了早點讓篩檢站設置可以幫助更多人，大家都很用心，甚至不眠不休地趕工。感恩有這麼多人的付出，為民眾守護健康。

●二〇二一年六月二十一日
劉靜澄 分享
慈濟慈善基金會宗教處高專

五心級的疫苗施打站

的確，COVID-19這個病毒，小到眼睛看不到，但是它卻影響我們的生活很大。讓我們的靜思堂有發揮另外功能的機會。

五月，疫情進入第三級警戒。

六月，所有的民眾關切著疫苗怎麼打？什麼時候打？在哪裡打？要打那種疫苗？

六月五日，慈濟基金會發布新聞稿，在關懷全民健康及疫苗施打的前提之下，慈濟的靜思堂及園區，願提供作為疫苗施打的場所。

慈濟在中央指揮中心指定的防疫安全之下，在不影響原有人文氛圍下借出場所。對於醫療專業，誰該來打疫苗，慈濟是不能碰觸的。這任務不同過往，因為多數志工尚未施打疫苗，我們也要照顧志工的安全，所以許多地方只能保留志工作為招呼的人力。

儘管在這樣的情況之下，變化球不斷。有的地方場勘了三、四次，但因疫苗進度變動，無法確定什麼時候要用；有的地方布置好，帳篷也搭好了，但是晚上接到電話，明天不使用。志工也都很善解人意，因為知道施打疫苗本來就變數大，變化球多，可以理解。

無論如何，靜思堂開始有了不同的面貌。除了既有的人文氣息之外，加上公部門疫苗施打的紅布條、立牌，也有守護全民健康的威武形象。全臺截至目前有十四個靜思堂已經作為疫苗施打站；不變的是，來到靜思堂的民眾，不論是什麼樣的因緣，來到靜思堂都能感覺像家一樣地舒適、安心。

安排最舒適的環境

像在高雄靜思堂，星期四的下午，衛生局長很著急地來連絡，怎麼辦？他們找遍了整個區，找不到適合打疫苗的場所。而且來靜思堂看動線，每次來的長官都不一樣。到星期五下午才決定要在靜思堂，隔天星期六就要施打疫苗了，為了保護原木地板，總務師兄趕快找來裝潢用的木板，一片片鋪上軟墊、木板，讓前來的長輩不用穿拖鞋進入，同時也調整了三、四次動線。隔天，高雄下好大的雨，可是長輩們從入場到離開都不會淋到雨，長官們豎起大姆指稱讚，說是他們看過動線最好的一個地方。

板橋靜思堂，第一階段是八十五歲以上的長者，採宇美町的施打方式，長者不動，由醫護人員行走到長者身邊施打。現場不止安排了長者的座位，旁邊還放一張陪伴家屬的休息椅，讓家屬全程陪伴。還設博愛區，盡管長輩推著輪椅，也能暢通無阻。

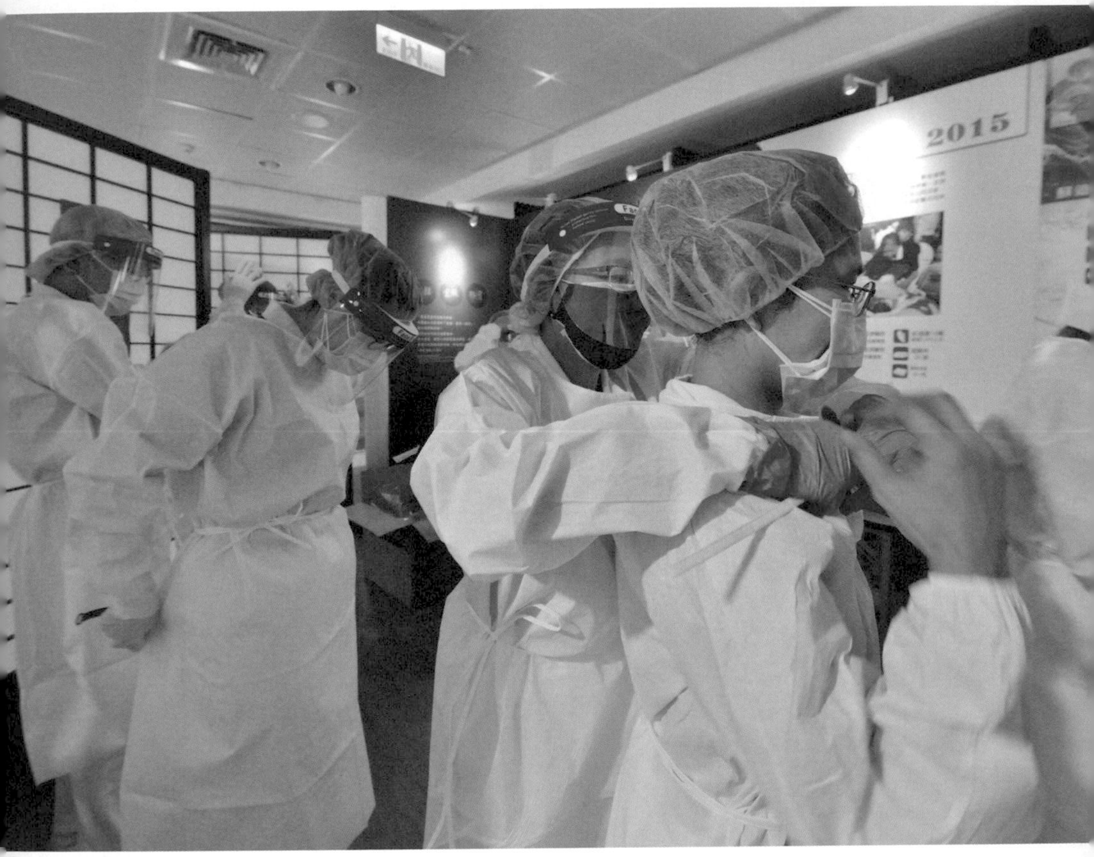

慈濟配合新北市政府提供靜思堂設立疫苗接種站，慈濟志工現場陪伴引導，期望讓長輩安心接種疫苗。為做好防疫措施，志工亦穿上隔離衣、頭套、手套及防護面罩在現場服務。（2021.06.15，攝影／陳李少民）

臺東靜思堂雖小，兩天當中也施打了二千三百多位的長者。每位長者有一到三位的家屬陪伴，在這過程當中，有很多民眾走進靜思堂。

在新竹靜思堂，人文加上溫馨的氣氛，讓進來施打的長輩是非常安心的。疫苗施打後要觀察三十分鐘，在新竹靜思堂的關懷區，左邊有超大的時鐘投影，右邊播放大愛電視臺的節目，中間有佛菩薩，長輩如果心理緊張，還可以和佛菩薩講講話。

新北五個站，有臺北慈濟醫院進駐，採取醫護動、長者不動的方式，讓進來的長輩，獲得最妥貼的安排。

提供「五心級」的服務

接下來要分享的是，我們的五星級感受：「用心、貼心、安心、暖心而且掛心你」。

怎麼樣的「用心」呢？臺北慈濟醫院趙有誠院長在前置作業時，帶著整個團隊還有志工無數次的場勘、會議，就是希望對志工、醫護的保護做到最好，對來施打者的動線調整到最恰當。

「貼心」—臺北慈院開刀房的護理師李沂洺，她全程跪著為長輩施打疫苗。即使跪久了膝蓋會痛，但真實讓長者感受到，有如女兒一樣的照顧。

「安心」—所有疫苗施打站的醫護人員都穿上防護裝備，民眾看不清楚是哪位醫師？趙院長請公傳做了個牌子，上面是大大的醫師照片、名字。

一位九十多歲的阿嬤來打疫苗，因為看了很多新聞，很焦慮。負責問診的常醫師就說：「阿嬤，我叫做常佑康，就是『常常保佑您健康』！」阿嬤感覺她太幸運了，有這麼捧的醫師幫她打疫苗，心裡的忐忑完全解除了。

「暖心」—有位九十二歲的阿嬤，沒有辦法在椅子上坐太久，玉里慈濟醫院的醫護人員，直接走到車邊問診、施打，一樣會痛，但是暖心。暖心的不止在玉里，三重靜思堂，九十歲的阿嬤下車不方便，張恒嘉副院長也是直接「往診」到車邊，順便檢查一下阿嬤的心臟和膝蓋，也評估可不可以打疫苗？

「掛心」——臺南善化連絡處二十條的動線同時施打，是臺南市衛生局非常喜歡的一個地方。連續幾天下雨，民眾的車停久了，陷入鬆軟草地「叼車」。一位師兄躺在地上幫忙掛拖吊的鉤子，整身沾滿泥巴，奮力救車，讓民眾好感謝。

在新竹靜思堂，有一天施打時間是下午一點半開始，但阿嬤早上八點就來報到了。志工問她要不要先回家？可是阿嬤說她住香山山上，公車一天只有兩班。新竹靜思堂就成了阿嬤的托老中心，志工照顧她的午餐，陪她施打疫苗，結束後請防疫計程車送她回山上，約好還要去拜訪。

新竹市長林志堅也在臉書上，特別感恩慈濟志工：「每到臺灣動盪的時刻，總會看到身穿藍色上衣、白色褲子的慈濟志工，出現在現場，一點也不意外。尤其慈濟志工負責整個疫苗施打站，讓施打的量能不斷增加。」而新竹慈濟志工不止負責一個施打站，還同時支援香山和竹北政府設立的施打站。

許多民眾都是第一次走入靜思堂，一位九十六歲的馬金利阿公帶著老伴來，他說：「非常感恩慈濟，你們替社會服務，哪裡有問題、有困難，你們都快一步，臺灣有慈濟，我們感覺很光榮！」

謝謝在疫苗施打站，高溫下穿著防護裝備，汗濕如雨，默默付出的每一位。

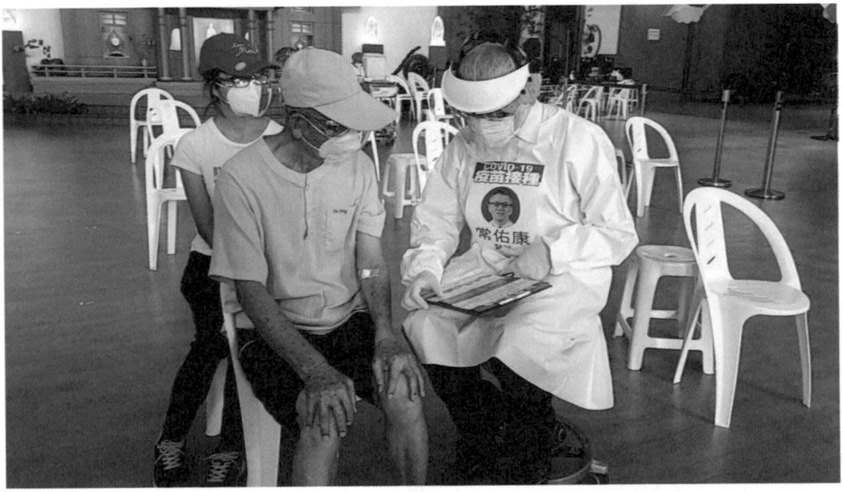

常佑康醫師（右）於板橋靜思堂協助疫苗施打，並與長者分享茹素的好處。他特殊的姓名——常常保佑健康，也讓他在現場大受歡迎。（2021.06.23，照片提供／李素蘭）

COVID-19/紀事四十八/

●二〇二一年五月二十四日

劉秋伶 分享
慈濟慈善基金會慈善發展處綜合企劃室專員

應急的安心生活箱

五月十八日，全臺公告進入第三級警戒。隔天，公告到二十八日，全國學校停止上課，同時在兒童課輔中心、補習班部份都是停止上課，改為在家學習。

慈濟在五月十八日的時候，收到新北市政府向本會提到出，因

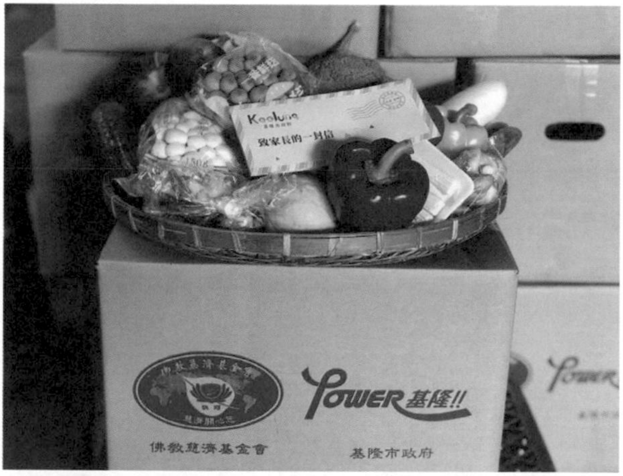

疫情期間與慈濟合作共同為弱勢家庭紓困盡一分心力，基隆市果菜市場於凌晨啟動「健康蔬果箱」打包作業，不到三小時1640箱統統完成。（2021.06.28，攝影／劉秋伶）

應防疫政策限縮外出，需要提前物資準備部署。於是向本會提出支援三千份的生活物資，希望提供給新北市政府，幫助低收入戶，還有弱勢家庭，度過疫情期間的衝擊。

也因為有這樣子的物資需求產生，本會收到需求之後，隔天下午，執行長辦公室與慈善發展處討論跟確定，慈濟捐贈新北市三千份的生活物資。

五天內愛心使命必達

接下來在這短短的十天之內，執行打包與配送安心生活箱，我們碰到了兩個很大的瓶頸：

其一、在運輸快遞這部份，因為疫情而有了轉變，宅配等運輸業者沒有辦法到府收件。

其二、在三級警戒狀況下，聚集限制。怎麼樣來突破這個限制？

我們在這次緊急的行動當中，初期採用一個比較快速同時也兼顧戒慎虔誠的方法，由靜思精舍承擔打包，在五月二十日，感恩精舍師父協助物資的調

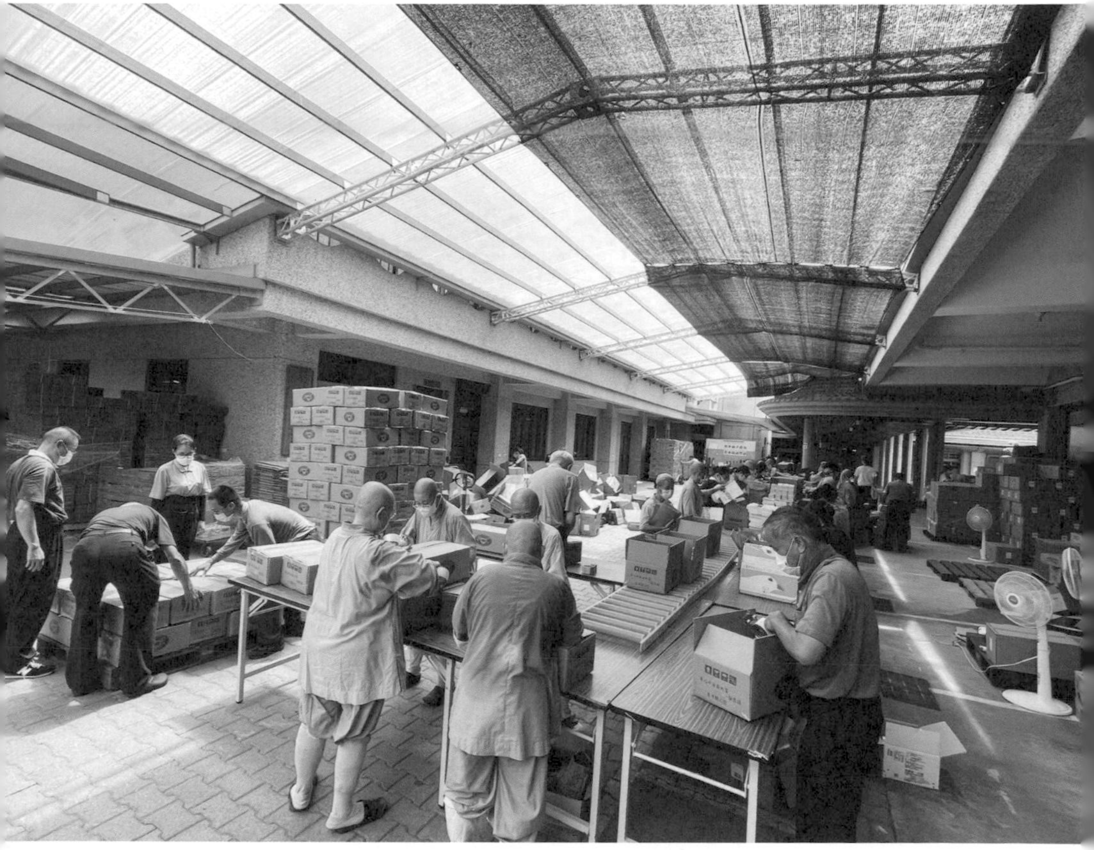

靜思精舍裡，常住師父、同仁及志工進行安心生活箱打包工作，也特地從花蓮靜思堂搬來滾輪輸送帶，減輕打包人員的負擔，讓作業可以更快速。（2021.07.30，照片提供／劉秋伶）

集。還有採購部份、運輸部份，也感恩長期搭配淨斯廠商的幫忙。

在五月二十二日禮拜六這一天，我們在精舍這一邊進行三千份「安心生活箱」的打包。感恩無論是常住師父、或者同仁，大家都非常發心投入。在短短的四個小時之內，就把三千份「安心生活箱」打包的工作完成。

很快地這些「安心生活箱」，週一就送抵新北市政府所指定的社福中心及慈濟的會所。前後算起來，是五天之內就把這項任務圓滿，可謂使命必達。

五月二十日，新北市侯市長也在視察三重社福中心的時候，特別提到，慈濟與新北市政府合作，捐贈三千份的「安心食物箱」，這則新聞在當天的外部新聞都可以看到。最初這些物資是要分送給低收入戶的，裡面設定備足了一個月的主要食糧，可以度過防疫期，特別困難的時間。

本來是稱作食物箱，主要是提供食糧，讓我們的低收入戶、弱勢的家庭，可以度過此嚴峻的時刻。不過因為箱內有放置精神食糧──《靜思語》，所以在名稱上改為為「安心生活箱」。安心生活箱四公斤左右，裡面約有十四項物資，再加上大米十公斤，就有高達十五項的物資，重達十四公斤。

在物資籌集配送過程當中，物資的調集也是充滿驚險的過程。當時超市架上不少物資缺貨。經過討論，最後定版是以淨斯的食品為主。

這次無論是精舍師父，或是北區的同仁，接到這項任務的時候，都全力以赴。真的要很感恩淨斯的團隊。尤其德勘師父和總務處協助，讓我們沒有後顧之憂。在精舍這裡，才能在防疫的最高規格之下，戒慎虔誠完成打包的作業。

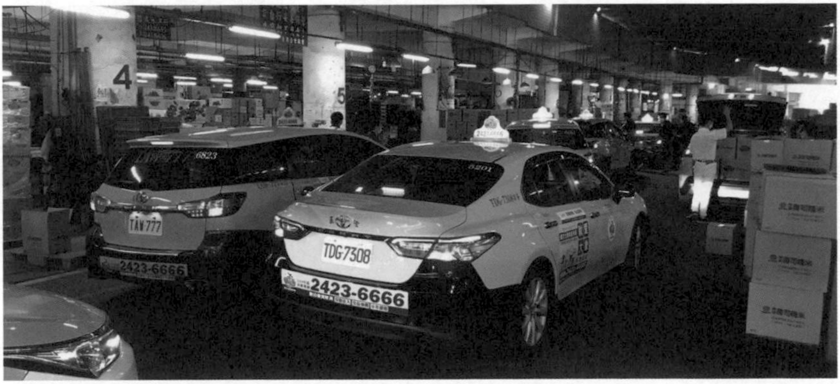

慈濟與基隆市政府合作，提供「弱勢學童暑期營養補充計畫」，計程車隊與團膳業的車隊陸續進場，在市場工作人員的指引與協助下，裝好、裝滿出發送。
（2021.08.01，照片提供／陳志明）

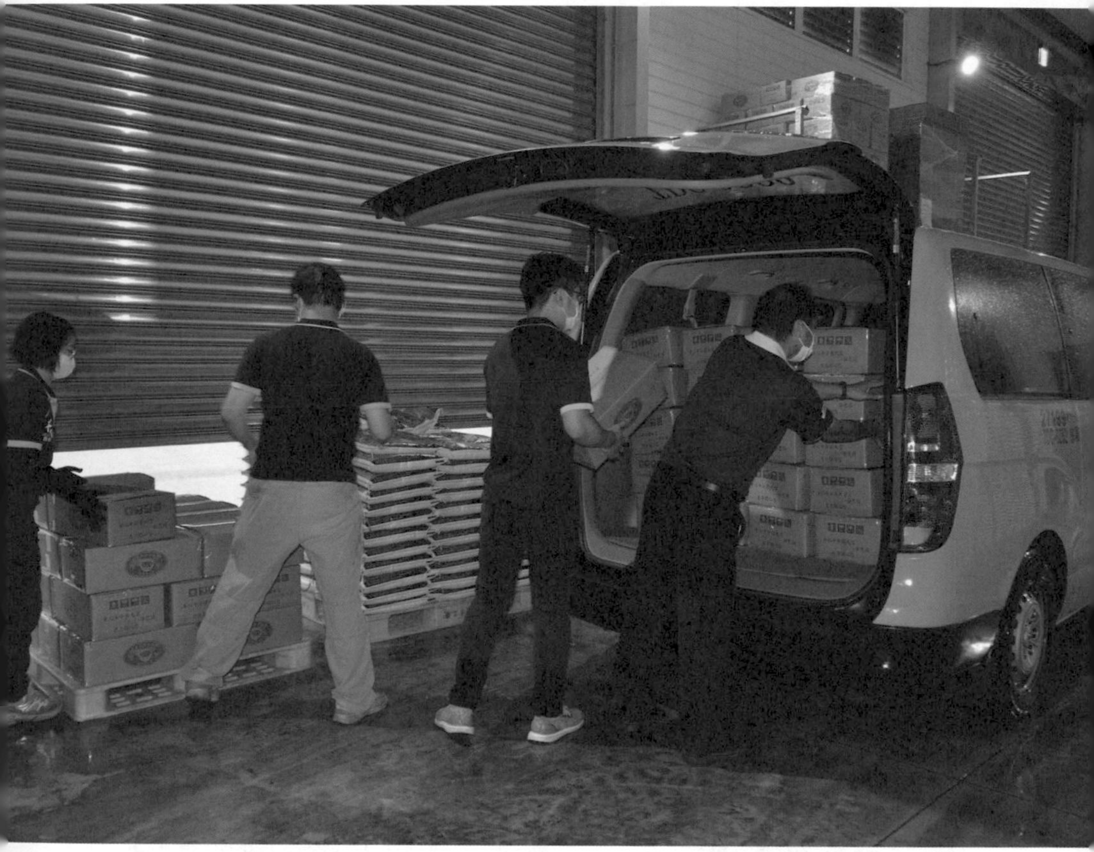

疫情期間，慈濟提供「安心生活箱」及「健康蔬果箱」，為弱勢學生補充營養與健康。雲林區台灣大車隊的司機們將物資搬上計程車，準備出發。（2021.08.02，攝影／黃淑娸）

COVID-19／紀事四十九／

●二〇二一年六月七日

李玉華 分享

慈濟慈善基金會慈善發展處北部社會福利室主任

關懷永遠不打烊

疫情之下，慈濟的關懷一直都在。

截至到六月五號為止，我們在全臺提供了超過一百四十六萬件的防疫物資，包含了篩檢站、安心生活箱、安心祝福包還有口罩，很多的防疫物資。

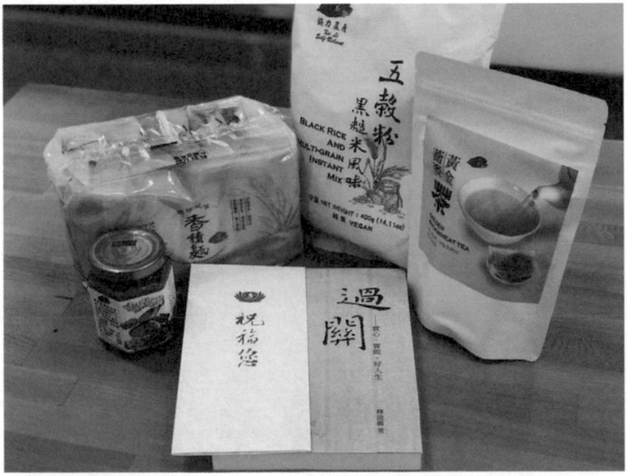

慈濟基金會捐贈防疫物資給臺北市政府，關懷居家隔離及檢疫的民眾；每份安心祝福包提袋裡，除了有香積麵、五穀粉、蕎麥茶、風味沾醬等物資品項，也放入心靈的資糧。（2021.06.05，攝影／陳志明）

我們透過了經濟的協助、物資的援助、支持孩子線上學習，以及提供第一線的醫護消防人員的防疫物資，共同來守護醫護、警消及照顧弱勢。

其實環境再怎麼變，我們的關懷依舊進行，只是方式不太一樣。在去年二月以前，不用戴口罩，無拘無束走到家戶拜訪，或是到機構關懷，真的是一件很幸福的事情。而且自由自在的出入個案的家庭，或是到機構去關懷，真的是一件很幸福的事情。雖然二月以後，大家戴起了口罩，可是至少能夠走出去，也可以就近去膚慰。

但是在二〇二一年的五月，其實從四月開始，北部的疫情就很緊張。當五月十五號雙北宣佈第三級的防疫，那時大家更緊張了，包含了社工也緊張，因為不知道未來會發生什麼樣的事情。

我們有很深的體悟，就是原來能奔走長街陋巷，能夠如常地家訪送愛，是一件多麼幸福的事情啊！過往我們都把這樣的幸福，當成是習以為常的事情，可是這真的不容易。

人沒到 電話到

疫情下，堅持慈善的腳步不能停，無論是社工或志工，我們透過電話的關懷傾聽，除了話家常之外，也安撫了對方的心。在話家常的過程裡面，志工、社工都仔細地聽，這個家庭有沒有遇到困難？有沒有需要我們協助的？當我們知道他的需求之後，就會召開線上研討會。社工與志工在雲端交流，分享對個案的關心和即時性的評估。

以樹林區的張奶奶為例，她是一位失智的老人家，和兒子一起住。平時的生活很簡單，就是靠著政府的補助和兒子打零工為生。因為疫情的影響，兒子打工不順利，生活陷入困境。當關懷的志工知道後，立刻就先帶蔬菜還有罐頭去應急。我們也先幫他申請急難補助，讓他們的心可以安定下來。

張奶奶的兒子有身心症，常常情緒不穩定，在疫情之下，時常會很焦慮、煩躁。志工就以媽媽的心去安撫他，也叮嚀他要減少外出，如果要外出，口罩一定要戴好。

二〇二一年的五月二十日，我們收到了一位奶奶的求助電話，奶奶是住在三重，視網膜病變，看不清楚，平時是長照居家服務員陪她外出採購生活用品。因為疫情，居服員服務暫停，她很擔心斷糧，就打電話來慈濟臺北分會求助。

她打電話來的時候，心情很不好，志工和社工一直安撫她，我們也立即宅配一箱安心生活箱，還有兩包白米過去給她。後續志工也是不斷地用電話關心奶奶。除了在物資的支持之外，其實我們對孩子的教育，也是非常的重視。

就讀國二的小婷，她跟阿嬤相依為命，生活是靠慈濟的補助。這次停課不停學，所以在家裡就是用手機連線上課。當志工知道這樣的狀況之後，很快地找了一臺筆電給她，小婷不用局限於手機的小小框，而能夠快樂的學習。這個部份在其他的家庭，也陸續進行。

另外，有很多住院的確診者，志工無法到醫院關懷及協助，我們就和臺北慈濟醫院的社工共識，由他們來代為評估及致送急難補助金給需要的病患。出院的時候，也依需求提供安心生活箱及由慈濟志工訪視團隊接力關懷。

以郭阿嬤為例，她是疑似個案，平時照顧她的看護確診了，兩個人就同時住進臺北慈院，住了十天，出院了。阿嬤同住的兒子和媳婦也確診了，所以擔心阿嬤出院後，沒有食物吃。媳婦就打電話到臺北慈濟醫院的社服室，社工就將安心生活箱內容拍照給他們看，另外又用英文註明讓給外籍看護看，媳婦終於安心了。

另外一位是張先生，他和父親同時染疫住院，不幸父親往生。慈濟醫院團隊主動關心。張先生離婚，沒有工作，弟弟在南部照顧失能的媽媽。六月六日出院的時候，社工就先送上急難補助金還有安心生活箱。讓他短時間無後顧之憂，因為還有欠房租等問題，分會社工和訪視志工會持續接力關心。

慈濟人在這個過程，每一個腳步都是在學習。尤其是新提報的個案，如果只靠電訪，無法家訪實際了解生活狀況，訊息有限，且透過電訪，要從陌生到熟悉、信任，是需要經過一段時間的互動，最終我們的愛心都能即時送達，關懷永遠不打烊。

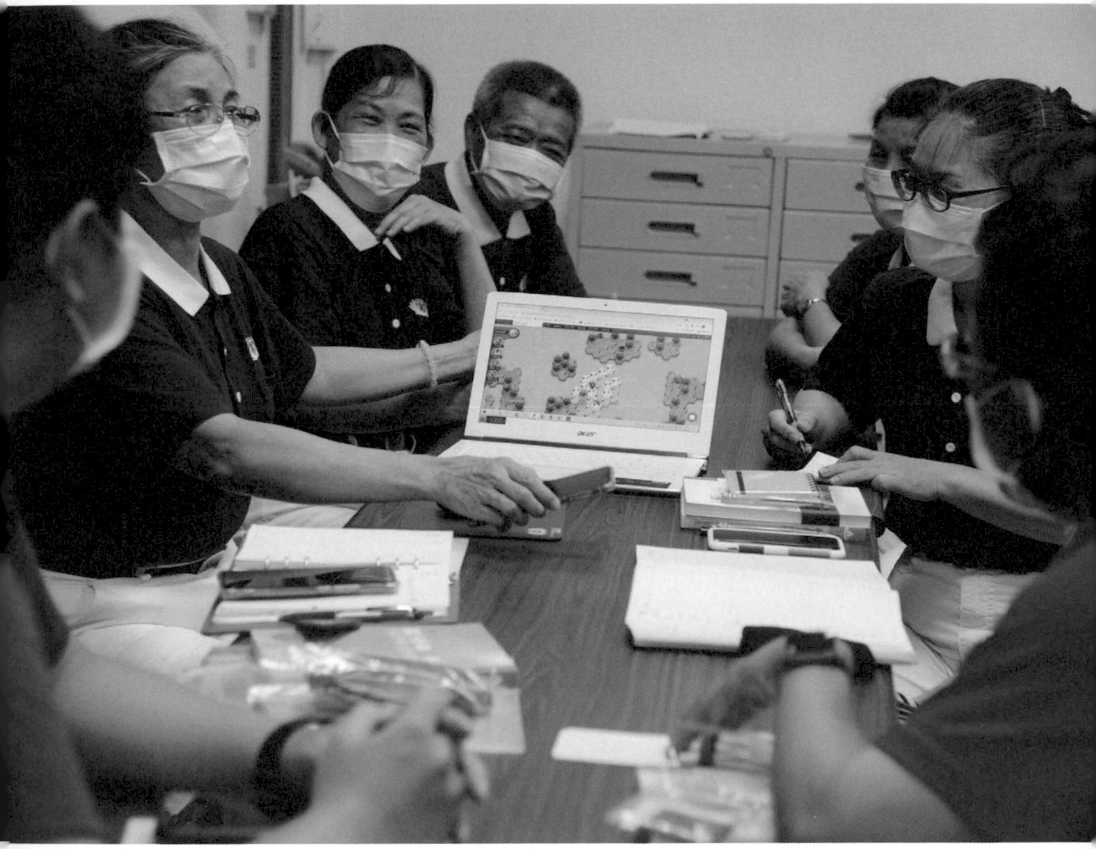

高雄大寮區慈濟志工前往翁園國小推廣「環保防災小勇士養成計畫」，志工為學校老師介紹活動內容及活動期程。（2021.08.24，攝影／黃淑真）

COVID-19／紀事五十／

●二〇二一年六月七日
陳志明 分享
慈濟慈善基金會慈善發展處北部社會福利室高專

把愛心包裝進去

這裡來分享北區安心生活箱，還有祝福包的關懷行動。

第一個分享，平溪國中停課，但愛並不停歇。它是新北市招收各地家庭遭逢不幸而有失學之虞學生（即住宿型慈輝班）的主要學校，全校一百二十二人，有

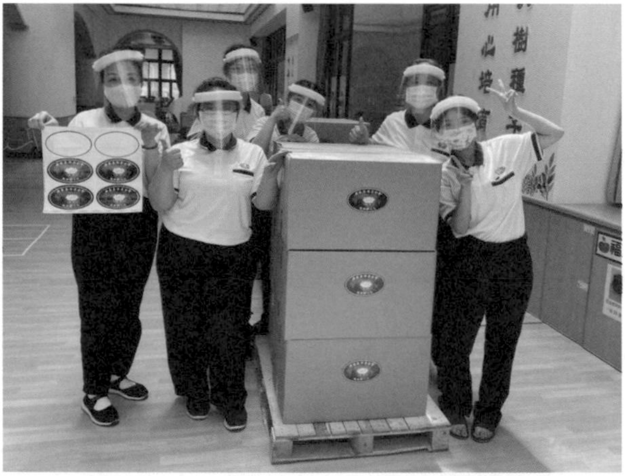

慈濟基金會捐贈防疫物資給臺北市政府，關懷居家隔離及檢疫的民眾；由臺北分會同仁動員打包安心祝福包。（2021.06.07，攝影／陳志明）

八十人是住宿型慈暉班的學生。二〇二〇年因為安心就學方案，慈濟志工走入了這個學校。我們提供物資和關懷，也和學校洽談如何來幫助這些弱勢的學生，也有慈善專案。

在五月中旬，整個新冠肺炎疫情急速升溫，因為學校停課，校方憂心因三級警戒長期停課，學生生活會發生困難。所以在五月二十五日就連絡慈濟，希望我們能夠提供物資給他們。隔天，我們就近採買一些物資，打包成安心生活包，共計二十五包，提供給學校。老師們收到有如及時雨的物資，非常感恩，同時趕快送到有需要的學生家裡。

看到開心的笑容

我們團隊有一位邱老師和我們分享，當物資送到學生家裡，雖然隔著口罩，但看得出來學生是很開心的。尤其愛心生活包是代表校方和慈濟對他們的關懷。

邱老師印象深刻的是，當他們去關懷一位國一學生的時候，同住的奶奶罹患白內障，爸爸是保全員。祖孫兩人看到生活包有那麼多的物資，臉上展現了燦爛的笑容。當老師要離開時，奶奶堅持拄著枴杖出來送她，彼此心中滿是溫暖感受。老師體會到，慈濟的生活包對學生們是多麼大的溫暖力量。

後來又申請了五十份的安心生活箱，還有一百份的白米，於六月一日趕快送到學校。他們會將這些物資送到家庭人口較多，較困難的家庭裡去。學校很感恩慈濟是他們最堅強的後盾。正如去年校長說的，只要他們需要什麼，慈濟就會即時地出現。

這段期間，志工不方便去關懷，同仁也會以通訊方式和志工分享平溪國中老師和學生的近況，讓他們安心。

臺北分會的同仁，現在也承擔起安心祝福包打包工作。臺北慈濟醫院因為承擔防疫專責旅館，我們也準備安心祝福包給那裡隔離的人。所以五月二十八日同仁也打包七百五十份的安心祝福包，做為慈院的後盾，同仁分工不分心。

這次臺北市政府有向我們申請六千份的安心祝福包，同仁將四個工作天來完成。三重地區志工也做好防疫，幫忙折疊上人祝福信，將一份誠意包進去，祝福收到的人都平安。同仁也在六月五日啟動這份工作。接下來只要是慈濟臺北分會同仁能夠做的，我們一定很歡喜的來承擔。

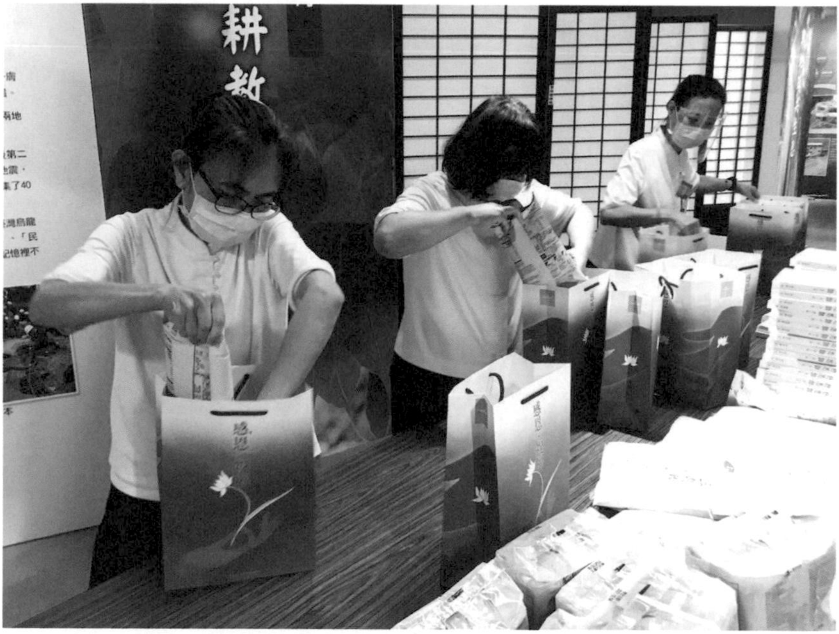

慈濟基金會捐贈防疫物資給臺北市政府，關懷居家隔離及檢疫的民眾；臺北慈濟大愛幼兒園教職同仁動員打包安心祝福包。（2021.06.07，攝影／李靜芳）

COVID-19/紀事五十一/

●二〇二一年七月十二日

張建中 分享
慈濟慈善基金會東部總務室主任

總務團隊：有求必應的哆啦A夢

在防疫這段期間，不管是花蓮或者外縣市，尤其是花蓮、桃園八德的國際倉儲，以及三重的國際倉儲，在這一段時間內我們都是使命必達，也就是說當前線有必要的防疫物資，總務都盡量在二十四小時之內，把這個物資在最快速的時間內送達最前線。

到底慈濟的總務處做了哪一些工作？以下一一分享。

在分享前我還是要提出，因為慈濟還是以慈善為起家，引用上人的《靜思語》：「付出最有福！」同仁每天這樣子在忙碌當中，大家做到流汗，那種感覺是付出是最有福報的，大家做得很開心。

你有需求 我們使命必達

新冠疫情於五月在臺北地區整個大爆發，整個臺灣都生活在恐懼中，人人自危，但是有一群人仍然要堅守前線的背後，在被感染風險中，我們不斷地執行運送物資的任務，我們是總務，隨時提供快速運送的服務，我們很像哆啦Ａ夢，人家都說哆啦Ａ夢是有求必應，那我們總務也是這樣有求必應，只要各單位有需求，包含精舍我們都使命必達，讓我們的任務能圓滿最快速地完成。

醫護在最前線，當然他們提出緊急支援需求的時候，全臺的總務同仁，捨我其誰，總務同仁總是勇於承擔、全力配合、快速地出動，串聯整個全省的總務同仁來做，確保防疫物資，以最快速的時間送達到所需要的目的地。

平時我們倉儲出貨量頻繁，頻率不高時由總務同仁當責運送，因為疫情轉

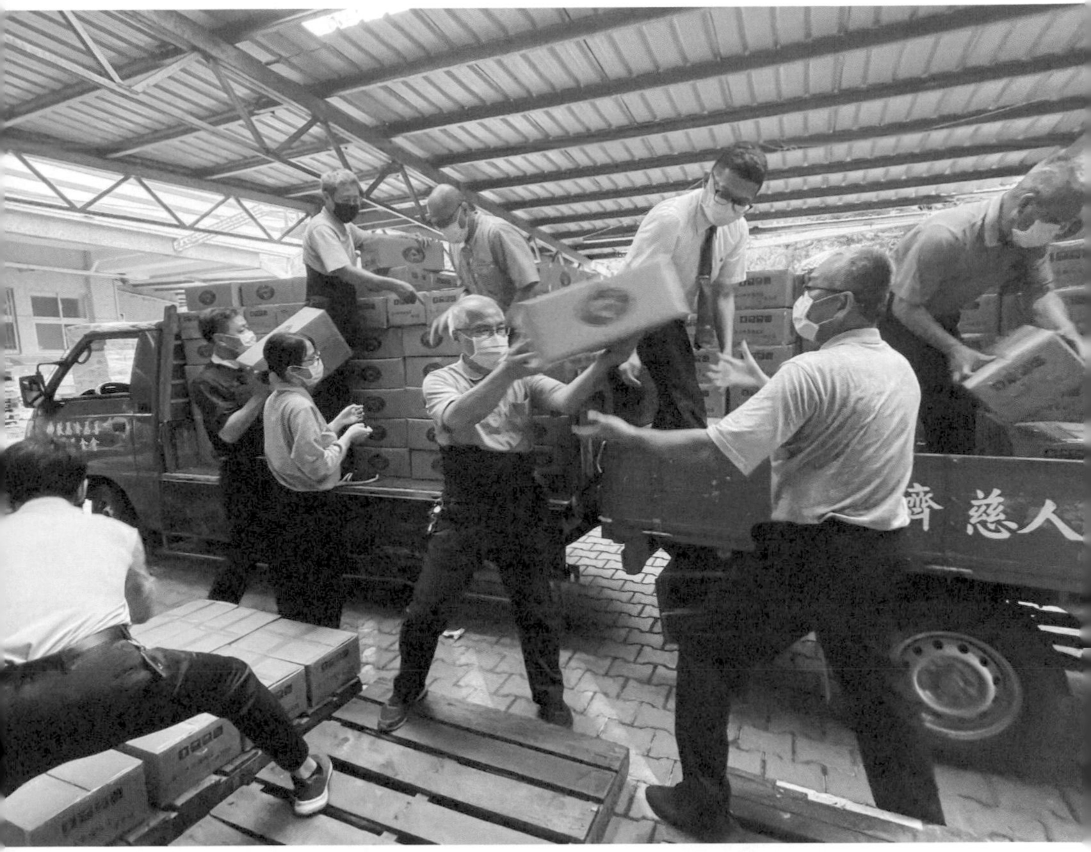

花蓮縣秀林鄉崇德村因家庭群聚案例，一時之間成為疫情熱區，許多村民的工作和生活都受到影響，慈濟基金會調集生活物資，在靜思精舍趕工打包 547 箱的安心生活箱提供給需要的村民。（2021.06.25，照片提供 / 劉秋伶）

為嚴峻，倉儲的貨運處室跟數量瞬間暴增，為緩解突然暴增的出貨量，出貨採用分流跟接龍的方式運送，物資運送依距離及急迫性，分為當日同仁運送及貨運宅配。

後續因為出貨太過於頻繁，為避免同仁太過於操勞，我們各區也進行了一個協調，採分段接龍的運送方式，讓同仁節省力量，或採用對接的模式，在臺中分會或大里醫院進行了對接的模式，為避免長途駕駛危險並提高運送的效率，對於較不急迫的物體我們交由貨運宅配，雖然不必親送但一樣要親點打包來送。

我們盡我們最快的時間把它送到，讓人家才有感覺到我們不是只是嘴巴說說的，只要我們接到訊息，我們第一時間趕快把它送出去。

這裡要特別感謝人資處，因為人資處看我們搬了太多貨，他們怕我們腰跟著不好，所以他們提供我們護腰，感覺真的是有差，比較不累，就算累也累得很幸福。

以花蓮為例，這裡地形狹長，我們分兩天配送一些物資，第一天第一個階段我們分早上跟下午，早上我們往壽豐、鳳林、光復，下午我們到新城、花蓮、吉安配送，把這些物資親自送到該配送的地方，讓人家非常有感覺。兩天南北奔波三百五十公里運送了二千六百四十三份的安心生活箱。

最後還是非常感恩，讓我們總務處有付出的機會，我們這邊還會繼續努力完成這項任務。

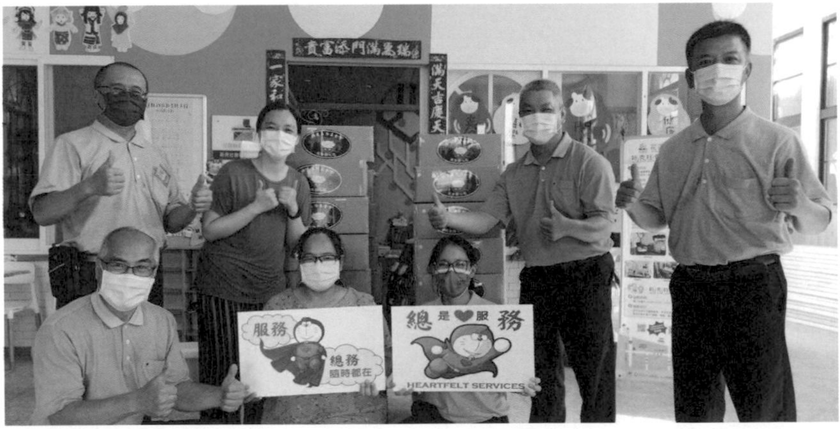

花蓮縣政府社會處，整合縣內亟需生活物資的家庭，慈濟備妥物資，提供安心生活箱；慈發處同仁呂芷華（中右）及總務同仁張建中（右 2）等親自送到花蓮縣政府新秀社福中心，幫助中低收入戶以及兒少之家庭，一個月能夠吃得飽的主食分量。（2021.06.16，攝影／劉秋伶）

COVID-19／紀事五十二／

●二〇二一年六月二十八日

黃郁雅 分享
慈濟臺中分會社工

能幫助別人 是最有福的人

這裡分享中區的師姑、師伯，在疫情下的關懷行動。

和師姑去關懷個案時，她特別交代要戴上口罩，因為個案本身有糖尿病，腳上有牛皮癬。傷口加上本身糖尿病的關係，久久無法癒合，所以房間裡有不好聞的氣味。

我們去到個案家裡時，客廳裡坐著一個人，表情很茫然，看起來很失意，客廳裡有異味，不好聞。但是師姑就直接走到他的身旁，說著：「請你給慈濟一個機會，帶你去看醫生。這個家還需要你。」看著先生的眼睛泛出淚水。

因為我的媽媽是慈濟的會員，從小就認識慈濟，到慈濟當社工，跟著去訪視，才知道訪視是這樣的。

疫情之下，師姑、師伯無法出門訪視，正是社工發揮生命良能的時候。透過電話線去關懷個案，也了解到上人常說的——「無常是常」要把握每一天，去關懷需要關懷的人。

這兩個月我們就接了六百件的新個案。記得有一位七十三歲的伯伯，打電話來說因為離婚，所以妻小沒有和他連絡，這幾年是靠著打零工，還有政府的補助過生活。這一波疫情讓他無法工作，只能靠微薄的補助生活。他說著、說著就哭了。社工除了溫暖的關懷和安慰，和師姑、師伯討論後，將補助匯到他的帳戶去，穩定他的生活。

透過電匯我們很快速地幫助這些弱勢家庭。針對人口眾多及子女較多的家庭，師姑、師伯就會寄上「慈濟慈善物資卡」，讓他們可以到全聯去購買生活所需。在關懷信裡，會放上人的慰問信，希望安定他們的心，同時附上各

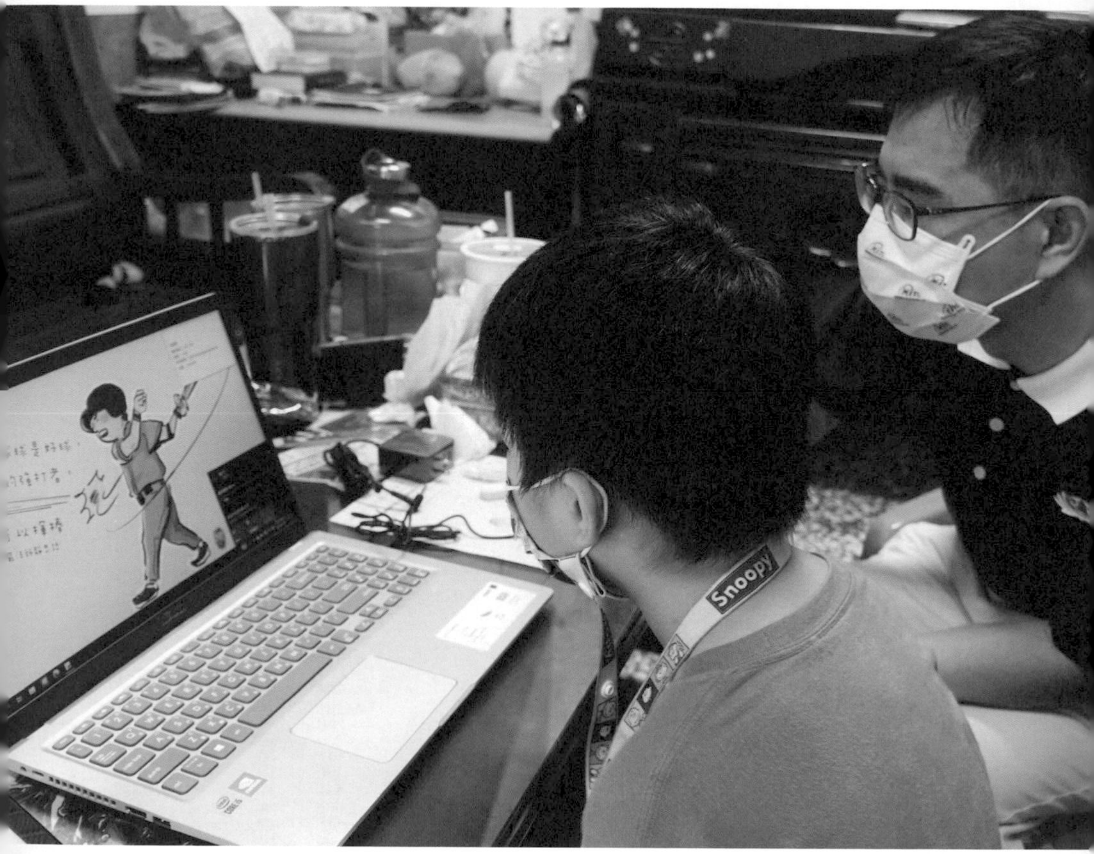

慈濟基金會與華碩文教基金會公益合作提供筆記型電腦給弱勢學童。高雄大社區慈濟志工將筆電送到慈濟關懷戶家。志工林景河（右）期勉對方要認真讀書、努力學習。（2021.08.15，攝影 / 黃雪芳）

會所的連絡方式。讓他們知道只要有需要，慈濟一直都在。

許多孩子停課不停學，師姑、師伯會協助通訊方面的事情。有位師伯他跑到電器行，詳細地問一些通訊方面的問題，老板就很好奇，為什麼會問得那麼仔細？師伯有和他分享在這段期間慈濟幫助孩子的事。老板聽了很感動，他說剛好有一臺二手筆電，他用不到了，我整理一下，您再幫我送給需要的人。透過師姑、師伯在社區點點滴滴愛的行動，串起了愛的漣漪，老板後來也成為慈濟的會員。

志工和社工都是希望能夠即時解決困苦。疫情下，科技是最好的關懷方式，透過 LINE 來關懷案家，常住師父說能夠遇到慈濟是有福的人，而我們能幫助別人是更有福的人。

COVID-19／紀事五十三／

●二〇二一年六月二十八日
蔡明模 分享
中區慈濟志工

熱線關懷不斷線

疫情升到三級，人們不能再群聚了，訪視也不能面對面關懷，但慈善的腳步不能停。於是志工在各自家裡成立愛的發電站，藉由電話線，把愛和溫暖傳送出去。

在線上防疫分享會中，靜思精舍德懷師父一再叮嚀，愛要快速，

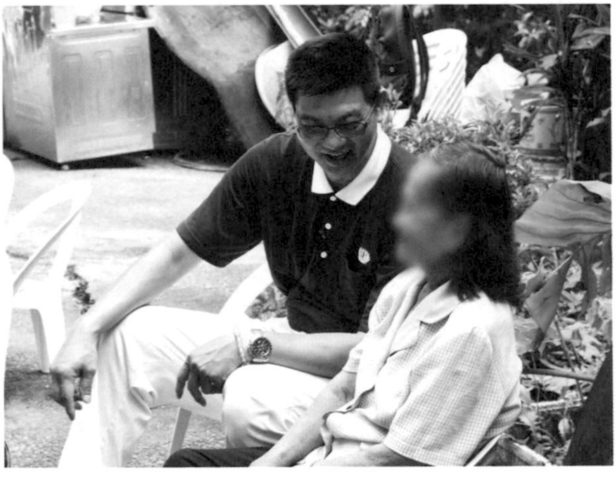

經過三個多月的相處、互動，慈濟志工蔡明模（左）和徐阿嬤（右）間已建立如親人般的情感，他說：「阿嬤對我們給予的幫忙，真的是歡喜在心。」（2020.9.4，攝影／簡明安）

要即時。讓社區的師兄、師姊補助更快速。更感恩所有慈善團隊，多次舉辦線上會議，掌握防疫措施及方向。

疫情期間關懷個案

這裡分享幾個疫情期間關懷的個案：

晉清（化名）曾經是無家可歸的街友，一直到慈濟人介入。因為知道他的身體狀況不宜外出工作，所以團隊引導他到環保站做志工，而且三餐在環保站用。疫情後，環保站暫時停止，師兄、師姊趕快寄物資卡給他，讓他不擔心生活。品瑜是我們長期照顧的案家，一方面照顧罹癌的丈夫，還有三個幼小孩子。生活的壓力讓她失去笑容，直到慈濟人進入陪伴，幫忙她，讓她看到希望的未來，笑容又回到她的臉上。

君容，她也是我們從小陪伴的孩子。從小在心裡種下愛的種子，她的志向是考警察，當人民保姆。二〇二〇年差了一點分數，沒有考上，但師姑、師伯繼續鼓勵陪伴，隔年終於考上了。第一時間和我們分享喜悅，團隊覺得一切的辛苦陪伴都很值得，同時看到愛和希望。君容也表示，能夠考上真的是很大的鼓勵，第一次體驗到，因為堅持而有了成果的喜悅。她說她會加油的。

還要分享我們陪伴的孩子玉參，今年得到了總統教育獎的殊榮。從小父母離異，父親獨自撫養他，父親左眼視網膜剝離，完全失明，右眼視力只有零點一。玉參遺傳了父親的基因，從小是弱視的孩子。同學的排擠，造成他自卑，沒有自信。因為慈濟人的陪伴及他的努力，推薦他領取新芽獎學金，玉參也變成有自信的人，勇敢追求他的人生夢想。

考大學時，本來他想考傳播系，但在慈濟人愛的陪伴下，他也想成為幫助人的人。於是毅然地選擇臺大社工系。五月份知道可以受獎，他第一時間和慈濟人分享。希望疫情趕快結束，七月份時，可以將這一份殊榮獻給上人。因為上人和慈濟人，讓他的人生有了希望，人生因而不一樣，也讓自己看到內心的強大力量。

在疫情之下，大家都啟發了那一份無私真誠的愛，當人需要你的時候，當時間需要你的時候，當空間需要你的時候，即時發揮愛的力量，主動走入他人的生命去付出。時時被需要的生命，就是最有價值的。

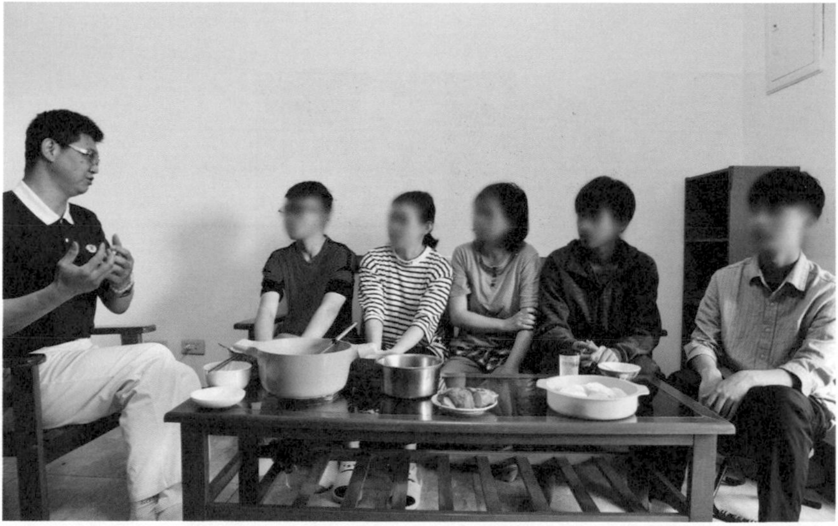

黃女士從越南嫁到臺灣，丈夫因病往生，與兒子原同住於分租雅房，志工協助搬家，並如同家人般為其搓湯圓慶入厝；慈濟志工蔡明模（左一）鼓勵在場的年輕人，成績不代表一切，人品才是未來成功最重要的基石。（2021.04.05，攝影／陳麗雪）

COVID-19／紀事五十四／

●二〇二一年七月十二日

紀又菡 分享
慈濟高雄分會社工

防疫物資卡 有如及時雨

這次新冠疫情爆發後，對全球跟臺灣帶來社會經濟各層面的巨大衝擊，五月下旬升級至三級警戒，因學校停課，造成許多家庭頓時無法維持原本的生活模式，家庭經濟支柱的工作機會跟收入

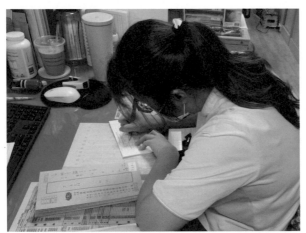

疫情期間不能親自送物資到照顧戶家中，高雄社福室社工一筆一畫將照顧戶的名字寫在信封上信封，以筆觸代替親手送上的溫暖。（攝影／紀又菡）

無預警減少了，另外在全國停課後孩子在家學習，除了設備不足之外，需要打工貼補家用的青年學子也受到影響，接踵而來的是暑假及開學的開銷，使得這些平時殷實工作以維持經濟的家庭，感到快過不下去。

在疫情的嚴峻期間遵守防疫零接觸原則，但慈濟人的關懷從不間斷，本會除了從寬、從速提供急難補助之外，我們也提供了全聯的防疫物資卡，協助案家可以就近採購足量的民生用品，避免多次外出增加染疫的風險。

在物資卡的部分，我們會由社工協助做郵寄，以防疫為最高的原則，減少人員的奔波，盡量做到零接觸關懷，我們也針對有些個案需要由師姑、師伯協助親自送達，社工就在靜思堂空曠的地方設立溫馨服務小站，協助師姑、師伯做領物資卡的動作。

溫馨的案例分享

這裡我們分享幾個個案，高雄的盧女士，她是一位越南的新住民媽媽，她

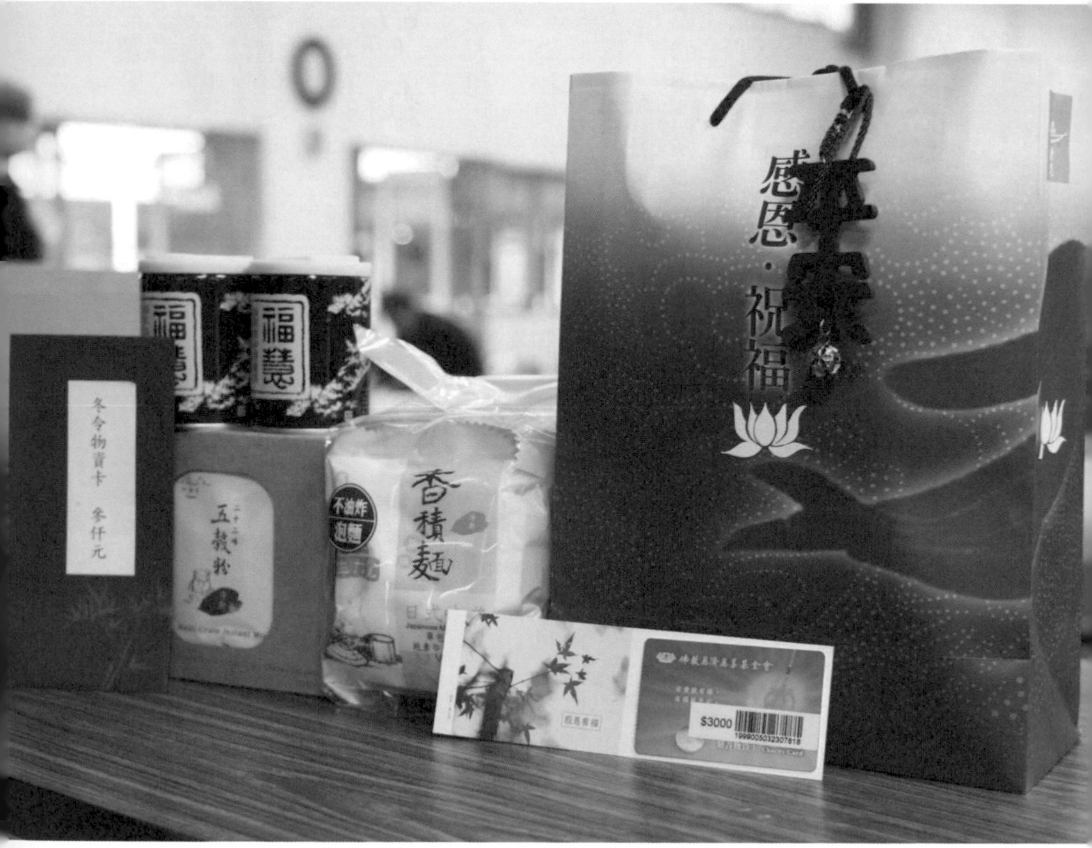

慈濟高雄區冬令發放，特別準備全聯物資卡和精舍師父們親手製作的香積飯、福慧粥和五穀粉等物資，讓照顧戶們能過一個平安好年。（2020.01.04，攝影／陳信男）

是我們居家關懷的家庭，離婚後獨自撫養三個孩子，孩子都還很小，讀國小跟幼兒園。

這個媽媽在麵店打工維持生計，疫情期間工作收入就受到影響，我們的志工知道之後馬上給予物資卡的協助，盧女士非常感恩慈濟讓家裡在疫情期間，可以馬上採買生活需要的用品，她買了油，買了鹽、米、雞蛋，還有一些清潔用品。

高雄的梁女士，她也是我們居家關懷的家庭，夫妻倆有四個孩子跟失智的爸爸同住，梁女士的身體狀況不好，家裡的經濟都是由先生來做支撐，在疫情的期間也受到了影響，我們的志工知道了之後，就趕快給急難的補助跟防疫物資卡的協助，梁女士很感恩即時的有物資卡，因為有四位孩子在家開銷真的很大，他們的物資卡也已經使用完畢了，他們買了米、泡麵、沐浴乳等等。

第三個分享案例，臺南的林先生，他也是慈濟長期的照顧戶，林先生跟太太以及有肢障的二兒子同住，長久以來夫妻倆的身體狀況都不好，尤其妻子的身體狀況常常要進出醫院，家裡生活就是靠慈濟的補助還有社會資源來維持，兒子的部分因為多年前曾經自殺，最近跟人家發生口角之後又再次自殺，被送往醫院。

這個兒子堅持不接受治療，之後又回家，家裡平常雖然有補助可以生活，但是因為這次的事件增加了開銷，在志工接到之後就馬上給予案家防疫物資卡的協助，林先生拿到物資卡之後，就到全聯去採買油、鹽、醬油、一些冷凍的食品、麵條等等。

後續我們的師姑在關懷之後，很不幸地得知兒子在六月二十日的時候自殺往生，志工在知道之後就即時到案家做關懷撫慰，林先生跟我們說，很有幸有本會提供的物資卡，裡面還有一些金額可以讓他們購買生活用品跟三餐所需，志工也即時地提供喪葬補助，圓滿兒子的後事。

接下來個案是屏東的林先生，林先生是我們居家關懷的個案，他從事臨時工，獨自撫養了兩名子女，孩子就讀國中跟高中，林先生因為打零工，在疫情期間零工減少，兒子也因為疫情的關係，他實習的餐廳沒有營業，整個家庭就陷入了困難。

訪視團隊知道了之後，就即時給予防疫物資卡的協助，暫時緩解他們家的經濟壓力，兩個非常懂事的孩子也寫信跟我們的師姑、師伯回饋表達感恩，其中妹妹的部分就說謝謝慈濟的師姑這些年的幫忙，也謝謝師姑幫我們申請全聯的卡片，讓我們可以買生活用品跟食物。哥哥的部分就跟我們回饋，感恩師姑幫我們申請全聯的卡片，這張卡片雖然有五千元，但是買一些生活用品還是足夠的，感謝慈濟對我們的幫忙跟關懷。

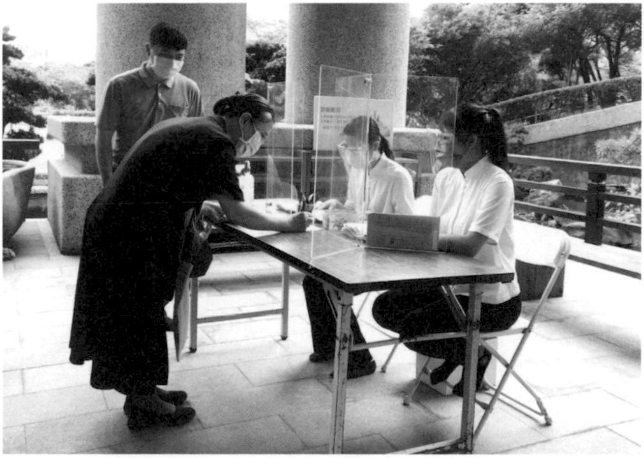

慈濟基金會南部社會福利室整備部門人力和物資，在高雄靜思堂大門前廣場設置社服溫馨小站，社工人員隨時陪伴提供必要的協助，零接觸陪伴社會上每個有困難的民眾都能過得去。（2021.06.10，攝影／楊芳美）

COVID-19／紀事五十五／

●二〇二一年七月十二日

林佩寰 分享
慈濟臺南分會社工

種下愛的種子：楊同學的故事

這裡要來分享一位臺南的關懷戶，其實我們關懷的家庭中有很多的孩子都能夠勇敢的面對生活的困境，在各個領域有很好的表現，楊荏閔就是其中一位。荏閔雖然她的家中遭逢劣境，她仍然樂觀面對努力向上，重要的是她有一顆感恩的心，並且用行動來實踐。

她的養父母因為沒有生孩子，所以收楊荏閔做養女，養父原本是做五金的工作，但在十多年前中風之後就沒辦法再工作了，養母在養父中風不久就離開了，荏閔就由養父來照顧，兩個人就靠著低收補助在維持生活。

不幸養父又在二〇一八年八月發生第三次中風，生活已經沒辦法自理，後來就送到機構安置，但是這筆安置費對楊同學來說是一筆沉重的負擔，學校教官發現之後就提報給我們，我們就趕緊前去關懷，並從那時候開始給予長期補助。

荏閔從小成績很好，國中畢業的時候還得到的市長獎，後來就進了竹北的高中，用非常好的成績考上了清華大學音樂系，她跟我們說他想要讀音樂系，是因為她想要當老師，能夠幫助一些貧苦的孩子在假日或晚上的時候也可以學習，荏閔也都勤學苦練，學業成績都保持在八十分以上，並且從二〇一八年到現在每一年都獲得慈濟新芽獎學金學習領域獎，並在二〇一九年上臺表演小提琴，也作為我們的人品典範，將自己的故事分享給在座的學子和貴賓，讓大家都很感動。

荏閔雖然是養女，但是養父都把他當作親生女兒來疼愛，她讀高中的時候，因為捨不得女兒搭公車，所以他每天都親自接送她上下學，但是那時候

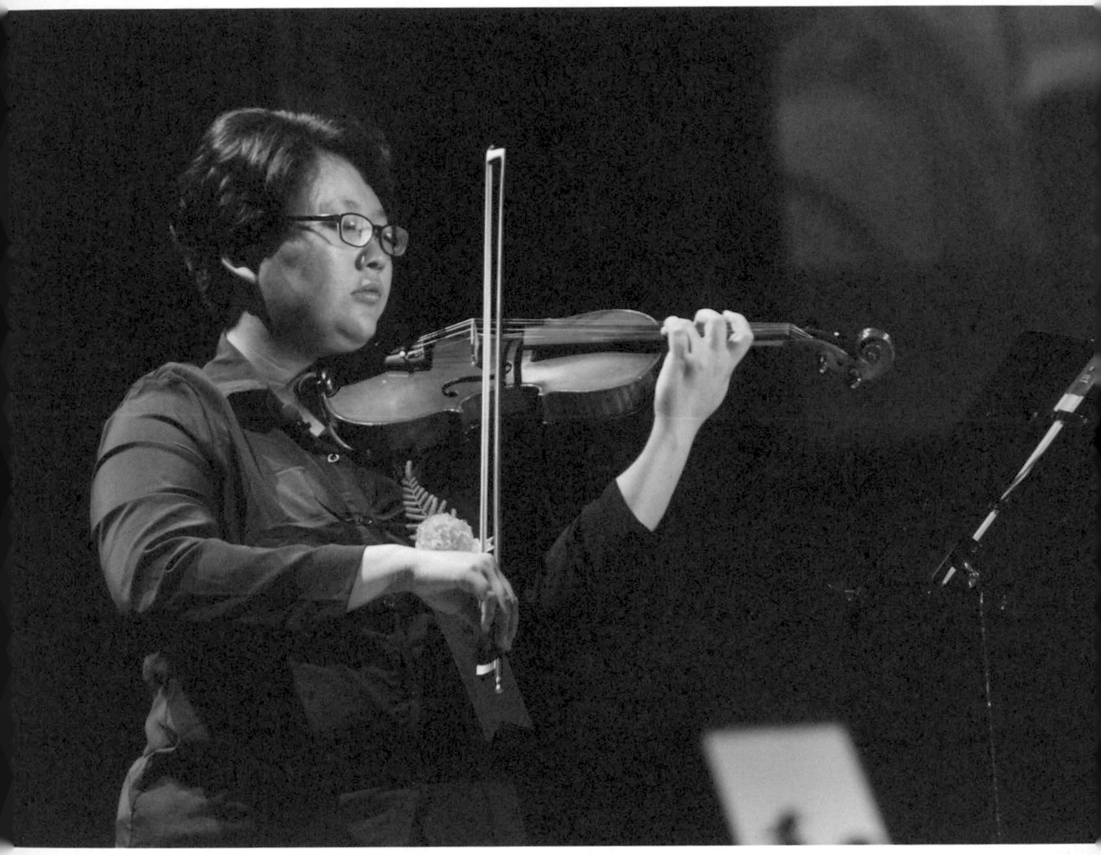

就讀清華大學音樂系的楊茬閔，在新芽獎學金頒獎典禮現場演奏小提琴，表達對慈濟及社會大眾的感謝。（2019.10.27，攝影／蔡柏毅）

養父已經中風兩次走路都歪歪的，仍然堅持這麼做，她看到養父的身體越來越不好，心中非常的不捨，寧願節省自己的生活費去買營養品、生活用品等等的給養父使用，只要一有時間他就會去機構探視養父。

承接愛心種子，繼續幫助人

楊荏閔的養父已經在二〇一九年九月底往生，在養父臨終之前荏閔告訴他，如果有來生請你當我的孩子，換我來照顧你，這讓我們聽了都很感動，養父往生之後荏閔就主動跟我們提出要停止長期補助，因為她是一個知足感恩的孩子，她

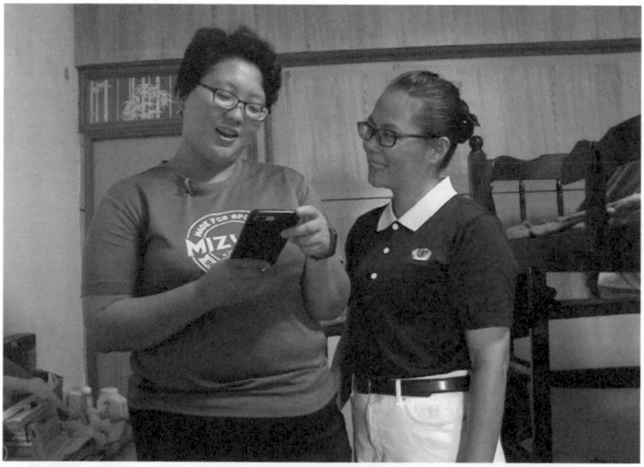

養父離開了，荏閔看著手機裡，國中畢業領市長藝術獎時，與養父及市長的合照，志工陳家鈴陪著她再回到和爸爸生活的空間，一事一物都充滿了回憶。（2019.10.13，攝影 / 陳忠坤）

已經有了政府補助也有清華大學旭日獎學金可以維持生活，但是她希望師姑們能夠持續的關懷，志工們請他放心，一定一定會像以往一樣互動關心。

後來荏閔也會和志工們一起去訪視個案，並且協助個案家中做環境打掃，也會參加讀書會幫忙做小幫手，操作電腦剪輯影片等等的。

在關懷社區的獨居老人和身障者，付出的過程中她很歡喜，很感恩有回饋社會的機會，她真的很感恩師姑們的陪伴，所以她就寫了一張卡片給師姑，她說謝謝您對我的照顧，我會努力加油朝向我的目標前進，謝謝您。

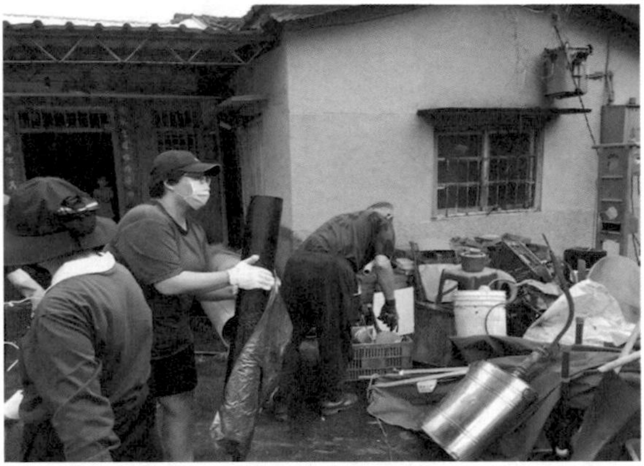

楊荏閔同學跟著慈濟志工，到照顧戶家中居家打掃。
（照片提供／林佩寰）

今年荏閔畢業了，在畢業之前她有一場畢業演奏會，但是因為疫情的關係，大家都沒辦法去參加現場的演奏會，所以都紛紛上線來聆聽，志工和社工也都很重視這一次的演奏會，也都上線來觀賞，大家都在下面留言給予荏閔鼓勵和回饋，荏閔已經從新芽茁壯成大樹，將對養父的愛轉為大愛，和志工們一起為苦難的人付出。

今年她已經畢業之後，將回到自己的家鄉佳里國小作實習導師，實踐自己最初的理想，盡自己的能力幫助有需要的人，她已經成為一個手心向下的人了。

她想要以自身的能力幫助許多家境比較清寒、比較弱勢的學生，讓他們可以學習音樂，然後如果在人際上或是在課業上，有什麼想要幫助的也希望盡她所能幫助他們。她也衷心謝謝慈濟，她說如果沒有慈濟也不能認識他們，也沒辦法跟他們這麼好。總之，就是滿滿的感謝。

結語

COVID-19下的生命省思

如何能避免類似的事情再發生？
以虔誠的心，
尊重地球上其他生物的生存權，
並且以素食來愛護地球環境，
才能減少災難的發生。

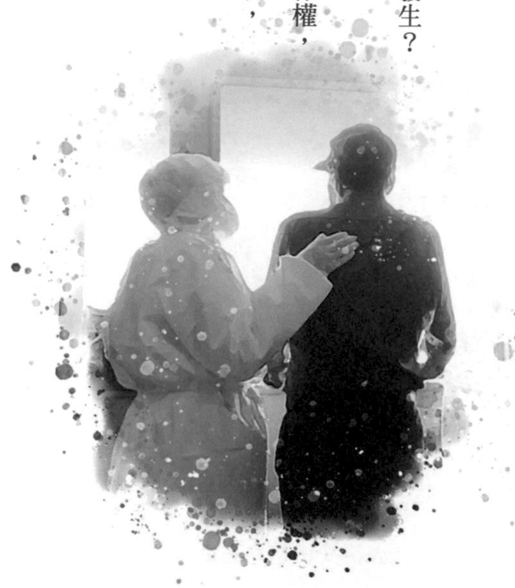

COVID-19／紀事五十六／

●二〇二一年六月二十一日

賴寧生 分享
大林慈濟醫院院長

疫情提醒人類重視生命

曾經有聽過一句話，說一件禮物，不管是好的、是壞的，它背後都有一件故事。我們打開了以後，總是要再想一想，這到底是什麼樣子的一個意義？

我想這次的疫情，到現在已經將

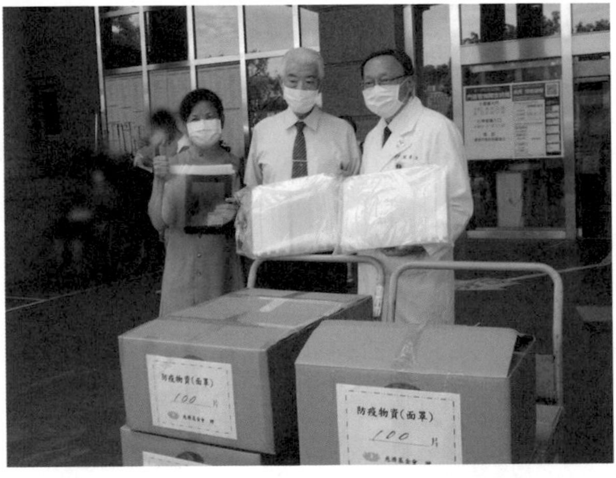

大林慈濟醫院賴寧生院長（右1）代表接受由慈濟基金會所捐贈之防疫物資。（攝影／李小娟）

近一年的時間，到底是帶給我們什麼樣子的一種省思？

以前在中古世紀歐洲有鼠疫流行，在一次大戰及西班牙內戰的時候，也有流感的肆虐，那是在歐洲局部的地方。直到最近，伊波拉病毒，在非州的地方感染造成非常大的災難，但都不及這一次的新冠病毒全球性流行，到現在為止，幾乎有一億人的感染，死亡的人逼近了384萬，所以這個代表是什麼意思？

尊重每一個生命

證嚴上人曾提醒所有的弟子一句話，他說，所有的動物，有情世界，都有牠的世界存在。就像一隻雞，牠早上離開雞門，也是非常快樂地跳，非常活潑亂跳；等到晚上的時候，牠還是再回來。牠的小孩子掉到這雞巢裡面，在水池裡面，牠也是會一直在叫。

我們有沒有感覺到動物世界的感情？在高速公路看到一箱一箱的雞，還有

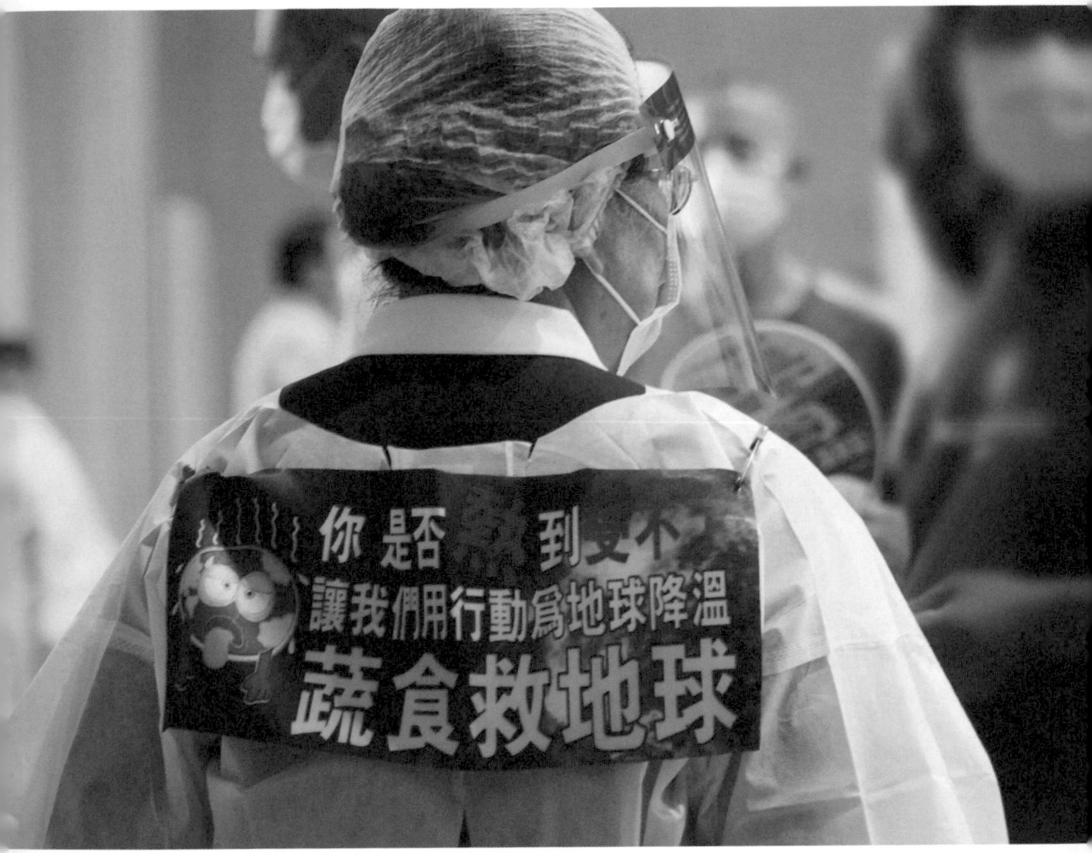

臺南慈濟中學增立大型接種站，提供民眾就近施打疫苗。慈濟志工隔離衣別上蔬食推廣的標語，把握機會走動式推素食，帶動民眾茹素觀念。（2021.07.17，攝影／李雅貞）

一車一車的豬往北送的時候，我們只是「怎麼這麼臭！」，就趕快把車子開過去呢？還是我們真的有一些觸動我們自己心裡面，是不是真有那麼樣一點點懺悔的意思？

誰願意自己的生命，在預知的時間裡面要結束？

誰願意？沒有人願意這樣子！

但是我們人類卻確實在做這些事情。也許我們也是說，我沒有殺牠，但是因為牠擺在你面前，已經處理好的，我都沒有感覺，難道是這個樣子嗎？

這個功課真的是要我們靜下來，好好地去想這些事情。

上人希望，我們慧命成長上要有「眾生平等」的這個想法。這樣子的一個意念，是希望我們努力的目標。

斷除口欲、虔誠茹素，真的是我們這次防疫中非常重要的一環。

附錄

◎COVID-19 慈濟臺灣防疫援助大事記

◎COVID-19 慈濟臺灣防疫物資援助統計表

COVID-19 慈濟臺灣防疫援助大事記

日期	內容
二〇一九年	
十二月三十一日	中國向 WHO 通報武漢出現二十七起原因不明的肺炎病例，其中多數是華南海鮮市場攤販，有七人病危。臺灣疾管署宣布針對來自中國武漢直航入境的班機（每週十二班）進行登機檢疫。
二〇二〇年	
一月七日	WHO 宣布發現新病毒，這個病毒來自成員包含 SARS 和一般感冒的冠狀病毒家族，WHO 將其命名為二〇一九新型冠狀病毒（Novel coronavirus, 2019-nCoV）。
一月二十一日	臺灣出現首例境外移入的 COVID-19 確診個案。在武漢工作的五十五歲女臺商因有發燒、咳嗽等症狀，返臺後一下機就直接被後送就醫。因有境內確診病例出現，臺灣將防疫指揮中心由三級提高到二級開設。
	衛生福利部疾病管制署指定花蓮慈濟醫院為 COVID-19 檢驗機構，負責花蓮縣與臺東縣之檢體檢測。
一月二十六日	COVID-19 疫情蔓延，臺灣衛生福利部疾病管制署於二十日成立疫情指揮中心，二十三日疫情等級升至第二級。慈濟基金會因應防疫措施，本日啟動「COVID-19 跨志業應對」群組，下設協調組團隊、行政組、總務組、人文組及公關媒體組，跨慈善、醫療、教育、人文四大志業展開防疫關懷行動。

一月二十八日

慈濟基金會因應 COVID-19 疫情，即日起，於每日上午八時，在靜思精舍法脈宗門辦公室召開「慈濟全球防疫協調總指揮中心」會議，因應全球疫情蔓延、變化等商討應對措施。

二月二日

臺灣首次因為疫情延後開學。全國高中職以下（含高中職）將延後開學二週，從二月十一日延後到二月二十五日，暑假則縮短兩週。慈濟科技大學、慈濟大學、慈大附中、臺南慈濟高中等校，配合中央流行疫情指揮中心決議，將一〇八學年度第二學期開學日延後至二十五日，並進行防疫措施。其中，慈濟大學與慈濟科技大學分別設立居家檢疫宿舍，供陸生與港澳生使用。

二月十日

隨著疫情在全球升溫，防疫醫療物資成為人人搶購標的，醫用口罩一片難求，酒精、消毒用品也難購得。為了把醫用口罩留給第一線醫療與防疫人員，證嚴上人請靜思精舍衣坊間試作布口罩，裁製樣板，由德佩師父負責，再三調整版型，讓布口罩戴上後舒適好用，且居家使用布口罩，可重複使用，減少製造醫療垃圾。

臺南口罩製造商配合政府防疫政策，為提升產量加緊趕工，而人力吃緊。慈濟志工在臺南市政府委請下，於本日及三月二十日相繼協助兩家廠商進行品管、包裝等工作，至四月底圓滿任務，共投入七十五天，動員一千三百一十一人次。

二月十五日

全球確診病例突破六萬七千人，死亡人數高達一千五百人。已有二十九國家出現確診案例，埃及也出現首例，為非洲第一個出現案例的國家。

二月十九日

臺北慈濟醫院因應 COVID-19 疫情，規劃防疫與採檢動線，由慈濟志工協助搭設二十四小時戶外檢疫站，包含檢傷、採檢、X 光室等區域，讓篩檢過程完全在院外進行，降低院內感染風險。二十二日完工並啟用，共一百五十人次志工參與搭建工程。

二月二十日

臺北慈濟醫院即日起配合衛生福利部疾病管制署政策，派遣醫師至桃園國際機場協助執行檢疫工作，為民眾健康把關。

二月二十四日

慈濟基金會防疫安心專線（0800-009099）啟動，由花蓮本會慈發處災防組職工負責應對，了解來電民眾需求，協助安排或提供諮詢建議。

花蓮慈濟醫院因應 COVID-19 疫情，規劃防疫問診及採檢流程，於戶外設置發燒篩檢站、X 光篩檢車及二間負壓採檢室，讓民眾與醫療人員在安全環境中，完成檢體採集與防疫衛教工作，同時啟動「藥來速」慢性病連續處方箋網路預約領藥窗口服務，直接在同一窗口進行讀卡批價及領藥，節省民眾等候調劑及領藥時間，降低院內病人流動人數，也減少交叉感染的機會。

二月二十九日

WHO 祕書長譚德塞終於宣布，將 COVID-19 疫情的全球風險級別，由「高」調至「非常高」。韓國今日激增八百一十三例確診，包含首例監獄囚犯確診；而美國出現三起感染源頭不明的確診，截至目前，全球已有五十七國淪陷。

臺灣單日新增五例確診，爆發首例的院內感染，案三十四（五十多歲女性）住進北部某醫院後，一名院內清潔工（案三十五）以及三名曾照顧案三十四的醫護人員（案三十六、案三十七、案三十八）也確診。指揮中心研判還在可控制範圍，現階段無封院的可能性。應變官莊人祥表示，目前臺灣已出現不明感染源、本土個案數超越境外移入，符合社區傳播四定義中的二項，是社區傳播警訊。

三月二日

慈濟基金會捐贈防疫酒精一百公升，予屏東減災希望工程學校，本日送公正國中、三日送枋寮高中及內埔國中、四日送里港國中、六日送高泰國中，提供各校於新冠肺炎防疫期間使用。

三月四日　進入三月後，疫情進入大爆發期，WHO 與二十五國專家組成的聯合考察團，提出五萬五千九百二十四名確診病例研究報告，發現八成為輕症，輕症病發到痊癒約二週，重症則在三到六週。同時報告也提出主要臨床症狀，發現九成病人有下述十四大症狀：發燒、乾咳、乏力、咳痰、氣短、肌肉痛或關節痛、咽喉痛、頭痛、寒顫、噁心或嘔吐、鼻塞、腹瀉、咳血、結膜充血。

三月五日　嘉義大林慈濟醫院因應 COVID-19 疫情，和基金會共同規劃防疫篩檢動線，慈濟志工以回收再利用的組合屋，於三月五日至七日在急診室外搭設二間「多功能防疫篩檢站」，讓篩檢過程完全在院外進行，降低院內感染風險。共有一百八十七位志工參與興建工程，並於四月二日正式啟用。

三月六日　臺北慈濟志工感恩 COVID-19 疫情期間防疫人員的付出，並推廣茹素護生理念，即日起至三月底，動員超過一千人次志工，製作逾一萬份素食餐盒，陸續分送市立聯合醫院中興院區、三軍總醫院內湖院區等醫療院所，以及衛生福利部疾病管制署、市政府、外交部等單位。

三月十三日　高雄慈濟志工因應 COVID-19 防疫工作，即日起至四月二十日動員二百五十人次，製作簡易型防護面罩，第一階段共完成二萬五千八百四十五片，分送慈濟醫院、警察局，以及高雄榮總等多家醫院，並寄送二千片至美國紐約。

三月十四日　慈濟基金會應邀參與新北市政府於新店央北社區舉辦的社區感染大規模防疫演習，承擔「防疫志工」角色，慈濟志工屆時可配合相關防疫人員，協助測量體溫、發放防疫物資，並給予關懷、陪伴，穩定民眾不安的心。

三月二十三日　慈濟基金會致送三千五百雙橡膠手套、一百五十瓶茶樹酒精隨身瓶、各五百件隔離衣與防護衣、五百個頭套，並結合大愛感恩科技公司捐贈防護面罩，予桃園國際機場的移民署國境事務大隊，協助海關人員加強防疫。

三月二十七日 慈濟基金會結合慈濟警察暨眷屬聯誼會，致贈新北市泰山區內政部警政署國道公路警察局，二千個醫療口罩、三千個一般口罩、五桶防疫酒精、兩箱洗手液，以及泡麵、五穀粉、香積飯等食用物資，向第一線執勤的員警表達關懷。

四月一日 慈濟基金會應新北市中和區公所「居家檢疫關懷中心」邀請，動員志工協助關懷居家檢疫者，由中心人員確認意願並提供資料後，透過電話給予心理支持及關懷。截至五月三十一日，累計投入六百八十四人次。

四月十二日 慈濟基金會馳援全球新型冠狀病毒肺炎（COVID-19）防疫行動，以「大愛共伴．造福行善」為題，啟動全球共善募心募愛、防疫物資援助、強化各國慈善扶貧等工作，於本日精進日正式對外公開呼籲。

四月十五日 高雄市互愛關懷協會響應證嚴上人茹素祈福理念，邀請慈濟志工合作推動「疫起蔬醒」勸素行動，本日起結合逾十家餐廳業者製作素食便當，致送防疫公部門、警消單位、醫療院所等機構，並向防疫人員表達謝意，截至六月底送出超過二萬份餐盒。

四月十七日 慈濟基金會關懷防疫人員防護安全，致贈內政部移民署、消防署、警政署醫療手套、噴瓶酒精、防護面罩，以及福慧珍粥等物資，感恩各單位人員辛勤付出，本日舉行捐贈儀式。

四月二十一日 慈濟基金會結合大愛感恩科技公司、國際同濟會，致贈桃園市政府及衛生福利部疾病管制署北區管制中心防護面罩、茶樹酒精噴瓶、隔離衣、環保布口罩、醫用手套等防疫物資，提升 COVID-19 疫情期間值勤人員之防護裝備。

四月三十日 臺北慈濟醫院與宏達國際電子公司合作，導入新冠病毒肺炎照護技術的虛體實境（VR）教學系統，在無需接觸病患的情況下，重現臨床情境並反覆練習，強化第一線人員的感控防護與臨床處置，保障醫護安全、提升照護品質。

五月一日

慈濟基金會副執行長劉效成等人前往內政部消防署，致送醫療手套、護目鏡、酒精噴罐等防疫物資及福慧珍粥，向防疫第一線的消防人員表達支持與祝福。

慈濟基金會、大愛感恩科技公司關懷新冠肺炎防疫期間守護國境的航警人員，本日拜會航空警察局，致贈泡棉式與防眩光護目鏡各五百個、茶樹酒精噴瓶一千五百罐等防疫物資，以及福慧珍粥、香積麵各五十箱，協助提升防疫裝備和補充體力。

慈濟基金會自海外採購七萬件隔離衣，捐贈慈濟醫療財團法人，協助醫療防疫工作。本日完成交貨手續。

五月四日

臺東縣政府發起「愛的接力賽」活動，邀請各單位組織為 COVID-19 防疫人員接力送暖、加油打氣；慈濟志工四至七日接下第三棒，陸續送出八百份祝福包予消防局所屬分隊、衛生福利部臺東醫院、臺北榮民總醫院臺東分院、臺東馬偕紀念醫院、臺東基督教醫院，以及臺東市、卑南鄉、海端鄉衛生所等單位。

五月五日

慈濟基金會獲得臺南市政府表揚，感謝志工在新冠肺炎疫情期間支援口罩生產，由劉銘正代表受獎。慈濟自二月十日起支援恒大股份有限公司白河製造廠、三月二十日起支援通用手套國際股份有限公司，協助口罩包裝檢查等作業，四月三十日圓滿，共動員志工一千三百一十一人次投入。

五月十一日

慈濟大學與中央研究院、臺北慈濟醫院透過中央研究院「COVID-19 合作平臺」，協力研發「新冠肺炎 IgM／IgG 雙抗體檢測試劑」，能快速檢測檢體中的 IgM 與 IgG 二種抗體，藉此判斷是否曾感染新型冠狀病毒肺炎（COVID-19）及感染病程。本日舉行成果記者會。

五月十四日

慈濟基金會關懷澎湖縣政府 COVID-19 防疫人員，本日致贈大愛感恩科技公司防護面罩及簡易防護面罩各一百個、茶樹酒精三百瓶、防疫口罩六百份，協助充實防疫裝備。

五月二十一日 嘉義慈濟志工於新冠肺炎疫情期間關懷法師健康，本日起陸續慰訪布袋鎮彌陀淨寺、靜德禪寺、東石鄉圓明寺、普濟寺、朴子市圓光寺、高明寺、竹崎鄉三寶山靈嚴禪寺等佛寺道場，致送布口罩、額溫槍及《高僧傳》系列叢書以表達祝福。

慈濟基金會與國際同濟會臺灣總會桃園區、桃園市蘆竹區農會、臺東縣關山鎮農會等單位，以及在地實業家合作，致送一千二百份祝福禮，內含隨身酒精噴瓶及各式食品，予桃園郵局，慰勞郵務人員於 COVID-19 疫情期間，運送防疫物資的辛勞。

五月二十二日 慈濟骨髓幹細胞中心因應新冠肺炎疫情及邊境管制措施，首次將造血幹細胞以攝氏零下一百八十五度的低溫保存法儲存，空運寄送至海外。

五月二十四日 雲嘉南區慈濟人醫會於二〇一〇年二月起，每二個月定期前往雲林縣古坑鄉義診。今年三月由於新冠肺炎疫情影響而暫停一次，本日慈濟人醫會與志工一行六十三人，前往桂林村舉辦定點義診與往診關懷，共服務九十四位鄉親。

六月八日 花蓮及臺中慈濟醫院即日起恢復醫院志工勤務，配合新冠肺炎防疫政策，服務空間以門口防疫、服務臺及診間為主，兩院院長率各科室代表歡迎醫院志工報到。

六月十四日 北區慈濟人醫會於新北市三芝區、石門區進行的定期義診，受新冠肺炎疫情影響暫停近半年，於本日重啟，出動逾八十人進行往診，共關懷四十三位居家病患。

六月十八日　慈濟基金會捐贈酒精、漂白水、醫療手套等防疫物資，予蘭智社會福利基金會附設私立蘭陽智能發展學苑。在此之前，為協助蘭智烘焙坊度過疫情難關，特選購該單位的手工餅乾，做為居家關懷戶及照顧戶的端午禮品，亦於本日起陸續分送。

七月十九日　北區慈濟人醫會於新北市貢寮區進行的定期義診，受新冠肺炎疫情影響暫停近半年，於本日重啟，出動醫護人員及志工一百八十七人，於澳底國小、貢寮活動中心舉辦定點義診，並安排七條往診路線，服務行動不便的鄉親。

七月二十一日　慈濟基金會自二月二十五日至七月二十一日止，總計捐贈四萬三千份安心祝福包送予全臺十三個縣市政府，提供隔離、檢疫的民眾使用，另致贈二百五十份予三家慈濟醫院。

七月二十七日　慈濟大學與中央研究院、臺北慈濟醫院合作開發「新冠肺炎 IgM／IgG 雙抗體檢測試劑」，以「新型冠狀病毒抗體快篩試劑」為產品名，通過衛生福利部食品藥物管理署防疫專案製造核准，並委託鼎群科技公司製造。

九月一日　慈濟基金會與慈濟大學簽訂「新型冠狀病毒抗體快篩試劑」產學合作，由基金會資助慈大研究新冠病毒；慈濟大學提供十萬支試劑，予宏都拉斯、玻利維亞、多明尼加、南非等國進行人道援助，協助提升病毒檢測能力，合作期間為二〇二〇年九月一日至二〇二一年八月三十一日止。

九月十三日　北區慈濟人醫會自二〇一五年九月起，每半年一次為創世基金會臺北院院民洗牙，受新冠肺炎疫情影響，原訂年初的洗牙服務延至本日舉行，計為二十四位院民進行口腔照護。

二〇二一年

一月四日　中央研究院院長廖俊智來訪靜思精舍，與證嚴上人座談，分享結合各界資源及慈濟大學、臺北慈濟醫院，共同研發新冠肺炎抗體試劑等點滴歷程。

一月十九日　因應桃園新冠肺炎疫情升溫，中央流行疫情指揮中心建議大型活動若無法落實完整防疫措施，應停辦或延期。慈濟基金會防疫協調總指揮中心於晚間六點三十分，在大林慈濟醫院宿舍召開臨時防疫會議，邀請醫療執行長林俊龍，大林慈濟醫院院長賴寧生、副院長賴俊良、感染科醫師賴重彰，花蓮慈濟醫院副院長羅慶徽等人與會，並視訊連線臺北慈濟醫院院長趙有誠、臺中慈濟醫院院長簡守信，共商各志業防疫運作、各項活動應變措施。

一月二十三日　慈濟基金會全臺冬令發放活動，配合政府提升新冠肺炎防疫措施，取消圍爐活動，改採逐戶發放，或戶外定點發放，為弱勢家庭送上「慈善物資卡」及各項年節物資，並提醒人人落實防疫。活動本日起，率先在新竹、臺中、高雄等地同時開跑。

二月二日　慈濟基金會接獲花蓮慈濟醫院需求，於該院急診室戶外，搭建花東地區的第一座防疫篩檢用組合屋，本日完工。

二月八日　花蓮慈濟醫院引進自動鼻咽採檢機器人，結合臉部辨識醫療三D定位、機器手臂等技術，自動導引深入病患鼻腔採集檢體，降低醫護人員感染風險並提高採檢效率。

三月二十二日　臺灣首批AZ疫苗三月二十二日起在全台五十七家醫院開始施打。

五月十一日　中央指揮中心公布，臺灣新增十一例確診個案，包含四例境外移入、七例本土個案，為疫情爆發以來單日新增最多本土個案，臺灣正式進入社區感染階段。截至目前臺灣累計一千二百一十例確診，其中包含一千五十二例境外移入、一百六例本土個案。

指揮中心指揮官陳時中宣布國內正式進入社區感染階段，即日起至六月八日提升疫情警戒標準至第二級，原則上停辦室內一百人、室外五百人的活動，全國醫院、長照機構禁止探病，且營業場所需採實聯制、人流管制等措施，大眾運輸上也禁止飲食等限制。

五月十二日

慈濟基金會防疫協調總指揮中心是日召開防疫會議，因應十一日中央流行疫情指揮中心宣布臺灣進入社區感染一事，進行各項防疫措施討論，包括全面提升靜思精舍、全臺靜思堂等各地場所防疫管制，並配合政府規範，嚴格落實實名（聯）制；另，七家慈濟醫院志工服務全面暫停。

慈濟教育志業各級學校因應臺灣新冠肺炎疫情進入社區感染階段，配合教育部防疫措施，十二日起進行校園管制、停辦大型活動，減少人員流動與接觸。隨疫情愈發嚴峻，各級學校自十七日起陸續停止到校上課，改為線上教學至學期結束。

全臺各地慈濟醫院及所屬長照機構，因應新冠肺炎疫情升溫，配合政府防疫措施，即日起加強進出人員管制，限制陪病者人數及停止開放探病、探視，醫院志工暫停到院服務。

五月十三日

臺灣新冠肺炎疫情進入社區感染階段，連日新增多起本土病例。慈濟基金會防疫協調總指揮中心緊急發布通告，即日起提升防疫措施，個案關懷改採電話訪視，醫院及機構關懷、「安穩家園．美善社區」專案相關活動、社區關懷據點服務等全面暫緩；若有緊急特殊狀況，另案處理。

五月十五日

臺灣新冠肺炎社區感染升溫，行政院宣布臺北市、新北市防疫警戒升至第三級，十七個縣市政府各自調升為準三級，全面調高防疫等級。慈濟基金會防疫協調總指揮中心防疫會議，即日起恢復每日召開，且每日上午八時、下午五時各召開一次，滾動式調整防疫措施；並公告即日起，全臺靜思堂、環保據點不對外開放。

臺灣新冠肺炎疫情進入社區感染階段，高雄慈濟志工於五月十五日至六月三日製作三萬三千片防護面罩，陸續提供全臺第一線警消、醫護人員使用。

五月十七日

臺北慈濟醫院因應新冠肺炎疫情升溫，除原有急診戶外檢疫站外，本日開設戶外快篩站，增加篩檢量能，並配合政府防疫政策，自二十日起實施醫療服務降載，暫停非緊急醫療行為及啟動通訊診療，以提高醫療量能。

五月十八日

嘉義大林慈濟醫院、花蓮慈濟醫院、臺北慈濟醫院、臺中慈濟醫院，因應新冠肺炎疫情升溫，陸續啟動「藥來速」慢性病連續處方箋網路預約領藥窗口服務，減少民眾進出醫院的感染風險。

花蓮慈濟醫院配合政府新冠肺炎防疫政策，即日起提供通訊診療服務，民眾透過轉診中心預約掛號，由專科醫師進行視訊看診、開立處方，於花蓮慈院「藥來速」戶外領藥窗口或超商批價。各地慈濟醫院及嘉義慈濟診所亦陸續啟動通訊診療服務。

五月十九日

慈濟基金會應海洋委員會海巡署中部分署請求，本日緊急致贈三百六十公斤漂白水、二十四日送去四十一支額溫槍；六月十六日再送上一千三百個防護面罩，為邊境防疫盡一分心力。

臺灣新冠肺炎疫情持續升溫，中央流行疫情指揮中心十九日宣布全國防疫升三級警戒。慈濟基金會遵循防疫政策，北區員工率先於十七日實施分流異地、居家辦公等措施，緊接著中區、南區陸續執行，本日東區正式啟動。

五月二十日

臺灣新冠肺炎疫情升溫，慈濟基金會關心第一線採訪的媒體從業人員，透過物流宅配方式，寄出八百七十八個防護面罩，予民視、東森電視、三立電視等十一間媒體單位。

五月二十二日

臺灣新冠肺炎疫情進入社區感染階段，臺中慈濟醫院配合市政府防疫措施，於兩院區間的高架道路下設置新冠肺炎快速篩檢站，二十四日在泰安國小開設臨時篩檢站，為高風險族群進行採檢服務；花蓮慈濟醫院除原有發燒篩檢站外，另開設新興傳染病篩檢站，進行受檢者分流採檢。

五月二十二日

慈濟基金會應新北市政府請求，提供三千箱「安心生活箱」，幫助該市低收入戶、失能、獨居等弱勢家庭。本日在靜思精舍進行打包作業，並於二十二、二十三日分批貨運寄出，由市政府社福中心接手發放。

五月二十四日

臺北慈濟醫院配合政府防疫政策收治新冠肺炎病患，十六日起陸續擴增四區專責病房，囿於疫情日趨嚴峻及原料短缺等因素，無法順利增設第二專責加護病房，慈濟志工林青華聞訊後，二十日即協助醫院工務團隊進行改建工程，並調度材料與施作人力，二十四、二十八日共完成十二床設置。

五月二十五日

花蓮慈濟醫院十七日起，每日午餐提供淨斯本草飲予醫護、職工飲用，並贈送一百人份予花蓮縣衛生局，關懷防疫人員健康。二十四日獲靜思精舍贈淨斯本草飲濃縮液八千包，除分送院內各單位，二十五日致送花蓮縣衛生局、花蓮縣醫師公會、花蓮縣中醫師公會，為防疫人員加油打氣。

臺灣新冠肺炎確診數持續攀升，中央流行疫情指揮中心宣布全國防疫三級警戒延長。慈濟基金會本日於社群平臺推出「靜思．愛．關懷」直播，邀請靜思精舍師父、慈濟志工透過心靈故事分享，幫助民眾放下焦慮，安定身心。

五月二十七日

慈濟基金會持續關懷臺灣警消人員，在防護面罩、PVC手套到貨後，於二十七、二十八日擴大全臺警消捐贈，包括臺北市警察局及消防局、內政部警政署、鐵路警察局等。PVC手套為聯華電子股份有限公司愛心捐贈。

臺北慈濟醫院五月二十四日收治一名新冠肺炎確診孕婦，醫療團隊考量患者病情轉危需插管治療，經婦產部、兒科部、麻醉部會診及規劃醫療計畫，與家屬、病人進行三方視訊會議，二十七日在具有負壓前室的正壓手術室進行剖腹產手術，順利產下一名女嬰。

五月二十八日 慈濟基金會第二批「安心生活箱」，共計二千六百五十箱，於五月二十八、二十九日在靜思精舍完成打包，提供臺北市政府、基隆市政府，關心當地低收弱勢家庭；其中也含平溪國中清寒學子家庭、法親關懷用。

五月二十九日 臺中慈濟醫院配合政府新冠肺炎防疫措施，二十七日進行專責病房改裝工程、安排感染管制動線，二十八日接受臺中市衛生局實地審查。本日啟用，由院長簡守信率領醫護團隊，輪值第一班照護病人。

五月三十一日 臺灣新冠肺炎疫情嚴峻，慈濟基金會致贈一千箱安心生活箱，以及四萬雙PVC手套、五百個防護面罩予基隆市政府，關心該市低收及弱勢家庭，和警消人員防疫安全。

六月二日 慈濟基金會關心花蓮縣原鄉部落，提供三百三十箱「安心生活箱」、三十二盒醫用口罩，幫助秀林村、佳民村、景美村、水源村、銅門村的獨居及弱勢長者。

慈濟基金會採購中研院開發、慈濟大學協助測試的「威創（VTrust）新型冠狀病毒抗原快速檢驗試劑」六十萬劑，分批出貨，提供各縣市政府、醫療院所，提升快篩量能。是日，致送三萬劑予臺北市立聯合醫院；翌日，再送五萬劑予新北市政府衛生局。

六月三日 臺中慈濟醫院獲吉輔企業有限公司捐贈智能機器人，本日舉行捐贈儀式，由院長簡守信致贈感謝狀。四日投入防疫專責病房服務，協助病人測量血壓等生理數據，護理師亦可透過視訊傳達關懷，以減少進出病房次數，改善照護流程及降低感染風險。

六月四日　臺灣新冠肺炎疫情三級警戒，各級學校實施「停課不停學」措施，慈濟基金會攜手酷遊天公司（KKday）、桔豐科技公司（jetfi），提供一萬五千個無線上網分享器予各縣市教育局，幫助弱勢家庭學童在家安心遠距學習；由慈濟租借兩個月，本日集結分享器，七日進行配送。

六月五日　臺灣新冠肺炎疫情升溫不息，中央流行疫情指揮中心宣布推動COVID-19疫苗大規模接種作業。慈濟基金會本日防疫協調總指揮中心會議，決議配合政府防疫措施，因應各縣市政府、區公所等需求，提供指定的靜思堂、園區等場地作為政府苗疫接種場所。

六月八日　臺灣新冠肺炎疫情嚴峻，醫療物資需求大，慈濟基金會緊急採購三百一十臺製氧機，擬以疫情嚴重的雙北為主要援助對象。本日，致送三十臺予新北市政府衛生局、二十臺予臺北市政府衛生局。

六月十一日　慈濟基金會陸續和花蓮、南投、臺南等縣市政府合作「弱勢學生家庭暑期營養支持計畫」，於七、八月暑假期間為各地弱勢學童家庭，每月配送一次「安心生活箱（安心寶飽箱）」及「健康蔬果箱」。計畫於六月二十八日正式啟動，率先與基隆市政府合作，透過計程車業者逐一送貨，讓學生在暑期防疫期間飲食上無後顧之憂。

六月十三日　臺灣新冠肺炎疫情嚴重，政府展開大規模疫苗接種工作。慈濟基金會配合政府措施，出借新北市、彰化、嘉義市、臺南市、高雄市、屏東縣、花蓮縣、臺東縣等地靜思堂或會所，作為縣市政府衛生局指定疫苗接種站；其中，慈濟臺南善化聯絡處本日開始運作，其他地點陸續運作。

六月十五日　慈濟基金會關心臺灣各地矯正機構防疫需求，由宗教處普查確認，並於二日防疫協調總指揮中心會議提案通過，截至本日共送出三萬七千隻PVC手套、六千八百三十個防護面罩及二百五十件防離衣，幫助彰化縣、臺中市、高雄市、新北市、桃園市、新竹縣、新竹市、臺南市、花蓮縣共十七間監獄、看守所等。

六月二十一日　慈濟基金會持續關心臺灣新冠肺炎防疫工作，送出「威創（VTrust）新型冠狀病毒抗原快速檢驗試劑」一萬劑予臺北慈濟醫院，各五千劑予臺中、大林慈濟醫院，以及三萬劑予苗栗縣政府衛生局，協助社區篩檢量能提升。

臺灣新冠肺炎疫情五月中旬進行社區感染，以雙北疫情最為嚴峻。慈濟基金會持續關懷防疫工作，捐贈一萬個N95口罩、五千件防護衣、一萬五千件隔離衣予新北市政府，以及五千件防護衣、一萬個防護面罩予臺北市政府。

六月二十三日　慈濟基金會擬購買五百萬劑輝瑞（BNT）疫苗，為臺灣新冠肺炎疫情緩解盡一分心力。本日，由執行長顏博文代表，前往衛生福利部食品藥物管理署遞交文件。

六月二十五日　慈濟基金會關心受新冠肺炎疫情影響的花蓮偏鄉部落，是日捐贈五百四十七箱安心生活箱，關懷秀林鄉崇德部落；二十八日則送七十箱安心生活箱及七十盒口罩，關心玉里鎮德武社區長輩。

慈濟環保輔具平臺志工捐贈八十臺脈衝式血氧機，予宜蘭縣衛生局，由該局轉送至宜蘭縣九家醫院。

六月二十六日　臺北慈濟醫院舉辦新冠病毒感染醫療照護學術研討會，透過網路平臺（YouTube）分享感染管制、確診產婦與新生兒照護、重症個案治療，以及集中檢疫所的照護經驗與建議等，逾二千人連線參與。

六月二十七日

臺灣新冠肺炎疫情再現變化，屏東縣坊山鄉出現 Delta 病毒傳染鏈，政府強化防堵措施，全面快篩，所有店家停業三天。慈濟基金會接獲屏東縣政府請求，是日緊急送出一千份淨斯資糧、一千個防護面罩及三千片口罩，幫助該鄉善餘村、楓港村民眾。

六月二十八日

慈濟基金會發起「青年線上伴學趣」計畫，召募五百位大專生，以工讀或志工身份，透過數位學習平臺陪伴弱勢學童學習，減緩城鄉數位學習差距。本日舉辦第一次線上面試。

慈濟基金會接獲新竹縣五家長照機構請求，緊急送出七百五十件防護衣、一千三百五十件防水隔離衣、八百七十個 N95 口罩及外科口罩、PVC 手套、護目鏡、防護面罩、鞋套、帽套、酒精等，協助新冠肺炎防疫工作。

六月三十日

慈濟基金會接獲臺北市馬偕紀念醫院請求，是日致贈防護面罩、隔離衣各四千件，協助該院新冠肺炎防疫工作。

七月一日

臺灣各地慈濟醫院配合政府新冠疫苗大規模接種作業，承接大型、社區接種站，依各地衛生局規劃，本梯次自一日起，陸續為民眾施打疫苗與衛教諮詢。其中，花蓮慈濟醫院三至五日於中華國小，八日在花蓮高工設置大型接種站，為長者施打疫苗。

七月三日

花蓮慈濟醫院舉辦花蓮 COVID-19 新冠病毒新知網路研討會，邀請花蓮縣衛生局、衛生福利部花蓮醫院，共同呈現各團隊合作抗疫的經驗與成果。花蓮慈院分享重症患者治療、中西醫藥物研發與合療、防疫創新服務等經驗，逾一萬八千人上線參與。

七月四日

衛福部長兼中央疫情指揮中心指揮官陳時中，是日下午來到慈濟新店靜思堂，關心新冠肺炎疫苗施打情況，並慰問臺北慈濟醫院醫護團隊，感謝慈濟出借場地，以及響應政府防疫工作。

七月五日

慈濟基金會於七月五日至八月二十七日展開「青年線上伴學趣」計畫，針對國小四年級到六年級、國中一到三年級學生，提供每週一至三次的線上伴學服務，一次九十分鐘為限，線上教材以「PaGamO」線上遊戲學習平臺內容為主，搭配人文互動課程，內容含學科、跨領域等素養教育，期能提升弱勢家庭學童閱讀素養，減緩疫情期間學習落差。

七月九日

慈濟基金會捐贈一萬九千八百個 N95 口罩予新北市政府，提供醫療防疫第一線人員使用。該批口罩為慈濟美國總會致贈。

慈濟基金會擬購買並捐贈五百萬劑輝瑞（BNT）疫苗，於五月下旬送件府方，是日完成法律文件簽署作業。

慈濟基金會「弱勢學生家庭暑期營養紓困計畫」陸續於各縣市開展，本日在南投縣，職工、志工及無肉市集團隊，在南投聯絡處打包安心生活箱，幫助逾二千戶；健康蔬果箱由在地農會採購配送。本日，雙方舉辦線上記者會。

慈濟基金會繼花蓮縣、臺東縣後，陸續於全臺十二個縣府政府消防局捐贈「防疫隔離罩」，提升第一線防疫救護人員執勤時的防護安全，共計一千四百三十組。

七月十二日

臺灣新冠肺炎疫情持續嚴峻，為支持扛起防疫重責的第一線人員，北區慈濟志工、榮董團隊五月底發起送餐行動，與素食餐館合作提供便當，分送雙北地區各大醫療院所及警政單位，同時推廣茹素祈福理念，六月七日起更結合計程車隊，協助運送至各點，截至本日止，送出超過四萬份餐食。

慈濟基金會「弱勢學生家庭暑期營養紓困計畫」，在高雄市開跑，與其他縣市不同，以偏鄉四十六所學校弱勢學童為主，由志工親送安心生活箱到校，再由校方通知家長領取或協助送貨到府。本日，志工前往六龜高級中學，共送七十箱生活箱。

七月十三日 慈濟環保輔具平臺志工偕同人醫會醫師，前往創世基金會板橋分院，捐贈十三臺脈衝式血氧機。

七月十五日 臺灣新冠肺炎本土疫情自五月中旬蔓延，慈濟基金會因應需求，分別在新北市、臺北市、新竹市、新竹縣、苗栗縣、臺中市、臺南市、高雄市、屏東縣、臺東縣、花蓮縣等地搭建篩檢組合屋，截至本日共計完成二十五座，協助縣市政府、醫療院所提升篩檢量能。

七月二十五日 嘉義大林慈濟醫院舉辦新冠病毒實務網路研討會，透過網路平臺直播，以及世新、國聲有線電視臺頻道轉播，分享抗原快篩運用、高齡全人照護等主題，逾三萬人報名參與。

七月三十日 慈濟基金會接獲中央警察大學請求，致送三千五百劑「威創（VTrust）新型冠狀病毒抗原快速檢驗試劑」，供該校教職員教育訓練前快篩檢查用。

慈濟基金會採購四千五百臺筆電，華碩文教基金會另捐贈五百臺，幫助受新冠肺炎疫情影響的慈濟照顧戶家庭、慈濟四所學校的弱勢學生，確保他們學習不中斷。東部首批筆電是日開始配送，由領航員計畫大專工讀生完成系統環境設定後，再交予學生，並指導他們使用方法。

臺北慈濟醫院配合新北市衛生局新冠肺炎防疫政策，承接新店集中檢疫中心，五月三十一日起收治確診患者。隨臺灣疫情趨緩，七月十六日暫停收治新案，二十二日完成清零任務並進行清消作業，是日解除徵用。運作期間計收治五百九十四人，其中一百四十四人考量病情後送回院治療。

七月三十一日 衛福部長兼中央流行疫情指揮中心指揮官陳時中、醫福會執行長王必勝，是日前往慈濟三重、板橋志業園區，關心新冠肺炎疫苗接種狀況，並慰勞臺北慈濟醫院醫護團隊、慈濟人醫會的付出。

八月六日 臺北慈濟醫院配合政府新冠肺炎疫苗大規模接種作業，六月十五日起承接新北市五處疫苗社區接種站，其中慈濟蘆洲靜思堂疫苗接種站，於本日完成階段性任務，計動員臺北慈院醫護、醫事、行政人員、慈濟人醫會、慈濟志工、政府單位等逾四千八百人次，共接種一萬八千七百一十劑次。

八月十八日 慈濟基金會接獲新北市立平溪國中請求，捐贈一百劑「威創（VTrust）新型冠狀病毒抗原快速檢驗試劑」，供開學後弱勢家庭學生篩檢使用。

九月三日 慈濟基金會執行長顏博文前往桃園國際機場，偕同衛福部長陳時中、臺積電慈善基金會董事長張淑芬等，共同迎接首批送達臺灣的九十三點二萬劑輝瑞（BNT）新冠肺炎疫苗。

九月六日 土耳其滿納海國際學校師生發起募心募愛活動，響應臺灣慈濟基金會捐贈輝瑞（BNT）新冠肺炎疫苗。

臺灣防疫物資援助統計

醫療防疫物資

266萬2215件

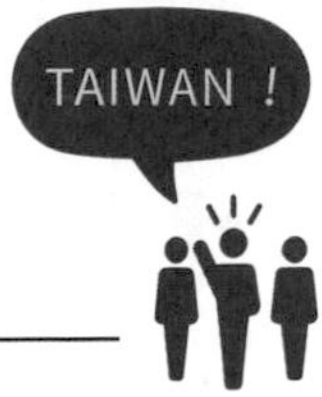

2021.01.01~2021.10.03

品項	數量
口罩	192,610個
手套	1,577,609支
防護衣/隔離衣、帽、鞋	164,250件
防護面罩	220,311個
快篩試劑	501,150劑
酒精消毒水	2,876公升
額溫槍	84支
福慧床	1,165張
福慧桌椅	20張
防疫隔離罩	1,920件
製氧機	200台
呼吸器	20台

臺灣防疫物資援助統計

疾疫紓困

166萬9038件

2021.01.01~2021.10.03

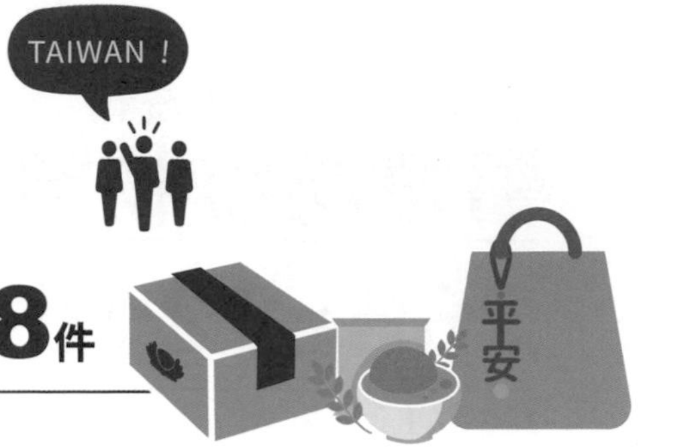

安心生活箱	111,874箱
安心祝福包	15,100份
大米	1,131,490公斤
防疫物資包	300份
福慧珍粥	744罐
香積麵	1,554袋
保暖衣物	900件
本草飲	5,164包
香積飯	17,173袋
環保毛毯	2,429條
素食健康餐	131,794份
保健飲品	48,914包
鍋麵	62,560袋
乾糧	30,000盒
沖泡粥品	3,513袋
疾疫紓困金	9,904戶
生活物資卡	1,638張
健康蔬果箱	93,987箱

臺灣防疫物資援助統計

安學計劃

2萬3570件

2021.01.01~2021.10.03

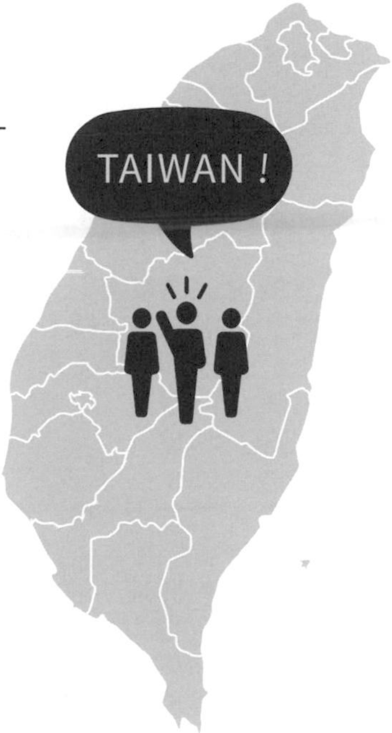

筆記型電腦

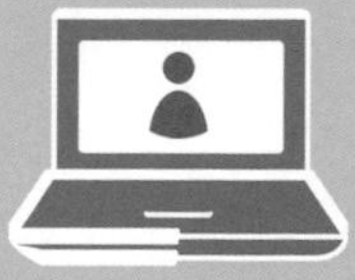

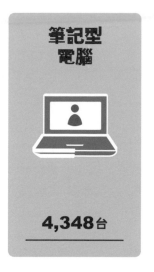

4,348台

無線分享器

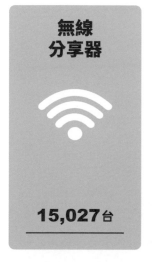

15,027台

青年線上伴學趣

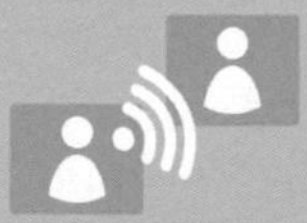

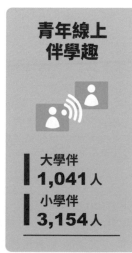

大學伴
1,041人

小學伴
3,154人

國家圖書館出版品預行編目(CIP)資料

56個生命的省思：攜手走過COVID-19 / 慈濟真善美志工彙編. -- 初版
臺北市：布克文化出版事業部出版：
英屬蓋曼群島商家庭傳媒股份有限公司城邦分公司發行, 民110.10
432面，15x21公分
ISBN 978-986-0796-60-5(平裝)
1.傳染性疾病防制 2.嚴重特殊傳染性肺炎 3.通俗
作品
415.2309　　110016531

《56個生命的省思—攜手走過COVID-19》

彙　　編／慈濟真善美志工（簡妙玲、魏玉縣、黃玉櫻、曾千瑜、
曾美伶、陳香如、陳文玲、林淑懷、吳碧華、李如玉、
王麗琴、丁瑟琴）、蔡明憲、羅世明
策劃指導／顏博文
總 策 劃／何日生
出版統籌／賴睿伶
企劃編輯／羅世明、蔡明憲、曾美雪
編　　校／俸開璿、黃湘卉
圖片協力／俸開璿、慈濟基金會文史處採輯室、臺北慈濟醫院、
花蓮慈濟醫院、臺中慈濟醫院、大林慈濟醫院、
慈濟人文志業中心
美術編輯／林蕙榆

總 編 輯／賈俊國
副總編輯／蘇士尹
行銷企畫／張莉滎．黃欣．蕭羽猜

發 行 人／何飛鵬
法律顧問／元禾法律事務所王子文律師
出　　版／布克文化出版事業部
台北市中山區民生東路二段141號8樓
電話：(02)2500-7008 傳真：(02)2502-7676
Email：sbooker.service@cite.com.tw
印　　刷／永曜印刷文化事業有限公司
初　　版／2021年（民110）10月
定　　價／480元
I S B N／978-986-0796-60-5
E I S B N／978-986-0796-61-2（EPUB）